Experimentelle Medizin, Pathologie und Klinik

Band 30

Herausgegeben von

R. Hegglin † · F. Leuthardt · R. Schoen · H. Schwiegk
A. Studer · H. U. Zollinger

Otto Heinrich Arnold

Therapie
der arteriellen Hypertonie

Erfolge · Möglichkeiten · Methoden

Mit 2 Abbildungen

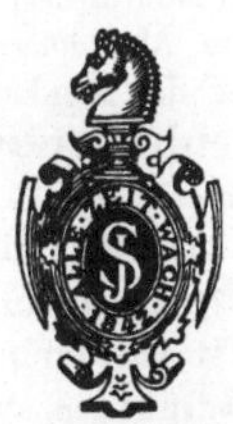

Springer-Verlag Berlin · Heidelberg · New York 1970

Otto Heinrich Arnold

Dr. med., o. Professor für Innere Medizin, Klinikum Essen der
Ruhruniversität

ISBN-13: 978-3-642-95186-2   e-ISBN-13: 978-3-642-95185-5
DOI: 10.1007/978-3-642-95185-5

Vorwort

Mit dieser Monographie habe ich mir die Aufgabe gestellt, ein Gebiet der Medizin in der Synopsis seiner historischen Entwicklung, seiner theoretischen Grundlagen und therapeutischen Möglichkeiten darzustellen, das mich seit meiner Assistentenzeit an der Ludolf-Krehl-Klinik anfangs der 50er Jahre in Heidelberg bei RICHARD SIEBECK am meisten beschäftigt hat. Es war eine sehr interessante und fruchtbare Zeit, in der die Pharmakologie des sympathischen Nervensystems in enger Zusammenarbeit mit der Klinik eine neue Welt erschlossen hat. Diese Forschungen haben die Kenntnisse von der Pathogenese der chronischen Hypertonie entscheidend gefördert und zu einer großen Zahl von neuen Verbindungen geführt, die sich für die medikamentöse Therapie des Hochdrucks ausgezeichnet eignen. Die Entwicklung ist heute keineswegs abgeschlossen; auch sind wir weit davon entfernt, über ideale Therapeutica zu verfügen.

Trotz der noch bestehenden Unzulänglichkeiten ist, wie in diesem Buch gezeigt werden soll, die Entwicklung schon so weit fortgeschritten, daß eine großangelegte, die Komplikationen der chronischen Blutdrucksteigerung verhütende Therapie wissenschaftlich gesehen möglich ist. Die sozialmedizinischen Konsequenzen eines solchen Vorhabens sind noch nicht abzusehen. Es könnte im Fall eines Erfolges nicht nur die Rate der Sterblichkeit an kardiovasculären Erkrankungen — die größte von allen Krankheiten in unserer Zivilisation überhaupt — im ganzen gesenkt werden. Die größere Bedeutung läge vielmehr darin, daß durch die Verhütung kardialer, cerebraler und renaler Komplikationen der Blutdrucksteigerung oder ihre Verschiebung in ein höheres Lebensalter die Lebensfreude und Arbeitsfähigkeit eines großen Teils unserer Patienten in einer Zeit erhalten werden könnte, in der sie auf der Höhe des Lebens gerade im Begriff sind, ihre Persönlichkeit voll zu entfalten. Was dies für die soziologische Struktur unserer Gesellschaft bedeuten würde, ist kaum zu überschätzen.

Da diese Monographie nicht nur ein Lehrbuch für den praktischen Gebrauch sein soll, habe ich es mir zur Aufgabe gemacht, auf der Grundlage einer langjährigen Erfahrung in der Behandlung von Kranken mit erhöhtem Blutdruck und mit Hilfe einer kaum noch zu übersehenden Literatur die Fakten und Probleme der tierexperimentellen und klinischen Pharmakologie der blutdrucksenkenden Medikamente so straff wie möglich, aber auch ohne zu große Lücken, darzustellen. Dem Pharmakologen unseres

Klinikums HANS-JOACHIM SCHÜMANN bin ich zu großem Dank verpflichtet, weil er sich die Mühe machte, die pharmakologischen Kapitel besonders auch darauf durchzusehen, ob durch die gebotene Kürze der Darstellung kein falsches Bild vom heutigen Stand des Wissens entstanden ist.

Da selbstverständlich auf die wichtigste Primärliteratur nicht zu verzichten war, ist eine sehr umfangreiche Bibliographie entstanden, deren Bearbeitung ohne die unermüdliche und unersetzliche Mitarbeit meiner langjährigen Sekretärin RENATE DELISSEN und der Dokumentationssekretärin unserer Klinik URSULA TRAPPE unmöglich gewesen wäre.

In den Teilen des Buches, in denen die methodischen Fragen der Therapie behandelt werden, habe ich versucht, aus den Erfahrungen unserer Klinik alles mitzuteilen, was auch für den vorwiegend praktisch interessierten Leser wichtig sein könnte. Dazu gehört auch, daß bei der Besprechung der Indikationen zur operativen Therapie der Hypertonie kurz auf diagnostische Dinge eingegangen wird. Dem jetzigen Leiter unserer Abteilung für Hochdruck- und Nierenkranke KLAUS DIETER BOCK, mit dem mich eine jahrzehntelange wissenschaftliche Zusammenarbeit freundschaftlich verbindet, habe ich für diesen Teil eine Fülle entscheidender Anregungen zu verdanken.

Da ich dem überlasteten Arzt eine möglichst schnelle und vollständige Information ermöglichen wollte, konnte in dem vorwiegend für die Praxis gedachten Teil auf Wiederholungen nicht verzichtet werden. Es wurde jedoch versucht, durch häufige Hinweise auf andere Kapitel den Umfang der doppelten Darstellungen so klein wie möglich zu halten. Aus Raumgründen wurde das Kapitel über die allgemeinen therapeutischen Maßnahmen in der Praxis der Hochdrucktherapie ganz knapp gehalten; über aktuelle Probleme gibt es hier nur wenig zu berichten.

Essen, Neujahr 1970 O. H. ARNOLD

Inhaltsverzeichnis

Die Geschichte der modernen Hochdrucktherapie — Konzeption — Möglichkeiten — Abgrenzung des Themas

Einer intensiven Behandlung der Kranken mit arteriellem Hochdruck durch Senkung des Blutdrucks steht ein mehr als 100 Jahre alter Irrtum entgegen. Die Blutdrucksteigerung wurde, zurückreichend in die Zeit von TRAUBE (1856), BIER (1900), später von KREHL (1932) und vielen anderen Autoren, vor kurzem noch, z. B. von PIERACH (1963), als kompensatorischer, erwünschter Vorgang angesehen, der eine Durchblutung der Organe auch noch bei eingeengter arterieller Strombahn gewährleiste. Der so viel Verwirrung anrichtende Begriff des „Erfordernishochdrucks" geht auf PAL (1909) zurück. Demgegenüber hat schon VOLHARD (1931) allein aus der ärztlichen Erfahrung eine Senkung des Blutdrucks gefordert. Inzwischen ist einwandfrei erwiesen, daß eine nicht zu plötzliche Blutdrucksenkung zu keiner Verminderung der Gewebsdurchblutung führt, es sei denn, die zuführende Arterie ist hochgradig stenosiert, ohne daß sich ein ausreichender Kollateralkreislauf bilden konnte, wie dies z. B. an der Carotis interna und anderen großen Hirngefäßen vorkommt. Gegen diese immer wieder widerlegten falschen Vorstellungen vieler, besonders deutscher Kliniker setzten sich, auch nachdem wirksame Hypotensiva aufgefunden worden waren, die Bemühungen um eine therapeutische Blutdrucksenkung nur langsam durch.

Die *entscheidenden Entdeckungen*, die zu der heute geübten Therapie des Hochdrucks führten, sind:

1. Die Einführung des diätetischen Entzugs von Kochsalz in die Therapie der Hypertonie durch Allen (1920) (ALLEN u. SHERRILL, 1922). Die ersten Versuche mit kochsalzarmer Kost gehen auf JOHNSON (1850) zurück (zit. n. MARTINI, 1938); später haben dann WIDAL u. LAVAL (1903) und STRAUSS (1904) bei Nierenkranken mit Ödem und Proteinurie, AMBARD u. BEAUJARD (1905) auch bei nicht ödematösen Nephritikern mit Hypertonie das Kochsalz diätetisch mit guter Wirkung auf die drei genannten Symptome entzogen, wobei sie allerdings noch das Chlor als das schädliche Agens ansahen.

2. Einführung der chirurgischen Sympathektomie durch Rowntree u. Adson (1925). Die Methode ist heute verlassen, aber historisch deshalb bedeutsam, weil es mit ihr erstmals gelang, durch eine therapeutische Blutdrucksenkung die Folgen der Hypertonie am Augenhintergrund zurückzubilden.

3. Entdeckung der renovasculären Hypertonie durch Goldblatt (1934) (GOLDBLATT et al., 1934) *und Therapie dieser Form der Hypertonie durch Entfernung der gedrosselten Niere erstmals im Jahre 1938.*

4. Entdeckung der kompetitiv das Acetylcholin verdrängenden quarternären Ammoniumbasen, der sog. Ganglienblocker, deren Wirkung auf das sympathische Ganglion schon 1915 von Burn u. Dale erkannt worden war, des Tetraäthylammoniums durch Acheson u. Moe (1946) und des Hexa- bzw. Pentamenthoniums durch Paton u. Zaimis (1948). Diese Substanzen wurden 1950 in die Hochdrucktherapie durch CAMPBELL u. ROBERTSON eingeführt. Sie sind die ersten durch Hemmung der sympathischen Innervation hypotensiv wirkenden Medikamente in der Geschichte der Medizin. Ihnen folgten bis heute: die Rauwolfiaalkaloide bzw. Reserpin 1940 in Indien, 1949 in Europa, Hydralazin 1950, Guanethidin 1959, α-Methyldopa 1960 und, bis heute als letztes, Clonidin 1965, um nur die wichtigsten Verbindungen zu nennen.

5. Synthese des ersten Salureticum aus der Sulfonamidgruppe des Chlorothiazid durch Novello u. Sprague (1957) und die Einführung in die Hochdrucktherapie gleichzeitig durch Hollander u. Wilkins und Freis u. Wilson (1957). Mit der Entdeckung der blutdrucksenkenden Wirkung der Saluretica und ihres verstärkenden Einflusses auf antihypertensiv wirkende Präparate anderen Wirkungstyps ist die Chemotherapie des Hochdrucks weitgehend vereinfacht worden, so daß es möglich wurde, einen von Jahr zu Jahr wachsenden Personenkreis ohne nennenswerte Schwierigkeiten zu behandeln.

Die heute angewandte Therapie der arteriellen Hypertonie beruht auf zwei verschiedenen Prinzipien:

— *Senkung des Blutdrucks durch operative Ausschaltung der vermuteten Hochdruckursache* (z. B. Entfernung eines Phäochromocytoms, Exstirpation oder Revascularisierung einer gedrosselten Niere),

— *Senkung des Blutdrucks durch Medikamente,* die entweder eine Hemmung der sympathischen Innervation der arteriellen und venösen Peripherie sowie des Herzens bewirken oder den extra- und intracellulären Natriumstoffwechsel beeinflussen.

Die *kausale Therapie* des sekundären Hochdrucks durch die chirurgische Ausschaltung einer Hochdruckursache beschränkt sich auf wenige, besonders glücklich gelagerte Konstellationen, in denen die aufgefundene und operable Organveränderung auch wirklich die aktuelle Hochdruckursache ist. Man schätzt die Zahl der Fälle, bei denen eine Ursache der Hypertonie gefunden wird, grob auf 10%; bei einem Drittel dieser Gruppe kann eine Heilung erwartet werden, ein Drittel wird gebessert, bei dem Rest bleibt die Hypertonie bestehen.

Die ganz überwiegende Zahl der Kranken mit Hypertonie wird deshalb *symptomatisch* mit Medikamenten behandelt:

— alle Kranken mit primärer arterieller Hypertonie und

— alle mit sekundärer, bei denen eine operative Beseitigung der Hochdruckursache nicht möglich ist oder nicht zum erwünschten Erfolg geführt hat.

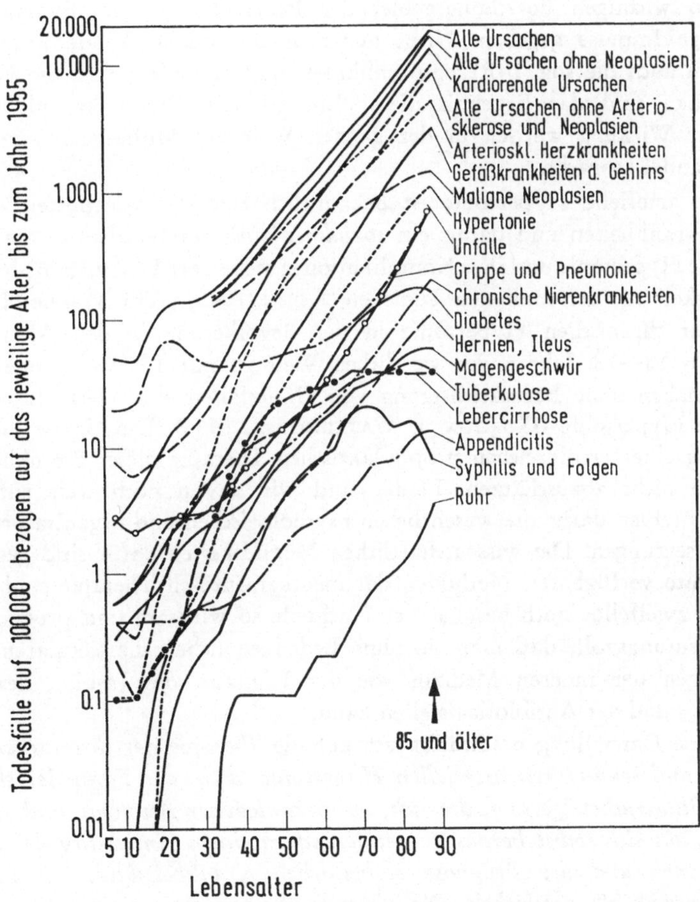

Abb. 1. Die Mortalität an verschiedenen Ursachen, bezogen auf das Lebensalter, aufgetragen nach Angaben des U.S. National Office of Vital Statistic Report. (Aus R. R. Kohn: J. chron. Dis. 16, 5, 1963.)

1*

Die Therapie mit Medikamenten, die ihren Angriff am sympathischen Nervensystem oder am Natriumstoffwechsel der Zelle haben, ist gegen die Blutdrucksteigerung gerichtet; *sie ist in beiden Fällen eine symptomatische Therapie.* Nach den bis heute vorliegenden Erkenntnissen ist ein erhöhter Sympathicustonus im Ursachenkomplex der chronischen arteriellen Hypertonie permissiv, aber nicht kausal wirksam (HUVOS et al., 1968). Ebensowenig ist es sicher, daß eine Störung des Kochsalzstoffwechsels unbedingt Voraussetzung für die Entstehung einer chronischen arteriellen Hypertonie ist (s. hierzu S. 102).

Die medikamentöse Hochdrucktherapie hat im letzten Jahrzehnt eine außerordentlich große Bedeutung in der inneren Medizin erlangt. Sie hat dem so wichtigen Forschungsgebiet der Pharmakologie des Sympathicus mächtige Impulse gegeben. Nicht nur neue blutdrucksenkende Präparate, sondern auch die sog. β-Receptorenblocker und besonders auch die Neuropharmaka sind das Ergebnis dieser Entwicklung. Pharmaka mit hypotensiver Wirkung werden in der ganzen Welt mit Millionenumsätzen in den Handel gebracht.

Die arterielle Hypertonie ist bekanntlich eine der wichtigsten Zivilisationskrankheiten und damit ein *sozialmedizinisches Problem* ersten Ranges. Die Hypertonie und ihre Komplikationen stehen als Todesursache in ihrer Häufigkeit vor den malignen Tumoren (KOHN, 1963) (Abb. 1). Die Häufigkeit der chronischen Hypertonie in der Bevölkerung in den Altersklassen von 18—78 Jahren der westlichen Welt ist mit 15,3% anzunehmen, 9,5% haben ohne Berücksichtigung von Grenzfällen eine Herzerkrankung infolge Hypertonie (GORDON u. WATERHOUSE, 1966). Die Größe der Bedeutung einer erfolgreichen prophylaktischen Therapie dieser Krankheit ist deshalb nicht abzuschätzen. Leider sind wir davon noch weit entfernt, denn es fehlen dafür die wesentlichen psychologischen und organisatorischen Voraussetzungen. Die wissenschaftlichen Möglichkeiten dafür sind gegeben. Die heute verfügbaren Methoden der medikamentösen Therapie sind trotz einiger zweifellos noch bestehender Nachteile so wirksam und prognostisch so bedeutungsvoll, daß man sie ohne Bedenken neben die säkularen Entdeckungen der inneren Medizin wie der Digitalis, des Insulin, des Vitamin B_{12} und der Antibiotica stellen kann.

Diese Darstellung beschränkt sich auf die *Therapie der chronischen primären und sekundären arteriellen Hypertonie, d. h. der Form der chronischen Blutdrucksteigerung, die sich, bei verschiedener Ätiologie und Pathogenese, aus sich selbst heraus perpetuierend zu einem hinsichtlich der Komplikationen und der Prognose einheitlichen Krankheitsbild, der „Hochdruckkrankheit", entwickelt.* Die Therapie der symptomatischen Blutdrucksteigerung bei strukturellen Veränderungen oder funktionellen Störungen im Bereich des Herzens oder der großen Gefäße bleibt demnach unberücksichtigt, ebenso wie die Therapie der Hochdruckfolgen.

Die *therapeutische Blutdrucksenkung* hat nur einen Sinn, wenn dadurch eine Verlängerung des Lebens der Kranken mit chronischer arterieller Hypertonie erreicht wird. Deshalb soll zuerst untersucht werden, welche Beweise bis heute dafür vorliegen, daß eine therapeutische Blutdrucksenkung, wie auch immer sie erreicht wird, die Prognose der Hypertoniker wirklich verbessert.

Der Einfluß der Blutdrucksenkung auf die Prognose

Der Einfluß der therapeutischen Blutdrucksenkung auf die Häufigkeit und Schwere der Organmanifestationen der Hypertonie

Das Schicksal des Hypertonikers hängt vom Ausmaß der Erkrankung der arteriellen Gefäße — besonders im Herzen, dem Gehirn und den Nieren — ab, die durch die Blutdrucksteigerung erzeugt oder verschlimmert wird. Es ist für den Erfolg gleichgültig, mit welcher Methode — der kausal chirurgischen, der symptomatisch chirurgischen oder der chemotherapeutischen — das Blutdruckniveau erniedrigt wird. Genauso ist es ohne Bedeutung, welches besondere Medikament verwendet wird. Es kommt nur darauf an, daß der erhöhte Blutdruck tief und stetig genug gesenkt wird (LEISHMAN, 1963; SMIRK u. HODGE, 1963; HAFKENSCHIEL et al., 1965).

Die Art und Häufigkeit der *Todesursachen* beim Hypertoniker nach pathologisch-anatomischen Befunden ergibt sich aus Tabelle 1, in der die Sektionsdiagnosen von zwei großen amerikanischen Instituten gegenübergestellt wurden.

Aus den Untersuchungen der großen Lebensversicherungsgesellschaften geht hervor, wie stark die Letalität durch die Folgen des chronischen Hochdrucks gegenüber der der Gesamtbevölkerung erhöht wird (Tabelle 2).

Tabelle 1. *Häufigkeit der Todesfälle beim unbehandelten Hypertoniker im Sektionsgut nach Smith et al. (1950), Mayo Clinic (I), und Clawson (1951), University of Minnesota (II)*

Ursache	I [a]	II [b]
	%	%
Herzinsuffizienz	26,1	37,4
Coronarerkrankung	9,8	42,2
Schlaganfall	14,9	14,3
Urämie	20,2	6,1
Andere Ursachen	29,0	—

[a] I enthält nur primäre Formen der Hypertonie (376 Fälle, ♂ : ♀ = 2,4 : 1).

[b] II unterscheidet sich von I dadurch, daß unter Schlaganfall nur Hirnblutungen berücksichtigt wurden (5935 Fälle, ♂ : ♀ = 1,07 : 1).

Tabelle 2. *Verhältnis der aktuellen zur erwarteten Letalität durch Gefäß- und Herzkrankheiten bei Männern (erwartete Letalität = 100). Auszug aus Build and Blood Pressure Study, Society of Actuaries, 1959. (Nach GUBNER, 1961)*

	Alter	
Organmanifestation	15—39 Jahre	40—69 Jahre
Cerebrale Gefäßerkrankungen	1498	546
Herz- und Kreislauferkrankungen im ganzen	442	258
Coronarerkrankungen	358	232

PERERA (1955) hat in einer prospektiven Studie an 500 unbehandelten Hypertonikern gezeigt, daß bei der benignen Hypertonie in der Regel 15 Jahre vergehen, bis Komplikationen manifest werden; dann treten neben der Herzinsuffizienz die athero- und arteriolosklerotischen Komplikationen auf (s. a. Tabellen 6 a u. 6 b).

Man schätzt heute die Häufigkeit der *durch Hypertonie bedingten Herzerkrankung* mit 9,5⁰/o der Bevölkerung von 18—79 Jahren. Der Prozentsatz der Herzkrankheiten bei diesen Hypertonikern beträgt 43,4⁰/o für die Männer, 52,7⁰/o für die Frauen; bei den amerikanischen Negern liegt die Zahl noch höher: 74 bzw. 72,1⁰/o (GORDON u. WATERHOUSE, 1966).

Herzinsuffizienz

Aus den in Tabelle 1 wiedergegebenen Statistiken geht hervor, daß die Herzinsuffizienz eine der wichtigsten Todesursachen bei der unbehandelten chronischen Hypertonie war. Die Lebenserwartung des Hypertonikers nach der Entdeckung einer Herzinsuffizienz liegt zwischen zwei und fünf Jahren (GOLDRING u. CHASIS, 1944). Bei nicht mit blutdrucksenkenden Maßnahmen behandelten Hypertonikern lag die Anzahl der Todesfälle durch Herzinsuffizienz in der Größenordnung von 50⁰/o (SMIRK, 1957), bei behandelten bei etwa 4⁰/o (SMIRK u. HODGE, 1963). HOOD et al. (1963), die über die Ergebnisse der medikamentösen Hochdrucktherapie in den Jahren 1950 bis 1960 anhand von 90 Krankengeschichten berichteten, fanden, daß in der Serie der behandelten Hypertoniker nur 13 an Herzinsuffizienz gestorben waren; 9 davon hatten die antihypertensive Behandlung aufgegeben, nur 3 standen noch unter einer wirksamen Therapie, einer litt an einer malignen Hypertonie und starb, nachdem die Kontrolle des Blutdrucks nicht mehr möglich war (s. a. HOOD et al., 1966).

Die therapeutische Blutdrucksenkung verhindert die Entstehung der Herzinsuffizienz bzw. beseitigt oder verbessert sie entscheidend, wenn sie noch nicht zu weit fortgeschritten ist. Die Verminderung der Letalität bei den behandelten Hypertonikern ist also zum überwiegenden Teil durch die Abnahme der Todesfälle an Herzinsuffizienz bedingt.

Die blutdrucksenkende Therapie kann nur den Faktor der vermehrten Druckarbeit beseitigen. Ist die Sklerose der Coronararterien schon zu weit fortgeschritten, kommt die Blutdrucksenkung zu spät. Es ist übrigens noch ungeklärt, warum im Gegensatz zum Gehirn, den Nieren und der Milz, im Herzen durch die Hypertonie keine oder nur eine sehr geringe Arteriolosklerose entsteht (TELLEM, 1966). Nach den Beobachtungen der Gruppe von SMIRK (HODGE u. SMIRK , 1967) scheint jedoch die Coronarerkrankung beim Hypertoniker selten die entscheidende Ursache der Herzinsuffizienz zu sein; die Zahl der Todesfälle durch Herzinfarkte (27%) war bei den Kranken mit Herzinsuffizienz zu Beginn der Therapie genauso hoch wie bei denen, die zu diesem Zeitpunkt keinerlei Zeichen einer Organkomplikation aufwiesen (28%).

Coronarsklerose, Herzinfarkt

Zwischen Hypertonie und Herzinfarkt besteht statistisch eine positive Korrelation. Dies hat überzeugend die Framingham-Studie erwiesen (KANNEL et al., 1962; s. a. DAWBER u. KANNEL, 1966). Auch bei vergleichenden pathologisch-anatomischen Studien (DAVIS u. KLAINER, 1940) ergab sich, daß Patienten mit primärer Hypertonie sehr viel häufiger eine Coronarsklerose haben. Der Unterschied in der Häufigkeit zwischen Normotonikern und Hypertonikern beträgt 70%; er ist am stärksten im Alter unter 50 Jahren. Frauen sind gegenüber Männern weniger stark betroffen (1 : 4,4); hypertone Frauen haben seltener eine Coronarsklerose als normotone Männer. Diese Statistiken sind allerdings nicht unwidersprochen (SIGLER, 1955).

Die arterielle Hypertonie hat, ganz unabhängig von der Bedeutung, die sie für die Entwicklung der Atherosklerose der Coronararterien hat, einen besonderen *Einfluß auf den Verlauf* der kardialen Durchblutungsstörung. FRANK et al. (1968) haben im Rahmen eines großen Untersuchungsplanes (Health Insurance Plan of Greater New York), in dem eine Population von 110 000 Personen auf coronare Erkrankungen untersucht wurde, nachgewiesen, daß die Letalität im ersten Monat nach dem *Herzinfarkt* mehr als doppelt so hoch ist als bei normotensiven Infarktkranken. Die Rückfallrate ist ebenfalls bei den Hypertonikern doppelt, das Risiko, in den folgenden Jahren an einem Herztod zu sterben, fünfmal so hoch. Hypertoniker mit *Angina pectoris* sterben in den folgenden 30 Monaten nach dem ersten Anfall $2^1/_2$mal so häufig an Herzinfarkt.

In Tabelle 3 sind, nach den Schweregraden der Hypertonie geordnet, die Todesfälle durch Herzinfarkt der Häufigkeit der Coronarsklerose gegenübergestellt (SMITH et al., 1950).

Tabelle 3. *Todesfälle an Herzinfarkt, aufgegliedert nach Schweregraden der Hypertonie.* (Nach SMITH et al., 1950)

	Fundus hypertonicus			
	I	II	III	IV
Todesfälle an Herzinfarkt (in Prozent)	7,0	20,0	11,8	1,0
Eine Coronarsklerose war vorhanden bei (in Prozent)	82,5	87,7	72,3	56,7

Diese Zahlen zeigen, daß die Coronarsklerose bei Schweregrad I—III der Hypertonie fast gleich häufig ist, der Herzinfarkt jedoch am häufigsten als Todesursache bei der benignen Hypertonie mit Fundus Grad II figuriert. Diese Feststellung ist wichtig im Zusammenhang mit den Beobachtungen, daß die medikamentöse Blutdrucksenkung die Häufigkeit der Herzinfarkte (einschließlich der plötzlichen Todesfälle) unbeeinflußt läßt, wie SMIRK u. HODGE (1963), SMIRK (1966) und HODGE (1967) gezeigt haben. Ihre Zahl nimmt relativ sogar zu. Diese Gruppe fand in zwei Serien von behandelten Hypertonikern eine Letalität an Herzinfarkt in 48 bzw. 42% gegenüber 17,1% bei unbehandelten Kranken.

In der schon erwähnten Arbeit von HOOD et al. (1963) lag die Zahl der Todesfälle durch Herzinfarkt bei 53 von insgesamt 182 (ca. 29%). Davon trat der Infarkt bei 30 Patienten unter einer Behandlung auf, die nur in 2 Fällen unzureichend war. Das plötzliche Absetzen der Therapie war, anders als bei den cerebralen Insulten, nur in 3 Fällen von einem Infarkt gefolgt; bei 18 war die Therapie längere Zeit vor dem Infarkt schon abgesetzt worden.

Die blutdrucksenkende Therapie hat also keinen Einfluß auf die Sterblichkeit am Coronarinfarkt. Die Therapie scheint dagegen einen günstigen Einfluß auf die Letalität in der ersten Woche nach Eintritt des Infarktereignisses zu haben. In einer Untersuchung unserer Essener Klinik (BRODNICKE, 1970) ergab sich bei der Analyse der Verläufe bei 298 Kranken mit Herzinfarkt eine Frühletalität von 17,8% bei behandelten und 43,7% bei unbehandelten Hypertonikern.

Cerebrale Durchblutungsstörungen

Wenn wir die Auswirkung der therapeutischen Blutdrucksenkung auf die cerebralen Komplikationen der chronischen arteriellen Hypertonie beurteilen wollen, ist es wichtig zu wissen, welche der vielen Möglichkeiten cerebraler Durchblutungsstörungen der Hypertonie direkt zugeordnet werden können und welche auch unabhängig von einem Hochdruck entstehen. Die größte Schwierigkeit einer solchen Untersuchung ist, daß klinische Befunde allein oft nicht entscheiden, welche Ursache einem cerebralen Insult zugrunde liegt. Wir müssen deshalb bei unseren Betrachtungen zuerst von den *morphologischen* Befunden ausgehen.

Cerebrale Durchblutungsstörungen entstehen grundsätzlich:

— als Folge eines Verschlusses großer, mittlerer und auch kleiner Arterien *durch eine Embolie* oder eine *Thrombose,* die sich meist über einem atherosklerotischen Beet bildet. Eine solche *Erweichung* des Gehirns kann jedoch auch ohne Gefäßverschluß bei einer stenosierenden Atherosklerose und mangelnder Ausbildung von Kollateralgefäßen nach einer plötzlichen systemischen Hypotension entstehen;

— *durch eine Hirnblutung.* Die Ursachen liegen im Bereich der kleinen Arterien und der Arteriolen (Charcot-Bouchardsche Mikroaneurysmata — fibrinoide Nekrosen); auch Capillaren und kleine Venen können Ausgangspunkt von Blutungen sein;

— *durch die hypertensive Encephalopathie.* Sie besteht in einem akuten Hirnödem durch eine diffuse Schädigung der Arteriolen, die in eine nekrotisierende Arteriolitis ausmündet, wenn der Druck nicht rechtzeitig gesenkt wird. Ein morphologisch ähnliches Bild findet man beim Lupus erythematodes visceralis und der Eklampsie der Schwangeren.

Die beiden zuletzt aufgeführten Typen von cerebralen Durchblutungsstörungen sind nach der morphologischen und der klinischen Evidenz mit der chronischen arteriellen Hypertonie korreliert. Deshalb sollen sie zuerst besprochen werden:

Hirnblutungen kommen ganz vorwiegend bei Kranken mit arterieller Hypertonie vor. Bei der Obduktion von Kranken mit Massenblutungen bestand nach einer Aufstellung von ADAMS (1955) in ca. 75—80% eine Hypertonie in der Vorgeschichte, oder es wurde, als indirekter Hinweis auf eine chronische Hypertonie, eine Linkshypertrophie des Herzens gefunden. Beim Rest bestanden Blutungen aus sackförmigen, auf Mißbildungen beruhenden Aneurysmata oder hämorrhagische Diathesen (Leukosen, Thrombopenie etc.). *Beim Hypertoniker kann die Massenblutung also als eine dem Grundleiden direkt zugeordnete cerebrale Komplikation gelten.*

Die *Ursachen* der Massenblutungen sind bisher nicht abschließend geklärt. Zwei Quellen werden heute als die wichtigsten angesehen: die Mikroaneurysmen, die von CHARCOT u. BOUCHARD schon 1868 entdeckt wurden, und fibrinoide Nekrosen der kleinen Arterien und Arteriolen (s. a. PICKERING, 1966). Die *Mikroaneurysmen* sind, im Gegensatz zu den angeborenen sackförmigen, diffus; es handelt sich um Ausbuchtungen der kleinen Hirnarterien durch eine Degeneration muskulärer und elastischer Elemente ihrer Wand, manchmal um dissezierende Aneurysmata (ROSS-RUSSEL, 1963). Die Aneurysmata thrombosieren und können dann oft auch die Arterie, von der sie ausgehen, durch Druck oder Fortleitung der Thrombose beeinträchtigen. Bei plötzlichen Drucksteigerungen können sie perforieren oder Anlaß zu Sickerblutungen sein.

Diese Gebilde, die so typisch für die Gehirne von Hypertonikern sind, daß der Pathologe aus ihrem gehäuften Auftreten eine Hypertonie diagnostizieren kann (ADAMS, 1955; YATES, 1966), sind also einerseits der Ausgangspunkt von Massenblutungen (ZIMMERMANN, 1955), andererseits bedingen sie auch multiple kleine ischämische Nekrosen. Auch sind sie manchmal die Ursache größerer Erweichungen, wenn die von dem Mikroaneurysma ausgehende Thrombose sich gegen den Gefäßstrom fortsetzt. Die beim Hypertoniker mit der Zeit immer wieder in neuen Generationen entstehenden Charcot-Bouchardschen Aneurysmata haben eine Tendenz zur Heilung durch Entstehung einer Thrombosierung und Ausbildung einer Intimawucherung. Blutungen in das Hirngewebe entstehen, von der Blutdrucksteigerung sehr begünstigt, vor dieser Phase der Konsolidierung (ROSS-RUSSELL, 1963).

Die *fibrinoiden Nekrosen der Media* der kleinen Arterien und Arteriolen sind ebenfalls Folge der Blutdrucksteigerung; sie heilen nach der therapeutischen Blutdrucksenkung aus, was auch histologisch erwiesen ist (PICKERING et al., 1952; PICKERING, 1966).

Die Massenblutungen treten besonders leicht bei *starken Blutdruckschwankungen* auf. Ausgangspunkt können die eben beschriebenen schwachen Stellen der arteriellen Gefäßbahn, aber auch Capillaren und Venen sein. Bei diesen Blutdruckschwankungen mit hohen systolischen Spitzen entstehen im Wechsel von Druckanstieg und Druckabfall Kontrakturen mit Ischämien in der Gefäßwand und damit perivasculäre Nekrosen im Nervengewebe, in die dann eine Blutung an mehreren Stellen gleichzeitig einbrechen kann (TELLEM, 1966).

Bei der *hypertensiven Encephalopathie*, einem zuerst von OPPENHEIMER u. FISHBERG (1928) klinisch konzipierten Krankheitsbild (s. a. FISHBERG, 1954), ist ebenfalls die Abhängigkeit von der Blutdrucksteigerung eindeutig. Der reversiblen klinischen Symptomatik entsprechen makroskopisch ein Hirnödem mit Verbreiterung der weißen Substanz und Kompression der Ventrikel mit kleinen Diapedeseblutungen. Die Nervenfasern sind hochgradig geschwollen (SCHEINKER, 1955). Die Störung beruht auf ausgedehnten hypoxischen Veränderungen, die durch arterioläre Konstriktion und auch vermehrte capilläre Filtration bedingt sind, beides Faktoren, die zu Hirnödem, Mikroinfarkten, perivasculären Blutungen und auch Hämorrhagien aus größeren Gefäßen führen können (MEYER et al., 1960).

Die Beziehung der Atherosklerose der großen und mittleren Hirnarterien zur Hypertonie ist keineswegs so eindeutig wie die der Veränderungen im Bereich der kleinen Arterien und Arteriolen, die eben besprochen wurden. Die der Atherosklerose zugehörige Durchblutungsstörung der Hirnzirkulation ist der *Hirninfarkt*, der durch eine noduläre, stenosierende

Atherosklerose allein, häufig auch durch zusätzliche Thrombose entstehen kann.

Es gibt jedoch zweifelsfrei *belegte Fälle von Infarkten ohne nachweisbaren Gefäßverschluß* (STERN, 1938; HICKS u. WARREN, 1951). Die letztgenannten Autoren teilen die Befunde von 100 sorgfältig untersuchten Fällen von Hirninfarkt mit; 33 waren eindeutig durch einen Thrombus bedingt, bei 7 weiteren war die Thrombosierung wahrscheinlich eine Teilursache; in 40 Fällen war kein Verschluß zu finden, obwohl der Infarkt sich von den durch Thrombus erzeugten nicht unterschied. Im ganzen gesehen ist jedoch zu sagen, daß die Zahl der durch hämodynamische Störungen bedingten Infarkte in den meisten Statistiken stark überschätzt wird, da Verschlüsse der Arterien nur durch spezielle, schwierige Untersuchungstechniken gefunden werden können. Bei der üblichen Routinetechnik entgehen sie der Entdeckung.

Zwischen der chronischen arteriellen Hypertonie und der Atherosklerose ist eine positive, wenn auch schwache Korrelation gesichert (PICKERING, 1966). Die Zuordnung zum Alter ist jedoch viel deutlicher als zur Hypertonie (BAKER u. IANNONE, 1959). Es sind also Höhe *und* Dauer der Druckbelastung der Intima entscheidend. In der Framingham-Studie wurde, ebenso wie für den Herzinfarkt, eine vermehrte Anfälligkeit für cerebrale Infarkte bei den Personen festgestellt, die die Risikofaktoren: Hypertonie, hohe Cholesterolwerte, niedrige Vitalkapazität und starken Zigarettenkonsum aufwiesen. Es fehlte jedoch, im Gegensatz zum Herzinfarkt, das Überwiegen der Männer, die Altersverteilung zwischen den Geschlechtern war gleich (KANNELL et al., 1965).

Die Schule von ASCHOFF und BÜCHNER und besonders LIEBEGOTT (1965) konnte nachweisen, daß sich der arteriosklerotische Prozeß bei Hypertonikern weiter in die Peripherie hinein ausdehnt. ROSS-RUSSELL (1963) fand mit einer besonderen Methodik der Darstellung beim Vergleich mit Normotonikern bei Hypertonikern vermehrt atheromatöse Stenosen an den großen Arterien der Hirnbasis. BAKER et al. (1969) konnten zeigen, daß die arteriosklerotischen Veränderungen am Circulus Willisii bei den Hypertonikern sehr viel schwerer und ausgedehnter waren als bei normotonen Verstorbenen. Sie korrelierten bei 3824 Autopsien den Gefäßbefund mit dem Blutdruck, dem Herzgewicht und der klinischen Diagnose Hypertonie. Die Korrelation war am stärksten, wenn die klinischen Kriterien verwendet wurden. Dies ist verständlich, weil eine Herzhypertrophie auch ohne arterielle Hypertonie bei Coronarsklerose entsteht.

Das Lumen der arteriosklerotisch veränderten Arterien ist beim Hypertoniker enger als bei Menschen mit normalem Druck. Die Dicke der Wand nimmt durch bindegewebige, hyaline Einlagerungen, verbunden mit degenerativen Veränderungen in den muskulären und den elastischen Anteilen, zu. Diese Veränderungen treten mit der Atherombildung in den großen Arterien zusammen auf, haben mit ihr histologisch jedoch wenig Verwandtschaft.

YATES (1966) hat darauf aufmerksam gemacht, daß beim Vergleich der Herzgewichte mit den cerebralen Läsionen nur eine positive Korrelation zwischen erhöhtem Herzgewicht und Massenblutung, nicht aber den großen cerebralen Infarkten besteht. Dazu ergab sich jedoch auch der besonders wichtige Hinweis, daß die *kleinen perivasculären Erweichungen* im Sinne des Status lacunaris der Basalganglien und des Hirnstammes, das strukturelle Äquivalent der „kleinen Schläge", sich in dieser Beziehung anders verhalten. Sie haben, im Gegensatz zu den großen Erweichungen, eine *positive Korrelation zum erhöhten Herzgewicht* (Tabelle 4).

Tabelle 4. *Die Beziehung zwischen verschiedenen Formen cerebraler Durchblutungsstörungen und dem Herzgewicht.* (Nach YATES, 1966)

	N	Herzgewicht (Männer) g	
Hirnblutung	92	460	S.D. ± 100
Hirninfarkt	74	374	S.D. ± 85
Status lacunaris	31	509	S.D. ± 141

Es zeigte sich also bei diesen Untersuchungen, daß in der Konstellation der Ursachen der Hirnerweichung die Hypertonie eine verschieden starke Bedeutung haben kann. Dies wird bestätigt durch Untersuchungen von PRINEAS u. MARSHALL (1966); sie unterteilten ihr klinisches Krankengut von 134 Hirnerweichungen in 71 mit diastolischem Blutdruck unter 110 mm Hg und 63 über 110 mm Hg. Die Normotoniker boten das neurologische Bild großer corticaler und subcorticaler Läsionen mit groben atherosklerotischen Stenosen und Verschlüssen im arteriographischen Bild. Die Prognose war schlecht. Die Hypertoniker dagegen hatten tiefersitzende kleinere Herde mit geringen Gefäßveränderungen, die verbleibenden Schäden waren gering.

Allerdings sind bei solchen Schlüssen die unvermeidlichen diagnostischen Irrtümer der klinischen Diagnostik nicht außer acht zu lassen. Kleine Blutungen, die den Liquorraum nicht erreichen, können z. B. als Erweichung imponieren. Trotz dieses Einwandes ist aus den beiden sich ergänzenden und bestätigenden Untersuchungen die Folgerung abzuleiten, daß es *zwei Typen von Hirnerweichungen gibt, die in verschieden starkem Ausmaß von der chronischen Hypertonie abhängig sind:*

a) die großen Hirnerweichungen, die ganz vorwiegend von der *Atherosklerose großer Gefäße abhängen,* und

b) die perivasculären Erweichungen im Bereich *kleinerer Arterien,* die hochdruckabhängig entstehen können.

Die morphologischen und klinischen Beziehungen zwischen den verschiedenen Formen cerebraler Durchblutungsstörungen und der Hypertonie wurden deshalb so ausführlich dargestellt, weil wir bei der Beurteilung der Erfolge der Blutdrucksenkung zwischen den Gefäßerkrankungen unterscheiden müssen, die direkte Folge der Hypertonie sind, und denen, für deren Entstehung die Hypertonie nur fakultativ in der Konstellation der Ursachen eine Bedeutung hat.

Sehr erfolgreich ist die blutdrucksenkende Therapie bei der *Encephalopathia hypertonica* (OPPENHEIMER u. FISHBERG, 1928). Ihre Symptome: Kopfschmerzen, Bewußtseinsverlust, Sehstörungen, Krämpfe verschwinden bald nach der Blutdrucksenkung und treten wieder auf, wenn der Blutdruck nach kurzer Zeit wieder steigt (PAGE, 1955).

Die *Massenblutung* ist, wie oben dargelegt, im überwiegenden Teil der Fälle eine Folge der Hypertonie. Deshalb ist zu erwarten, daß die Zahl der Massenblutungen unter der hochdrucksenkenden Therapie zurückgeht.

Tatsächlich ist dies erwiesen, wie besonders die Studien von AURELL u. HOOD (1964) (s. a. HOOD, 1966) beim Vergleich der Autopsiebefunde und der Todeszertifikate in Göteborger Hospitälern zeigen. Die Zahl der Hirnblutungen vor der Ära der antihypertensiven Therapie (1949/50) wies im Vergleich mit der Zeit von 1960/61 eine Abnahme bei den Sektionsdiagnosen des Sahlgreens-Hospitals im ganzen von 7,5 auf 5,6%, unter 65 Jahren von 3,4 auf 1,7% auf. Es zeigte sich eine deutliche Verschiebung der Todesfälle zum höheren Alter hin: Im Alter unter 65 Jahren waren 1960/61 nur noch 31,7% der gesamten Zahl von 149 Hirnblutungen gegenüber 47,5% von 120 in den Jahren 1949/50. Bei der Analyse von 50 Patienten unter 65 Jahren, die 1960/61 an Hirnblutungen gestorben waren, ergab sich, daß kein Kranker zur Zeit seines Schlaganfalls unter einer wirksamen antihypertensiven Therapie stand. Dieselben Erfahrungen hatte diese Gruppe bei der Analyse ihres klinischen Materials (HOOD et al., 1963). LEISHMAN (1963) kommt aufgrund der Auswertung seines Krankengutes, das 124 unbehandelte Patienten mit 189 medikamentös behandelten vergleicht, zu dem Schluß, daß die Verminderung der Zahl der „Schlaganfälle" bei den schweren Formen der Hypertonie (diastolischer Druck > 150 mm Hg) auf die Abnahme der Massenblutung zurückzuführen war, während bei den Fällen mit niedrigerem diastolischem Druck (130—149 mm Hg), bei denen die Drucksenkung zu keiner so deutlichen Abnahme der Todesfälle führte, die atherosklerotischen Verschlüsse überwogen. In den anderen Arbeiten, die sich mit der Häufigkeit der cerebrovasculären Komplikationen bei der behandelten Hypertonie befassen (LEE et al., 1963; SMIRK u. HODGE, 1963), war eine Trennung der Massenblutungen in das Gehirn von den Infarkten nicht möglich. Deshalb blieb offen, ob die deutliche Abnahme bei gut kontrollierten Hypertonikern nur auf die Abnahme der Massenblutung zurückzuführen war. SMIRK u. HODGE fanden bei Hypertonikern der Schweregrade I und II eine deutliche Abnahme der Häufigkeit dieser Todesursache in den Jahren 1956—1964 von 39,6% bei unbehandelten Kranken auf 22,5% bei behandelten (HODGE u. SMIRK, 1967).

Die Frage, ob die Häufigkeit von *cerebralen Erweichungen* unter einer therapeutischen Blutdrucksenkung abnimmt, ist noch nicht zu beantworten.

Bei der Vielfalt der kausalen Zusammenhänge, die zu einer Erweichung führen können, und der Schwierigkeit der Differentialdiagnose der cerebralen Durchblutungsstörungen ist es leicht zu verstehen, daß die Aussagen über die Auswirkung der therapeutischen Blutdrucksenkung auf die Häufigkeit der Erweichungen sich oft widersprechen.

HAMILTON et al. (1964) versuchten in einer *prospektiven Studie* zu klären, ob die therapeutische Blutdrucksenkung über 2—6 Jahre die Anzahl der „Schlaganfälle" vermindert. Es wurden zwei Kollektive von Hypertonikern unter 60 Jahren ohne faßbare Komplikationen, besonders ohne Hinweis auf eine Atherosklerose, gebildet. Von 39 Frauen und 22 Männern wurden 20 bzw. 10 behandelt; der Rest waren die Kontrollen. Von den behandelten 10 Männern hatte keiner einen Schlaganfall oder andere Komplikationen, von den Kontrollen hatten 4 eine cerebrale Erweichung und 8 andere Komplikationen. Bei den Frauen, die allerdings viel schlechter mit ihrem Blutdruck eingestellt waren, waren 3 Schlaganfälle in beiden Serien und 5 bzw. 8 andere Komplikationen zu beobachten. Voraussetzung für die Erfolge war eine Reduktion des diastolischen Hochdrucks unter 110 mm Hg.

MARSHALL (1964) beobachtete 39 Hypertoniker *nach* cerebralem Insult, bei denen der Blutdruck gesenkt wurde, und stellte sie einer vergleichbaren Gruppe Unbehandelter als Kontrolle gegenüber. Bei den Männern war die Zahl der tödlichen Rezidive eines Infarktes signifikant geringer, wenn sie hypotensiv behandelt wurden (90% zu 65%). Ähnliche Ergebnisse hatten MATHISEN et al. (1969) bei ungefähr gleicher Versuchsanordnung (s. a. CARTER, 1970). Diesen Ergebnissen steht eine Untersuchung von ADAMS (1965) gegenüber, der nach einem cerebralen Insult keine statistisch sichere Abhängigkeit der Überlebenszeit von der Blutdruckhöhe fand.

Ein endgültiges Urteil über die prophylaktische Wirkung der Blutdrucksenkung hinsichtlich der Verhütung von cerebralen Erweichungen wird erst möglich sein, wenn in den Statistiken zwischen den großen corticalen und subcorticalen Infarkten und den kleinen zentralen perivasculären Herden genauer unterschieden wird, oder wenn die zu überschauenden Zeiträume so lang sind, daß durch die Blutdrucksenkung auch der Bildung atherosklerotischer Stenosen vorgebeugt werden kann.

Nierenerkrankungen

Eine Rückbildung der Nierenfunktionsstörung bei der *primären Hypertonie* durch die therapeutische Blutdrucksenkung ist bisher nicht beobachtet worden (MacKinnon u. Hammond, 1960). Das Fortschreiten der Nierenerkrankung kann jedoch in einzelnen, günstig gelagerten Fällen gebremst werden, was bis heute jedoch nur bei den sog. *malignen Verlaufsformen und den schweren benignen Formen der Hypertonie* evident zu machen war (Moyer u. Brest, 1961). Reubi (1960) verfolgte zuerst 1—5 Jahre lang bei 72 Hypertonikern die Werte des Glomerulusfiltrats und der Nierendurchblutung mit der Inulin- und PAH-Clearance, wobei 39 antihypertensiv behandelt wurden, 33 unbehandelte Patienten dienten als Kontrolle. Bei der schweren Hypertonie (diastolischer Blutdruck $>$ 130 mm Hg, Fundus III—IV) betrug in der Beobachtungszeit bei den Behandelten die Abnahme der Inulin-Clearance 7,4%, der PAH-Clearance 2,7%, bei den Kontrollen 28,5% bzw. 36,5%. Leishman (1963) konnte in seiner Serie eine ganz erhebliche Abnahme der Todesfälle an Urämie bei der Gruppe von Patienten mit diastolischen Blutdruckwerten über 130 mm Hg nachweisen und führt dies auf die Ausheilung der fibrinoiden Nekrosen zurück, die sich vorwiegend im ersten Jahr nach Beginn der Therapie geltend macht. Woods u. Blythe (1967) haben bei maligner Hypertonie mit Niereninsuffizienz eine deutliche Verbesserung der Lebenserwartung bei sorgfältiger Blutdrucksenkung und guter Überwachung des Wasser- und Mineralstoffwechsels gefunden.

Bei den *leichten benignen Verlaufsformen der Hypertonie* (Fundus I und II, diastolischer Blutdruck $>$ 130 mm Hg) fanden dagegen Magee et al. (1964) in Doppeltblindversuchen bei 35 Patienten über einen Zeitraum von 5 Jahren ähnlich wie Reubi und die Gruppe von Moyer *keinen Einfluß der therapeutischen Blutdrucksenkung* auf die fortschreitende Verschlechterung der Clearance. MacKinnon u. Hammond (1960) haben 5 Patienten mit benigner Hypertonie mit gering und mäßig stark beeinträchtigter Nierenfunktion (Inulin-Clearance vor Therapie zwischen 96 und 54 ml/min, PAH-Clearance zwischen 959 und 446 ml/min) unter einer ausreichenden medikamentösen Therapie bis zu 6 Jahren beobachtet. Bei zwei Patienten war keine wesentliche Änderung, bei drei eine deutliche Verschlechterung eingetreten.

Auch in den sehr sorgfältigen Studien von Lewis et al. (1965) zeigte sich kein entscheidender Erfolg der blutdrucksenkenden Therapie auf die Nierenfunktion bei Fällen mit schwerer benigner Hypertonie. Der langsame Rückgang der Werte für die PAH-Clearance ist dabei ausgeprägter als der der Inulin-Clearance. Er ist auch durch eine sorgfältige Einstellung des Blutdrucks nicht aufzuhalten.

Unter der blutdrucksenkenden Therapie ergibt sich also ein deutlich verschiedenes Verhalten der benignen und malignen Verlaufsform der Hypertonie. Der Grund liegt wahrscheinlich — wie Leishman (1963) wohl zu Recht vermutet — darin, daß bei der *malignen* Hypertonie *fibrinoide Nekrosen* der Arteriolen, die übrigens nicht auf die maligne Hypertonie beschränkt sind und auch bei der *schweren benignen Form* vorkommen (SALTZ et al., 1957), unter der therapeutischen Blutdrucksenkung ausheilen (s. a. HARINGTON et al., 1959).

Diese Vorstellung wird bestätigt durch die Verlaufsuntersuchungen von LEWIS et al. (1965), die zeigen, daß bei schweren Fällen durch Ausheilung der nekrotisierenden Arteriolitis die glomeruläre Filtration bei steigender Filtrationsfraktion erhalten bleibt und sogar etwas steigt, während bei schlecht oder nicht behandelten Kranken die glomeruläre Filtration bei niedriger Filtrationsfraktion schneller sinkt als die Durchblutung.

Bei der benignen Hypertonie leichterer Schweregrade vollzieht sich dagegen die Verschlechterung der Nierenfunktion in längerem Zeitabschnitt durch Progression des *arteriosklerotischen Prozesses*. Bei Anstieg der Filtrationsfraktion kommt es zuerst zu einem stärkeren Abfall der Nierendurchblutung, was auf eine Sklerose der medullären Arterien bezogen werden kann (LEWIS et al., 1965).

Durch die therapeutische Blutdrucksenkung ist deshalb die Progredienz der Nierenerkrankung nicht zu beeinflussen, weil die schon bei Beginn der Behandlung bestehende Arteriosklerose der großen und besonders der mittleren Arterien nicht mehr beeinflußt werden kann. Sie schreitet offensichtlich auch unter einer guten Beeinflussung des Blutdrucks fort. In diesem Zusammenhang sind die Ergebnisse von McCORMACK et al. (1958) von großem Interesse. Diese Autoren fanden bei 19 mit hypotensiven Medikamenten behandelten Patienten abhängig von der Güte der blutdrucksenkenden Therapie eine mehr oder weniger vollkommene Ausheilung der akuten Läsionen im Bereich der Arteriolen, wie der Thrombosen, Thrombonekrosen und glomerulären Nekrosen. Dagegen waren die großen und mittleren Arterien schwer verändert; sie zeigten eine subintimale Fibroplasie mit Progression bis zu Verschlüssen in einigen Gefäßen. Die Bilder der Aa. arcuatae und der Aa. interlobulares zeigten bei Rückbildung der akuten Veränderungen fibröse Gefäßverschlüsse, die an eine geheilte Periarteriitis nodosa erinnern.

Die *sekundäre Hypertonie bei chronischen Nierenerkrankungen* ist in ihrem Ablauf entscheidend beeinflußt durch die Progression des Grundleidens. Die Senkung des Blutdrucks kann hierbei jedoch die Entstehung einer malignen Hypertonie verhindern und manchmal auch den Anteil der Insuffizienz, der durch die Hypertonie zusätzlich bedingt ist, günstig beeinflussen. So teilen z. B. MACKINNON u. HAMMOND (1960) einen Fall von maligner Hypertonie bei chronischer Glomerulonephritis mit, bei dem die Blutdrucksenkung wahrscheinlich durch Beseitigung der fibrinoiden Nekrosen eine vorübergehende Besserung der Clearanceteste mit sich brachte, die sich aber später wieder verschlechterten, obwohl die Therapie fortgesetzt wurde:

	GFR [a] (ml/min)	ERBF [b] (ml/min)
Vor Behandlung	47	344
Behandlung von 2 Monaten	61	404
Behandlung von 5 Monaten	70	493
Behandlung von 5 Jahren	46	374

[a] Glomerulumfiltrat;   [b] Effektive Nierendurchblutung.

Zusammenfassung: Nach dem bisherigen Stand der Kenntnisse ergibt sich über die Beeinflussung der Häufigkeit und Schwere der verschiedenen Komplikationen der Hypertonie durch die therapeutische Blutdrucksenkung:

1. Die eindrucksvollsten Erfolge der therapeutischen Blutdrucksenkung sind in der Verhütung und Beseitigung der Herzinsuffizienz und der Gehirnmassenblutung zu sehen. Die Progression der bestehenden Niereninsuffizienz wird bei schwerer Hypertonie, seien es Fälle mit maligner oder schwerer benigner Verlaufsform, verlangsamt.

2. Nicht beeinflußt wird die Häufigkeit der Herzinfarkte.

3. Unbewiesen, eher unwahrscheinlich ist ein Einfluß auf die Häufigkeit der großen cerebralen Erweichungen.

4. Die Progression der Niereninsuffizienz bei der benignen leichten und mittelschweren Hypertonie wird nicht beeinflußt. In der gleichen Weise kann sich auch die durch erfolgreiche Therapie in eine benigne Hypertonie verwandelte maligne Verlaufsform verhalten.

Die Unterschiede im Ansprechen der verschiedenen Komplikationen der Hypertonie auf die therapeutische Blutdrucksenkung sind nach den heute verfügbaren Beobachtungen der Klinik und den morphologischen Studien am besten so zu erklären, daß:

— die Atherosklerose der großen und mittleren Gefäße selbständig entdruckabhängig entstehen und ausheilen bzw. nicht mehr entstehen, wenn der erhöhte Blutdruck gesenkt wird;

— die Atherosklerose der großen und mittleren Gefäße selbständig entsteht, wobei die Höhe und die Dauer der chronischen Druckbelastung nur ein Teilfaktor in ihrer Entstehung ist, dessen Ausschaltung zwar prophylaktisch, aber nicht mehr kurativ wirksam werden kann. Für diese vorbeugende Wirkung fehlen bis heute die schlüssigen Beweise.

— die arteriosklerotische Komplikation wie ein Herzinfarkt, eine Hirnerweichung oder die arteriosklerotisch bedingte Niereninsuffizienz deshalb von vielen Hypertonikern noch erlebt wird, die ohne Therapie vorher an einem hochdruckbedingten Prozeß an den kleinen Arterien und Arteriolen oder einer Herzinsuffizienz gestorben wären.

Unter der antihypertensiven Therapie verschieben sich also die Todesursachen: Die Niereninsuffizienz tritt bei der malignen Hypertonie als akute

Komplikation zurück und wird im wesentlichen durch cerebrale Erweichungen und arteriosklerotische Spätkomplikationen an den Nieren ersetzt. Bei der benignen Verlaufsform treten anstelle der Herzinsuffizienz als wichtigste Todesursache der Myokardinfarkt und die cerebrale Erweichung (s. hierzu GIFFORD, 1966).

Der Einfluß der therapeutischen Blutdrucksenkung auf die statistische Lebenserwartung des Hypertonikers

Die Behandlung von Kranken mit *maligner Hypertonie* gibt in kurzer Zeit so überzeugende Ergebnisse, daß es heute beinahe müßig ist, Beweise für die Verbesserung der Lebenserwartung bei dieser schweren Form der chronischen Hypertonie zu bringen. Es ist allgemein bekannt, daß die maligne Hypertonie in wenigen Monaten zum Tode führt, wenn sie nicht behandelt wird.

Schon in ihrer klassischen Arbeit haben KEITH et al. (1928) gezeigt, daß 79% von 145 Kranken mit maligner Verlaufsform innerhalb eines Jahres gestorben sind. Diese Beobachtung wurde später immer wieder bestätigt. Es sollen hier nur die wichtigsten Publikationen aufgeführt werden: SCHOTT-STAEDT u. SOKOLOW (1953), BECHGAARD et al. (1956), KINCAID-SMITH et al. (1958), BEEM (1959) und LICHTLEN u. SCHAUB 1960. Das Resümee aus diesen Veröffentlichungen ist, daß die Überlebensrate bei der unbehandelten malignen Hypertonie in keinem Bericht nach 5 Jahren 7% übersteigt.

Der rasche Verlauf der malignen Verlaufsform der Hypertonie erleichtert die prognostischen Studien unter den verschiedenen Formen der Therapie. Alle bisher erschienenen Arbeiten zu dieser Frage stimmen darin überein, daß die Lebenserwartung unter der Therapie mit blutdrucksenkenden Präparaten sehr viel günstiger wird. Auch hierbei sei nur auf einzelne, wichtigste Mitteilungen eingegangen. DUSTAN et al. berichten schon 1958 über 84 Patienten, von denen 70% 1 Jahr, 50% 3 Jahre, 33% 5 Jahre und 26% 6 Jahre überlebten, wobei berücksichtigt werden muß, daß damals die Therapie noch auf sehr unvollkommene Antihypertonica wie Hexamethonium beschränkt war. SOKOLOW u. PERLOFF (1960) behandelten ebenfalls mit Ganglienblockern und hatten ähnliche Ergebnisse. HANY et al. (1965) verfolgten 94 Kranke 8 Jahre lang, von 1956—1964; davon wurden 73 gut und 21 schlecht oder nicht behandelt. Nach 5 Jahren lebten noch 50%, nach 8 Jahren, abhängig von der Behandlungsintensität, noch ein Drittel. Von den Unbehandelten überlebte niemand die Grenze von 3 Jahren. HARINGTON et al. (1959) fanden eine 6—8mal längere Lebenserwartung unter der Therapie. BJÖRK et al. (1960) hatten in einer Serie von 93 nach 5 Jahren noch 64% Überlebende. VOUDOUKIS et al. (1965) verfolgten 78 Kranke von 1952—1962 mit ähnlich günstigen Ergebnissen. POMERANTZ

2*

(1968) konnte einen 33 Jahre alten Mann unter erfolgreicher medikamentöser Therapie bei gutem Befinden nach 14 Jahren nachuntersuchen.

Sehr viel schwieriger ist es, den statistischen Beweis einer Verbesserung der Lebenserwartung durch hypotensive Therapie für die *benigne Verlaufsform* zu führen. Während, wie schon ausgeführt, die Überlebensrate nach 5 Jahren bei der malignen Hypertonie bei rund 7% liegt, überleben bei der benignen Hypertonie bis zu 70% 20 Jahre (BECHGAARD, 1946; PERERA, 1948, 1955). Die Lebenserwartung bei der benignen Hypertonie hängt von der Schwere ab, die sich u. a. am Augenhintergrund bestimmen läßt. Hierzu haben BRESLIN et al. (1966) aufschlußreiche Untersuchungen aus der Mayo Clinic mitgeteilt (Tabellen 5 a u. 5 b).

Tabelle 5 a. *Die Beziehungen zwischen dem ophthalmoskopischen Befund und der Sterblichkeit bei Hypertonikern (in Prozent der Überlebenden).* (Nach BRESLIN et al., 1966)

	Überlebensrate nach 20 Jahren						
I. Gesamte Bevölkerung	♂ ca. 53% — ♀ ca. 65%						
	Fundus						
II. Hypertoniker	I		II		III		IV
	45,8%		21,3%		5,3%		4,3%
	♂	♀	♂	♀	♂	♀	♂	♀
	40,4%	50,0%	7,6%	36,0%	2,1%	13,2%	2,0	9,5
(in Klammer Zahl der Patienten)	(47)	(60)	(119)	(111)	(95)	(38)	(1)	(2)

Tabelle 5 b. *Die Beziehung zwischen dem ophthalmoskopischen Befund und der Letalität bei 631 Hypertonikern.* (Nach BRESLIN et al., 1966)

	Fundus			
	I	II	III	IV
Letalitätsrate nach 10 Jahren	19	49	84	93
Letalitätsrate nach 20 Jahren	54	79	95	96

PERERA (1955) hat in einer prospektiven Studie an 500 nichtbehandelten Hypertonikern, von denen 150 vor dem Auftreten der Hypertonie erstmals untersucht worden waren, gezeigt, daß die durchschnittliche Lebenserwartung um 20 Jahre liegt. Der zufällig gemessene Blutdruck erlaubte keine prognostische Aussage. 5% gingen in die maligne Verlaufsform über (s. a. Tabellen 6 a u. 6 b).

Derselbe Autor (1960) verfolgte 10 Jahre lang 29 Paare von Patienten gleichen Geschlechts und Alters mit vergleichbarer Blutdruckhöhe, von denen jeweils ein Proband behandelt wurde. Das Ergebnis ist enttäuschend: Die

Zahl der Todesfälle ist in beiden Gruppen gleich (16). Die Therapie hatte deshalb keinen Erfolg, weil den 32 Todesfällen dieser Serie vorwiegend arteriosklerotische Komplikationen zugrunde lagen; die Hälfte war durch Myokardinfarkt bedingt, wovon 7 behandelte und 8 unbehandelte Patienten betroffen waren. Die Todesfälle an cerebralen Komplikationen waren ebenfalls auf die beiden Gruppen gleich verteilt.

In diesem Zusammenhang ist es übrigens interessant, daß PERRY u. Mitarb. (1958, 1966) in ihrer vorbildlichen Langzeitstudie gezeigt haben, daß die Hypertoniker mit arteriosklerotischen Komplikationen sogar eine schlechtere Prognose haben als die gut behandelte maligne Hypertonie ohne Niereninsuffizienz.

Tabelle 6 a. *Verlauf der unbehandelten Hypertonie.* (Nach PERERA, 1955)

		Durchschnittsalter		Überlebenszeit	
		Beginn	Tod	Mittel	Maximum
Zahl der Fälle	150	32	52	20	—
Frauen	104	33	53	20	44
Männer	46	31	50	19	41
Neger	48	32	48	16	40

Tabelle 6 b. *Komplikationen bei 500 Kranken mit Hypertonie.* (Nach PERERA, 1955)

	Zahl der Fälle	%	Überlebenszeit nach Erkrankung in Jahren	
			Mittel	Maximum
Herzhypertrophie				
radiologisch	335	74	8	18
elektrokardiographisch	196	59	6	14
Herzinsuffizienz	251	50	4	13
Angina pectoris	82	16	5	11
Herzinfarkt	38	8	4	15
				(ohne Frühtodesfälle)
Encephalopathie	10	2	1	3
Cerebrale Insulte	58	12	4	19
				(ohne Frühtodesfälle)
Proteinurie	212	42	5	19
Azotämie (ausschließl. der				
terminalen Fälle)	92	18	1	10
Fundus oculi				
Sklerose	139	32	6	19
Blutungen, Exsudat	62	14	4	21
Papillenödem	31	7	1	2
Maligne Verlaufsform	35	7	1	2

Prospektive Studien mit viel besseren Ergebnissen stammen von WOLFF u. LINDEMAN (1966) und der Veterans Administration Study Group on Hypertensive Agents (1967). Beiden Studien ist gemeinsam, daß vorwiegend schwere Formen benigner Hypertonie untersucht wurden, wobei ein zufällig gebildetes, gleichartiges Kollektiv von mit Placebo behandelten Patienten als Kontrolle diente. Die Ergebnisse sind ähnlich: In der unbehandelten Gruppe war bei WOLFF u. LINDEMAN die Zahl der Komplikationen nach 2 Jahren ungefähr 3mal so hoch wie bei den behandelten Kranken. In der mit größeren Zahlen (ungefähr 70 Kranke pro Gruppe) arbeitenden Studie der Veterans Administration ergaben sich über die gleichen Zeitabschnitte 27 Komplikationen in der Placebogruppe und nur 2 in der medikamentös behandelten Gruppe.

Aufschlußreich ist die Beobachtung, daß durch die Behandlung offenbar folgende Komplikationen verhindert werden: Umschlag in die maligne Verlaufsform, cerebrale Durchblutungsstörungen, dissezierende Aneurysmata und Herzinsuffizienz. Die günstigen Ergebnisse waren also, wie in der relativ kurzen Beobachtungsperiode auch nicht anders zu erwarten, nicht auf eine Beeinflussung der atherosklerotischen Komplikationen zu beziehen.

MATHISEN et al. (1959, 1969) verfolgten 290 Patienten mit primärer Hypertonie seit 1944, die nicht spezifisch behandelt wurden, und untersuchten sie ungefähr alle 5 Jahre, zuletzt 1967. Von 111 Männern waren im Jahre 1967 71, von 179 Frauen 104 gestorben. Von 433 behandelten Hypertonikern gleicher Schweregrade waren dagegen von 225 Männern nur 56, von 208 Frauen 29 gestorben. Verglichen mit der gleich 100 gesetzten Todesrate der allgemeinen Bevölkerung in Norwegen bedeutet dies eine Letalität der unbehandelten Männer von 985%, der Frauen von 813% gegenüber den behandelten von 359% bzw. 228%. Die Todesfälle durch cerebrale Insulte nahmen unter der Behandlung sehr viel stärker ab als die durch „kardiovasculäre" Ursachen. Die Fälle, die nach der Klassifikation der WHO zur Gruppe I gehörten, hatten ungefähr dieselbe Letalität wie die Bevölkerung als Ganzes. Bei Gruppe II stieg die Letalität auf das 3- bis 4fache, bei III auf das 7—8fache bei den Männern und das 10fache bei den Frauen. Diese Studie ist die einzige bisher bekannte, die einwandfrei erweist, daß auch leichtere benigne Verlaufsformen von der blutdrucksenkenden Therapie günstig beeinflußt werden können.

Zur Prüfung des therapeutischen Effekts der Chemotherapie bei der benignen Hypertonie ist es einerseits, wie diese Untersuchungen zeigen, unbedingt notwendig, nicht ausgelesene Vergleichskollektive aufzustellen. Die an sich sehr aufschlußreichen Studien von HODGE und SMIRK (1961, 1967) erfüllen diese Forderung nicht; ihre Ergebnisse, die eine deutliche Verminderung der Letalität im Fünfjahresabschnitt bei Hypertonikern der Schweregrade I/II zeigen, sind deshalb nicht voll beweiskräftig. Diese eben zitierten Studien zeigen jedoch auch andererseits, daß es heute ärztlich nicht mehr zu verantworten ist, aus heuristischen Gründen eine Gruppe von Hypertonikern unbehandelt zu lassen, wenn es sich nicht um ganz leichte Fälle handelt.

Therapeutische Erfolge sind also um so leichter statistisch evident zu machen, je schwerer die erfaßten Fälle von Hypertonie sind. Bei der malignen Hypertonie können *kurative Effekte* der Therapie leicht erfaßt werden (s. S. 26); bei der benignen Hypertonie werden nur dann überzeugende Ergebnisse sichtbar, wenn es sich um schwere Fälle von benigner Hypertonie handelt, wie dies auch aus der Statistik von MOYER u. BREST (1966) hervorgeht (s. Tabelle 7).

Tabelle 7. *Ergebnisse der Behandlung von 301 Kranken mit nichtmaligner Hypertonie.* (Nach MOYER u. BREST, 1966)

Diastolischer Druck vor Behandlung (mm Hg)	Todesfälle innerhalb von 5 Jahren (in Prozent)	
	Behandelt	Unbehandelt
100—120	7	15
120—140	13	38
>140	19	59

Erfolge hinsichtlich einer Beeinflussung der atheromatösen Komplikationen könnten statistisch nur erwiesen werden, wenn wir den *prophylaktischen Effekt* (s. S. 26) der therapeutischen Blutdrucksenkung wirksam werden lassen. Dafür hätten nur solche Statistiken einen Sinn, bei denen mit der Therapie, wie dies bisher nur in der Arbeit von MATHISEN (1969) geschah, zu einer Zeit begonnen wird, in der mit großer Wahrscheinlichkeit noch keine ausgedehnte Atherosklerose der Coronarien oder der großen Hirngefäße besteht (FREIS, 1969). Finden wir bei Beginn der Therapie auch nur geringfügige klinische Hinweise auf eine Schädigung, z. B. des Herzens im EKG oder im Röntgenbild, kann, wie PERERA (1948, 1955) gezeigt hat (s. S. 21), angenommen werden, daß der Patient schon seit 10—15 Jahren eine Hypertonie mit ausgedehnten atheromatösen Veränderungen hat. Die so entscheidende Frage der Prophylaxe der Atheromatose durch die medikamentöse Hochdrucktherapie könnte also nur durch prospektive langfristige Studien an jungen Hypertonikern mit gleichgearteten Kontrollgruppen beantwortet werden.

Zusammenfassend läßt sich zur Frage der Lebenserwartung des Hypertonikers unter der therapeutischen Blutdrucksenkung nach den bis heute vorliegenden Untersuchungen also folgendes sagen:

— Hypertoniker mit den Zeichen der malignen Verlaufsform und Kranke mit schwerer benigner Hypertonie haben unter einer medikamentösen Therapie, statistisch gesichert, eine erheblich verbesserte Lebenserwartung.

— Hypertoniker, bei denen die Untersuchung die Einordnung in die Schweregrade I/II ergibt, leben wahrscheinlich ebenfalls länger, wenn sie frühzeitig behandelt werden.

— Eine prophylaktische Beeinflussung der Atherogenese durch die therapeutische Blutdrucksenkung — die entscheidende Frage in der prognostischen Beurteilung der leichten benignen Verlaufsformen der Hypertonie überhaupt — ist dagegen bis heute nicht bewiesen.

Ziel — Indikationen — Gegenindikationen der therapeutischen Blutdrucksenkung

Das Ideal jeder blutdrucksenkenden Therapie ist die Senkung des Blutdrucks auf ein normales Niveau im Liegen und Stehen bei möglichst geringen Blutdruckschwankungen im Verlauf des Tages. Dieses Ziel wird bei der operativ behandelten sekundären Hypertonie erreicht, wenn es gelingt, die Hochdruckursache auszuschalten, was erst frühestens ein Jahr nach der Operation endgültig zu beurteilen ist. Bei der Chemotherapie wird meist nur eine Annäherung an das oben postulierte Ideal erreicht.

Problematisch ist die Forderung, den Blutdruck auf ein „normales" Niveau einzustellen, denn wir kennen die individuelle Norm des Kranken nicht; statistische Normwerte sind für die Beurteilung des Einzelfalles wertlos. Es bleibt deshalb nichts anderes übrig, als nach der bekannten Faustregel: Alter + 100 mm Hg willkürlich die Altersnorm für den systolischen Druck festzusetzen und den diastolischen Blutdruck auf Werte möglichst unter 100 mm Hg zu senken, wobei zu berücksichtigen ist, daß alle Hypotensiva den Blutdruck im Stehen stärker senken als im Liegen. Dazu werden durch manche Präparate, wie z. B. die adrenergen Neuronenblocker, die beim Hypertoniker an sich schon starken Tagesschwankungen zusätzlich verstärkt. Dadurch ist es für den Arzt beim behandelten Kranken oft noch schwieriger als beim unbehandelten, sich ein Urteil über den Tagesverlauf der Blutdruckkurve zu bilden. Die Blutdruckwerte in der Sprechstunde sind bei allen Menschen, besonders jedoch beim Hypertoniker, durch die Erwartungsspannung überhöht; über die Höhe seines Blutdrucks in der Ruhe oder im Schlaf wissen wir meist nichts. Deshalb wird heute allgemein versucht, durch eine Anleitung des Patienten zur Blutdruckselbstmessung wenigstens die Werte zu erfahren, die morgens nach dem Aufwachen und abends nach dem Ende der Tagesarbeit bestehen. In der Klinik verfolgt man bei einzelnen, schwer einstellbaren Kranken den Blutdruck mit fortlaufend messenden Geräten. Dabei werden die Blutdruckwerte nachts meist niedriger gefunden, bei vielen Hypertonikern sogar normal. Nur bei schweren Formen der arteriellen Hypertonie ist das Blutdruckniveau im Verlauf von 24 Std gleichmäßig hoch.

Ein Blutdruckwert ohne Angabe der Umstände, unter denen er gemessen wurde, ist deshalb für die Beurteilung eines Hypertonikers nicht zu verwerten. SMIRK (1957) hat, um diesen Schwierigkeiten zu begegnen, die

Begriffe „basaler" Blutdruck und „aktueller" Blutdruck eingeführt. Praktisch gesehen helfen auch diese Begriffe nicht viel weiter, da es verschiedene „Basaldrucke" gibt, etwa den nach 10 min Ruhe in der Sprechstunde oder nach abendlicher Sedierung bei Grundumsatzbedingungen morgens. Einen diesem basalen Druck gut entsprechenden Ruhewert kann man in der Sprechstunde erhalten, wenn man den Blutdruck nach einem beruhigenden Gespräch bei längerem Stehen dann im Liegen bestimmt (MEESMANN et al., 1968). Auch ist die „Aktualität" in der Sprechstunde in der Erwartungsangst des Patienten eine andere als die in der gewohnten Berufsatmosphäre oder Familienumgebung.

Alle Zahlenangaben zur *Kennzeichnung eines Therapieerfolges* sind deshalb problematisch. Trotzdem brauchen wir eine Klassifizierung zur gegenseitigen Verständigung. Wir bezeichnen deshalb eine Einstellung mit blutdrucksenkenden Medikamenten als:

— *sehr gut,* wenn der diastolische Blutdruck unter 100 mm Hg liegt und der systolische im Stehen und Liegen dem Alter entsprechend normal ist,

— *gut,* wenn im Stehen oder Sitzen der diastolische und der systolische Blutdruck im eben definierten Sinne normal ist,

— *ausreichend,* wenn im Stehen der diastolische Blutdruck nicht über 110 mm Hg liegt und der systolische die Altersnorm nicht wesentlich übersteigt,

— *unzureichend,* wenn der diastolische Blutdruck im Stehen über 110 mm Hg liegt und der systolische die Altersnorm deutlich überschreitet.

Weitere Einzelheiten werden in dem Kapitel über die Methode der blutdrucksenkenden Therapie besprochen (s. S. 134).

Die Erhöhung des Blutdrucks wäre eine harmlose Funktionsanomalie, wenn nicht die dauernd erhöhte Druckbelastung des Herzens und der arteriellen Gefäße zu lebensbedrohlichen Schäden führen würde. Die hauptsächlichen Angriffspunkte bei der chronischen Hypertonie liegen auf dem Niveau der kleinen muskulären Arterien und der Arteriolen, in zweiter Linie an den großen Arterien. Die Behandlung der chronischen arteriellen Hypertonie ist deshalb eigentlich eine Therapie der Herzinsuffizienz oder der Gefäßerkrankungen. Sie kann, wie in den Kapiteln über die Beeinflussung der Prognose durch die Hochdrucktherapie schon besprochen, sein:

a) eine **kurative** Therapie, mit der schon bestehende Schäden am Herzen und am arteriellen Gefäßsystem behoben oder gebessert werden,

b) eine **prophylaktische** Therapie, mit der die Entstehung der Herz- oder Gefäßkrankheit verhindert werden soll.

Eine *Indikation zur kurativen Therapie* besteht, wenn folgende Komplikationen des Hochdrucks vorhanden sind:

— maligne Verlaufsform,

— hypertensive Encephalopathie,

— Herzinsuffizienz,

— Angina pectoris,

— starke subjektive Beschwerden wie z. B. Brustschmerz, Kopfschmerz.

Die *maligne Hypertonie* ist, wie HAMILTON (1966) mit Recht betont, als ärztlicher Notfall anzusehen. Sie sollte vor einer Klärung der Ätiologie sofort mit schnell und stark hypotensiv wirkenden Medikamenten behandelt werden. Das gleiche gilt für die Encephalopathie. Auf Einzelheiten soll später eingegangen werden (s. S. 137).

Die *Herzinsuffizienz* ist, wie schon ausgeführt (s. S. 7), die häufigste Todesursache bei der Hypertonie. Sie ist deshalb stets eine absolute Indikation für die medikamentöse Blutdrucksenkung, die neben die Behandlung mit Digitalis und Saluretica treten sollte.

Die *Angina pectoris* nimmt, wie DOYLE u. KILPATRICK (1954) zuerst nachwiesen, unter einer gut geleiteten blutdrucksenkenden Chemotherapie ab. Von 80 Patienten mit Angina pectoris wurden in einer Serie von HAMILTON (1966) 48 beschwerdefrei; sie konnten ohne Nitropräparate auskommen. Diese überzeugende Wirkung der Blutdrucksenkung auf Häufigkeit und Schwere pektanginöser Beschwerden ist leicht zu verstehen, wenn man berücksichtigt, daß bei steigender Druckarbeit das Herz immer unökonomischer arbeitet (GOLLWITZER-MEIER et al., 1936, 1937; ALELLA et al., 1955). Während des stenokardischen Anfalls wird der arterielle Druck zusätzlich erhöht und damit der Sauerstoffverbrauch des Herzens weiter gesteigert. Der Kreis: Vermehrte Druckarbeit — vermehrter Sauerstoffbedarf — Angina pectoris — Blutdrucksteigerung kann durch eine blutdrucksenkende Therapie durchbrochen werden.

Die *Beschwerden* des Hypertonikers sind vieldeutig, oft nicht direkt zur Blutdruckhöhe korreliert und vielfach durch medikamentöse Scheinbehandlung oder kleine Psychotherapie zu beeinflussen. Auch der Kopfschmerz ist oft Ausdruck der Angst des Kranken; er kann durch Placebotherapie in einem beträchtlichen Teil gut beeinflußt werden (STEWART, 1953). Bei schweren Formen der Hypertonie, besonders der malignen, ist der Kopfschmerz — meist am Hinterkopf — dagegen oft ein organisches Symptom und durch Senkung des Blutdrucks gut zu beeinflussen. Er gehört deshalb auch zu den kurativen Indikationen der Chemotherapie des Hochdrucks.

Die *prophylaktische Indikation* in der Therapie des Hochdrucks hat in den letzten beiden Jahrzehnten eine zunehmende Bedeutung erhalten. Während die operative Therapie sekundärer Formen der Hypertonie trotz aller diagnostischen Fortschritte auf eine kleine Zahl von Kranken beschränkt bleibt, hat die Chemotherapie in dieser Indikation eine von Jahr zu Jahr wachsende Bedeutung gewonnen. Was diese Forderung nach einer prophylaktischen medikamentösen Therapie sozialmedizinisch bedeutet, erfassen wir erst, wenn wir berücksichtigen, daß 15⁰/₀ aller Erwachsenen zwischen 18 und 79 Jahren eine persistierende, also behandlungsbedürftige Hypertonie haben (GORDON u. WATERHOUSE, 1966).

Bei erheblichen Beschwerden oder schwerwiegenden Befunden war der Kranke immer bereit, auch lästige Begleiterscheinungen in Kauf zu nehmen und dazu auch beträchtliche Nebenwirkungen als kalkuliertes Risiko zu akzeptieren. Eine vorbeugende Therapie, die das Auftreten von Komplikationen des Hochdrucks verzögern oder verhindern soll, konnte jedoch erst bei großen Zahlen von gefährdeten Menschen durchgesetzt und verantwortet werden, nachdem die blutdrucksenkenden Medikamente ungefährlicher, ohne nennenswerte Beeinträchtigung des Wohlbefindens und nicht zuletzt ohne zu große finanzielle Lasten für den Behandelten waren. Diese Voraussetzungen waren schon seit langem für Reserpin gegeben. Seine blutdrucksenkende Wirkung war jedoch zu schwach, deshalb begann die prophylaktische Therapie des Hochdrucks in größerem Umfang erst, als man lernte, durch Saluretica die Wirkung des Reserpin und anderer blutdrucksenkender Präparate zu verstärken.

Unter der Voraussetzung, daß später noch zu besprechende Bedingungen erfüllt sind, *sollte grundsätzlich jede arterielle Hypertonie sofort nach ihrer Entdeckung behandelt werden,* sei es operativ durch Beseitigung der Hochdruckursache, sei es medikamentös. Wie oben dargelegt (s. S. 23), ist es im großen und ganzen gesehen sicher, daß die therapeutische Blutdrucksenkung die Lebenserwartung der Kranken mit chronischer Hypertonie verbessert. Darüber hinaus ist in den großen Statistiken der Lebensversicherungsgesellschaften nachgewiesen worden, daß eine enge Korrelation zwischen der Blutdruckhöhe bei der Aufnahmeuntersuchung und der Lebenserwartung besteht. Als Beispiel für eine derartige Untersuchung geben wir eine Tabelle aus der Build and Blood Pressure Study 1959 wieder (Tabelle 8). Sie stützt

Tabelle 8. *Sterblichkeit in Prozent der tatsächlichen von der erwarteten (= 100%) Mortalität in Abhängigkeit vom systolischen und diastolischen Blutdruck bei Männern. Auszug aus Build and Blood Pressure Study, Society of Actuaries, 1959.* (Siehe auch GUBNER, 1961)

Systolischer Blutdruck mm Hg	Sterblichkeit %	Diastolischer Blutdruck mm Hg	Sterblichkeit %
88— 97	78	48— 67	83
98—127	88	68— 82	97
128—137	118	83— 87	129
138—147	155	88— 92	150
148—157	194	93— 97	188
158—167	244	98—102	234
168—177	242	103—112	262

sich auf die Auswertung von 3,9 Mill. Lebensversicherungen mit 102 000 Todesfällen aus den Jahren 1935—1953 und umfaßt nur Personen, die einen Blutdruck bis 192 mm Hg systolisch und 112 mm Hg diastolisch hatten. Aus dieser Tabelle ist zu ersehen, daß die Lebenserwartung bei erhöhtem Blutdruck gegenüber Probanden mit normalen Blutdruckwerten verkürzt ist, wobei die Unterschiede des diastolischen Drucks für die Prognose entscheidender sind als die des systolischen. Die Lebenserwartung der Gruppe mit normalem Druck wird noch übertroffen von Menschen mit Blutdruckwerten, die deutlich unter der Altersnorm liegen. Trotz aller Einwände gegen Statistiken dieser Art, in die die Zufälligkeiten einer einmaligen Messung des aktuellen Blutdrucks unter den besonderen psychologischen Bedingungen einer Aufnahmeuntersuchung eingehen, kann man diese Ergebnisse als wichtiges Argument für die Berechtigung der vorbeugenden Blutdrucksenkung ansehen.

Wenn wir uns auch dafür entschieden haben, daß grundsätzlich bei jeder chronischen Hypertonie mit erhöhten diastolischen Werten der Blutdruck gesenkt werden sollte, sind bei der Beurteilung des einzelnen Menschen mit Hypertonie *verschiedene Grade der Dringlichkeit* gegeben, die meist unter dem Schlagwort *„Risikofaktoren"* abgehandelt werden. Es handelt sich hierbei um die Konstellationen, bei denen erfahrungsgemäß die Atherosklerose besonders früh und stark ausgeprägt ist. Solche Faktoren ergeben sich

aus der *Familiengeschichte* des Probanden, wie z. B.:

1. Tod der Eltern oder anderer naher Verwandter an Schlaganfall oder Herzinfarkt,

2. familiäre Belastung hinsichtlich Hypertonie, Diabetes mellitus und Fettstoffwechselstörungen und

aus dem *Befund* bei dem Probanden selbst:

1. männliches Geschlecht,	3. Fettstoffwechselstörung,
2. Diabetes mellitus,	4. Fettsucht.

Die Behandlung einer Hypertonie wird darüber hinaus um so notwendiger sein, je jünger der Patient ist. Dagegen ist eine vorbeugende Therapie des Hochdrucks selbstverständlich um so weniger dringend, je älter der Patient mit seiner Hypertonie geworden ist, ohne daß wesentliche Komplikationen aufgetreten sind.

Das *Verhalten des Blutdrucks im Tagesverlauf* bei körperlichen und seelischen Belastungen sollte ebenfalls berücksichtigt werden, wenn die Dringlichkeit einer prophylaktischen Therapie des Hochdrucks erwogen wird, da nach den heute vorherrschenden Vorstellungen die systolischen Blutdruckspitzen für die Entwicklung der peripheren arteriellen Gefäßerkrankung besonders wichtig sind. Nach Untersuchungen von HAMER et al. (1967) ist nicht so sehr der in Ruhe gemessene „basale" Blutdruck (s. S. 26) als vielmehr der im Laufe des Tages oder der bei körperlicher Belastung gemessene „aktuelle" Blutdruck für die Prognose bedeutungsvoll. Das Sinken des systolischen Blutdrucks zur Norm bei Ruhe oder im Schlaf, also die Diagnose eines labilen Hypertonus, sollte kein Einwand gegen die Einleitung einer blutdrucksenkenden Therapie mehr sein. Wir sind also anderer Meinung als z. B. HAFKENSCHIEL et al. (1965), die eine vorbeugende Behandlung erst fordern, wenn der diastolische Blutdruck nach dreitägiger Bettruhe 90 mm Hg übersteigt. HAMILTON et al. (1964) setzen diese Grenze sogar erst bei 110 mm Hg. Bei der Indikationsstellung zur medikamentösen Therapie müßte allerdings der Begriff „labile Hypertonie" weiter differenziert werden.

Es besteht kein Zweifel daran, daß sich hinter der *labilen Hypertonie,* besonders der der Jugendlichen, pathogenetisch und besonders auch prognostisch verschieden zu beurteilende Störungen verbergen können. Deshalb verwenden wir auch nicht mehr den Ausdruck „juvenile Hypertonie", da diese Bezeichnung eine Krankheitseinheit vortäuscht; trotz aller diagnostischen Sorgfalt kann nie eine sekundäre Hypertonie mit letzter Sicherheit ausgeschlossen werden. Es ist sicher, daß bei einer Gruppe von Jugendlichen vorübergehend Störungen der Kreislauffunktion auftreten, die sich später nach der Einordnung in das Leben wieder ausgleichen. *Junge Menschen mit sog. hypertonen Regulationsstörungen,* bei denen eine große Blutdruckamplitude mit normalem diastolischem Blutdruck auf eine Blutdrucksteigerung durch hohe Schlagvolumina hinweist und eine Neigung zur Tachykardie, systolische Austreibungsgeräusche und andere Zeichen einer sympathischen Übererregbarkeit bestehen, sollten nicht von vornherein mit den antihypertensiven Mitteln behandelt werden. In schweren Fällen von solchen hyperdynamen β-adrenergen Zuständen kann, wenn Sport oder Krankengymnastik allein zum Ausgleich der Störung nicht ausreichen, mit β-Receptorenblockern wie z. B. Propranolol[1], Oxprenolol[2] oder Alprenolol[3] viel erreicht werden (FROHLICH et al., 1969) (s. S. 93).

Ein Teil dieser jungen Menschen entwickelt allerdings später doch eine persistierende primäre Hypertonie. BELLO et al. (1965) haben dazu eine interessante Untersuchung publiziert. Bei Unterteilung der Hypertonie in verschiedene Schweregrade nach klinischen Kriterien, wobei sie als Gruppe I die labile Hypertonie, bei der weder Fundusveränderungen noch Folgen der Hypertonie am Herzen und den Nieren zu sehen waren, und als Gruppe II und III die mit leichteren bzw. schwereren Organmanifestationen bezeichnen, fanden sie in Gruppe I ein hohes Herzzeitvolumen bei normalem peripherem Widerstand, in Gruppe III stets ein niedriges Herzzeitvolumen und stark erhöhten peripheren Widerstand, in Gruppe II wechselnde Befunde (s. a. FINKIELMAN et al., 1965). Daraus wird geschlossen, daß die labile Hypertonie das erste Stadium der chronischen Hypertonie sein kann, in der ein erhöhtes Herzzeitvolumen mit der Zeit einen erhöhten peripheren Widerstand hervorruft (BIRKENHÄGER et al., 1968).

Die Vermutung, daß eine labile Hypertonie in der Jugend, d. h. zwischen 20 und 25 Jahren, in einer Beziehung zur Häufigkeit einer persistie-

---

1 Dociton.   2 Trasicor.   3 Aptin.

renden chronischen Hypertonie stehen könnte, wird auch durch die Untersuchungen von KOOPERSTEIN et al. (1962) bestätigt. Diese Autoren fanden bei der Beobachtung von Probanden über 10—15 Jahre, daß eine persistierende systolische Blutdrucksteigerung in späteren Jahren eintrat

— bei 1,8%/o der Patienten, die ursprünglich einen systolischen Druck unter 130 mm Hg hatten,

— bei 9,7%/o, die einen systolischen Druck von 140—149 mm Hg hatten und

— bei 28,2%/o, die einen systolischen Druck über 150 mm Hg hatten.

Eine persistierende Erhöhung des diastolischen Druckes trat entsprechend auf:

— in 5,6%/o bei einem ursprünglichen diastolischen Blutdruck von 90 mm Hg,

— in 30%/o bei einem ursprünglichen diastolischen Blutdruck von 90 bis 94 mm Hg,

— in 46,1%/o bei einem ursprünglichen diastolischen Blutdruck über 95 mm Hg.

(Siehe auch PALMER, 1930; DIEHL u. HESDORFER, 1933; LEVY et al., 1944; VANCURA, 1950.) Einzelne dieser Publikationen werden zwar von JULIUS et al. (1964) aus methodischen Gründen kritisiert. In ihren eigenen Untersuchungen fanden diese Autoren keine sichere Korrelation zwischen den ersten Blutdruckwerten und den nach 20 Jahren gemessenen.

Es ließ sich übrigens auch eine Beziehung zwischen der Blutdruckhöhe in der Jugend und den kardialen Komplikationen wahrscheinlich machen. STAMLER (1960) sah 20 Jahre nach der Erstuntersuchung eine Herzerkrankung im Zusammenhang mit einer Hypertonie bei den Arbeitern eines Betriebes in Chicago,

— die einen diastolischen Blutdruck unter 90 mm Hg hatten, in 6,3 bis 7,2%/o (121 Fälle),

— die einen diastolischen Blutdruck über 90 mm Hg hatten, in 31,8%/o (22 Fälle).

EICH et al. (1962) vertreten den Standpunkt, daß die Hypertonie sich noch spontan ausgleichen könne, wenn der erhöhte Blutdruck durch ein erhöhtes Herzzeitvolumen entsteht. Hat sich jedoch die Hämodynamik bei diesen Patienten auf das für die chronische Hypertonie übliche Muster umgestellt, d. h. der gesamte periphere Widerstand ist bei gleichzeitiger Rückkehr des Herzzeitvolumens zur Norm erhöht, kann mit einer spontanen Rückbildung der Hypertonie nicht mehr gerechnet werden (EICH et al., 1966). Bei dieser Form mit erhöhtem peripherem Widerstand sollen, wie Nachuntersuchungen ergaben, auch Schäden am Gefäßsystem häufiger sein. Ob man aufgrund dieser Vorstellungen so weit gehen kann, wie HOUSEL (1966) es vorschlägt, die Indikation für eine medikamentöse Therapie beim Hypertoniker überhaupt von dem Vorhandensein eines erhöhten peripheren Widerstandes abhängig zu machen, erscheint zweifelhaft, da die hämodynamische Konstellation bei diesen Patienten wechselt und nicht mit einer Messung des Herzzeitvolumens in Ruhe erfaßt werden kann.

Ähnliche Probleme in der Indikationsstellung zur medikamentösen Hochdrucktherapie wie bei Jugendlichen mit labiler Hypertonie ergeben sich auch bei *klimakterischen Frauen*. Auch bei diesen Patienten können starke vegetativ nervös bedingte Störungen des Kreislaufs zeitweise erhöhte Blutdruckwerte mit sich bringen, ohne daß eine chronische arterielle Hypertonie im Sinne der strengen Definition (s. S. 4) besteht.

Aus diesen Darlegungen läßt sich die Forderung ableiten, daß in der prophylaktischen Indikation antihypertensive Mittel eingesetzt werden sollten, wenn über längere Zeit immer wieder erhöhte diastolische oder stark erhöhte systolische Druckwerte festgestellt werden.

Eine Therapie sollte jedoch, von Notfällen abgesehen, grundsätzlich erst nach *Klärung der Hochdruckursache* beginnen:

1. Zuerst muß man sicher sein, daß es sich überhaupt um eine chronische arterielle Hypertonie im Sinne der „Hochdruckkrankheit" handelt und nicht um eine symptomatische Blutdrucksteigerung durch Erhöhung des Herzzeitvolumens, wie z. B. bei Thyreotoxikose, Aorteninsuffizienz, AV-Kurzschlüssen, Aortenisthmusstenose oder Verminderung der Elastizität des Windkessels wie z. B. bei der Mediasklerose der Aorta und der großen Arterien.

2. Weiterhin sollte durch eine genaue Diagnostik geklärt werden, ob es sich um eine primäre oder sekundäre Hypertonie handelt. Dazu gehört, daß — soweit es mit den heute existierenden Methoden überhaupt möglich ist — ausgeschlossen wird, daß eine Organerkrankung besteht, die einen Hochdruck erzeugen kann, wie z. B. eine Nierenerkrankung, eine Nebennierenerkrankung. Findet sich als vermutete Ursache einer Hypertonie eine Organerkrankung, die einen Hochdruck erzeugen kann, ist zu prüfen, ob durch einen operativen Eingriff der Versuch einer kausalen Therapie gemacht werden kann.

Bei der Planung des Programmes dieser *Hochdruckdiagnostik* muß jedoch berücksichtigt werden, daß alle Untersuchungen, die mit einem Risiko verbunden sind, nicht routinemäßig, sondern nur dann eingesetzt werden sollten, wenn sich überhaupt eine therapeutische Indikation ergeben kann. Dies gilt z. B. besonders für die Aortographie, die eine nicht unbeachtliche Komplikationsrate hatte, bis die retrograde Methode der Katheterisierung nach SELDINGER allgemein eingeführt wurde. Auch die seitengetrennte Clearance bringt die Gefahr von Harnwegsinfekten mit sich (s. hierzu S. 52).

Außer dieser Diagnostik der chronischen Hypertonie sind vor Beginn der Hochdrucktherapie noch die Persönlichkeit und Situation des Kranken zu berücksichtigen. In der mangelnden Eignung des zu Behandelnden ist eine wichtige *Gegenindikation* einer prophylaktischen Hochdrucktherapie zu sehen. Es handelt sich bei der medikamentösen Hochdrucktherapie um eine für sehr lange Zeiträume zu planende, mit mehr oder weniger starken Mißempfindungen verbundene, kostspielige Therapie, die in dieser Beziehung am besten mit der Behandlung einer Zuckerkrankheit verglichen werden kann. Deshalb ist vorher durch ein eingehendes Gespräch mit dem zu Behandelnden, der sich noch gesund fühlt, zu klären, ob er zu einer solchen Behandlung wirklich bereit ist, ihre Notwendigkeit einsieht und aktiv dabei mitwirken wird. Ohne die verständnisvolle Mitarbeit des Behandelten sind ärztliche Mühe und alle Kosten nutzlos vertan. Die heute oft noch übliche und wechselnde Verordnung von verschiedenen Hochdruckmitteln ist oft schlimmer als keine Behandlung! Auf die Planung und Durchführung der Therapie gehen wir später ein (s. S. 127).

Eine therapeutische Blutdrucksenkung ist weiterhin *kontraindiziert,* wenn dadurch die Gefahr einer Unterdurchblutung lebenswichtiger Organe heraufbeschworen werden kann. Diese Komplikation, die unter dem Eindruck des unglücklichen Schlagwortes vom „Erfordernishochdruck" bis heute noch sehr überschätzt wird (PIERACH, 1963), besteht nur bei plötzlicher Blutdrucksenkung auf Werte unter dem Normbereich, wie dies z. B. durch die orthostatische Hypotension bei der Therapie mit adrenergen Neuronenblockern besonders häufig vorkommt. Bei Kranken mit hochgradigen Stenosen oder Verschlüssen großer Arterien, z. B. der A. carotis interna, können so passagere cerebrale Herdsymptome, in schweren Fällen auch eine diffuse cerebrale Ischämie, entstehen. Bei den meisten Kranken wird die Gehirndurchblutung jedoch durch Autoregulation schnell an einen verminderten Perfusionsdruck angepaßt. Eine bei plötzlicher Blutdrucksenkung kurzfristig auftretende Minderdurchblutung des Gehirns kann durch eine vermehrte Extraktion des Sauerstoffs so lange überbrückt werden, bis die Durchblutung dem verminderten arteriellen Druck angepaßt ist (BESSMAN et al., 1952; FINNERTY et al., 1954; MOYER et al., 1954).

Bei allen Autoren, die größere Erfahrung mit der Chemotherapie des Hochdrucks haben, bestehen heute keine Zweifel mehr darüber, daß bei langsam einsetzender Blutdrucksenkung die Durchblutung der Organe ausreichend bleibt und daß deshalb die therapeutische Blutdrucksenkung bei vernünftiger Anwendung kein erhöhtes Risiko cerebraler oder kardialer Komplikationen mit sich bringt. Dafür spricht die nun beinahe 20 Jahre überblickende Erfahrung mit der medikamentösen Blutdrucksenkung. Während bei gut behandelten Patienten unter 65 Jahren die Anzahl der cerebralen Insulte stark zurückgeht, finden sie sich häufig in diesen Altersklassen bei schlecht oder gar nicht behandelten (AURELL u. HOOD, 1964). HOOD et al. (1963) haben bei den sezierten Todesfällen ihres Krankengutes zu analysieren versucht, ob eine akute Hypotension Anlaß zu der zum Tode führenden Organerkrankung gewesen sein könnte: Von 84 an cerebralen Insulten verstorbenen Hypertonikern wurden 53 seziert: 17 hatten cerebrale Infarkte, der Rest Massenblutungen. Von den 17 Infarkten hatten 13 keine Therapie vor dem Tod, oder der Blutdruck war nicht wesentlich gesenkt.

3 Arnold, Therapie d. arteriellen Hypertonie

Nur bei einem waren starke orthostatische Blutdrucksenkungen vorhergegangen. Von 53 Kranken mit Infarkten des Herzens starb nur einer in den ersten 6 Monaten nach Beginn der Therapie; bei drei Patienten trat allerdings der Tod nach starker Blutdrucksenkung nachts ein; ob die Blutdrucksenkung hier wirklich Ursache des Herzinfarktes war, ist nicht zu entscheiden.

Im übrigen ist es höchst fraglich geworden, ob Blutdrucksenkungen überhaupt, seien sie in der Nacht spontan entstanden oder medikamentös hervorgerufen, bei der Entstehung von ischämischen cerebralen Insulten oder Herzinfarkten wirklich eine große Rolle spielen (MILLIKAN, 1965). Wahrscheinlich sind andere pathogenetische Mechanismen, wie passagere Störungen der Gerinnung, Aggregation von Thrombocyten oder Mikroembolien, wichtiger. Dafür sprechen klinische Beobachtungen und auch experimentelle Untersuchungen. Die tageszeitlichen Minima des Blutdrucks, die in der zweiten Hälfte der Nacht liegen, und die zeitliche Häufung von Insulten und auch des Herzinfarktes fallen übrigens nach Untersuchungen in unserer Essener Klinik nicht zusammen, wie dies bisher immer wieder behauptet wurde. Die Zahl, die bei einer gleichmäßigen Verteilung über 24 Std zu erwarten wäre, wird in der Nacht unterschritten und in den Vormittagsstunden, der Zeit des höchsten Druckes im Verlaufe des Tages bei Bettruhe, deutlich überschritten (BOCK u. KREUZENBECK, 1966; s. a. REUTER, 1964). Auch konnte in zwei Untersuchungsanordnungen gezeigt werden, daß bei Kranken, die cerebrale Durchblutungsstörungen durchgemacht hatten, durch eine plötzliche Blutdrucksenkung, die bis zur allgemeinen cerebralen Ischämie gesteigert wurde, neue fokale Durchblutungsstörungen nur in einem einzigen Fall entstanden (KENDELL u. MARSHALL, 1963; FAZEKAS u. ALMAN, 1964; s. a. MILLIKAN, 1965). Auch andere Mitteilungen stimmen mit diesen Beobachtungen überein.

Herzinfarkte nehmen zwar unter der Therapie mit hypotensiv wirkenden Substanzen nicht ab, absolut jedoch, wie wir im Kapitel über die Beeinflussung der Prognose durch die blutdrucksenkende Therapie besprochen haben, auch nicht zu (s. S. 9). Anfälle von Angina pectoris werden unter einer medikamentösen Therapie des Hochdrucks seltener (DOYLE u. KILPATRICK, 1954). Wenn auch eine Abnahme des Blutdrucks mit einer Verminderung der Perfusion des Herzmuskels verbunden sein kann, wird diese meist durch die Verminderung der Druckarbeit des linken Ventrikels, die Verhinderung vasoconstrictorischer Effekte durch die hypotensiv wirkenden Präparate und schließlich auch durch die coronare Autoregulation mehr als ausgeglichen. Eine Zunahme der pektanginösen Beschwerden kommt allerdings bei der Anwendung von Hydralazin vor, das eine Zunahme des Schlag- und Minutenvolumens bewirkt. Auch wenn bei einer posturalen Hypotension plötzlich der Aortendruck stark sinkt, wie z. B. bei der Anwendung von postganglionären Sympathicusblockern oder ganglioplegischen Präparaten, können pektanginöse Beschwerden entstehen (JUDSON et al., 1956).

Bei *Kranken mit Niereninsuffizienz* kann nur durch eine sorgfältige Kontrolle der Harnstoffwerte und des Körpergewichts nach Beginn der Behandlung entschieden werden, wie tief der Blutdruck gesenkt werden darf. Schematische Regeln, die z. B. eine bestimmte Höhe des Harnstoff-Stickstoffs als Kriterium der Indikation empfehlen, sind unbrauchbar. Es ist darauf zu achten, ob der Patient unter der Behandlung während des Aufseins vermehrt Wasser einlagert oder die Harnstoff- und Kreatininwerte im Serum ansteigen (s. S. 140).

Zusammenfassend läßt sich danach sagen, daß bei einer gut kontrollierten therapeutischen Blutdrucksenkung die Gefahr einer kritischen Verminderung des Perfusionsdrucks lebenswichtiger Organe nicht besteht. Plötzliche Senkungen des Blutdrucks auf subnormale Werte müssen allerdings besonders bei Kranken mit hochgradiger generalisierter Arteriosklerose vermieden werden; bei ihnen ist im übrigen eine medikamentöse Blutdrucksenkung meist überhaupt nicht mehr indiziert.

Chirurgische Therapie

Das Kapitel über die chirurgische Therapie der Hypertonie ist in diesem Buch recht umfangreich. Dies ist berechtigt, weil besonders auf diesem Gebiet in den letzten Jahren viele neue Gesichtspunkte gefunden worden sind und die Bemühungen um eine exakte Diagnostik eine große Zahl von beglückenden Erfolgen der operativen Therapie erbrachten. Es soll jedoch als Vorbemerkung und um ein richtiges *Gleichgewicht in der Bewertung der Bedeutung der medikamentösen gegenüber der operativen Therapie* von vornherein herzustellen, eine Untersuchung von BRECKENRIDGE et al. (1967) zitiert werden, die bei 229 Hypertonikern zwischen 12 und 40 Jahren bei exakter Diagnostik 73 (= 32%) Patienten hatten, bei denen eine Ursache des Hochdrucks gefunden oder vermutet wurde. Davon konnten neun operiert werden. Nur drei von diesen Patienten hatten nach der Operation einen normalen Blutdruck ohne blutdrucksenkende Medikamente.

Kausale chirurgische Therapie

Phäochromocytom

Die Hypertonie beim Phäochromocytom ist unter den sekundären Formen der Hypertonie die einzige, die ätiologisch und pathogenetisch geklärt ist. Ungefähr 0,4 bis 0,5% aller Hypertoniker haben einen solchen Tumor. 50—70% der Kranken mit Phäochromocytom haben eine *persistierende Hypertonie*. Es ist gesichert, daß Noradrenalin und Adrenalin Ursache der Blutdrucksteigerung sind (MANGER u. THOMAS, 1966; SJOERDSMA, 1967). Da die Catechinamine die Freisetzung von Renin begünstigen, kann allerdings Angiotensin und Aldosteron, wie VEYRAT et al. (1968) kasuistisch nachwiesen, in der Pathogenese der Hypertonie bei Phäochromocytom mitwirken.

Phäochromocytome sind Tumoren des chromaffinen Gewebes und können überall entstehen, wo derartiges Gewebe existiert, also hauptsächlich im Nebennierenmark (85%) (HUME, 1960); es sind auch Tumoren im Brustkorb und in der Halsregion (5%) beschrieben worden, im Zuckerkandlschen Organ, der paraaortalen Region (10%), selten in der Blase (BLAIR u. BRANWOOD, 1963), im Rectum mit Blutdruckkrisen bei der Miktion oder Defäkation. In 10% sind die Tumoren doppelseitig. Die größte publizierte Serie von Phäochromocytom stammt von GIFFORD et al. (1964) aus der Mayo Clinic. Die Lokalisation war in diesen Fällen, die alle operiert wurden, wie folgt verteilt (s. Tabelle 9):

Tabelle 9. *Tumorlokalisation bei 76 Patienten mit Phäochromocytom.* (Nach GIFFORD et al., 1964.)

Sitz des Tumors	Paroxysmale Funktion		Persistierende Funktion	
	Benigne	Maligne [a]	Benigne	Maligne [a]
Solitär:				
Rechte Nebenniere	25	2	9	5
Linke Nebenniere	7	0	16	0
Extraadrenale Tumoren	1	0	1	2
Multipel:				
Beide Nebennieren	2	0	2	0
Beide Nebennieren und ein extraadrenaler Tumor	0	0	1	0
Rechte Nebenniere und multiple extraadrenale Tumoren	0	0	1	0
Linke Nebenniere und multiple extraadrenale Tumoren	0	0	0	1
Keine Operation oder Obduktion: Ausgedehntes metastatisches Wachstum, Diagnose durch Exploration und Biopsie auswärts	0	0	0	1
Summe der Patienten	37		39	
Summe der Tumoren	40		52	

[a] Aufgrund lokaler Invasion und Fernmetastasierung.

Die Entdeckung dieser Tumoren war bei den Fällen dieser Serie vorwiegend, d. h. zu 85%, aufgrund der klinischen Symptomkonstellation möglich, bei 3,9% gelang sie durch Routinetests, bei 1,3% war eine paradoxe Reaktion auf hypotensive Pharmaka auffällig, bei 1,3% bestand ein hoher Grundumsatz, 7,9% wurden klinisch nicht diagnostiziert.

Die Tumoren können von den sympathischen Ganglien ausgehen (sog. Paragangliome). Zwei Drittel aller Tumoren synthetisieren nur vermehrt Noradrenalin; es entsteht deshalb eine diastolische Hypertonie als wesentlichstes Symptom. In einem Drittel geht die Synthese weiter bis zum Adrenalin. Nur oder ganz überwiegend Adrenalin sezernierende Tumoren sind seltener. Derartige Kranke zeigen besonders deutliche Erscheinungen eines Hypermetabolismus, Abmagerung, Hyperglykämie, Tachykardie, Schweißausbrüche. Sie können besonders im Stehen eine Hypotension, ja sogar einen Schock entwickeln (HAMRIN, 1962).

Neoplasmen werden in der Regel nur vom Nebennierenmark ausgehend gefunden; sie sind in größeren Serien mit 15% vertreten (GIFFORD et al.,

1964). Phäochromoblastome des Zuckerkandl-Organs oder von anderen Stellen ausgehend sind selten. Nur klinische Kriterien der Malignität sind verwertbar. Die histologischen Bilder sind so vielfältig, daß eine Differentialdiagnose maligne-benigne nicht möglich ist (GIFFORD et al., 1964). Phäochromocytome kommen bei beiden Geschlechtern gleich häufig vor, bei Kindern und 70jährigen, am häufigsten jedoch zwischen dem 30. und 50. Lebensjahr.

Die Diagnose der Phäochromocytome, auf die hier nicht ausführlich eingegangen werden soll, beruht heute ausschließlich auf der klinischen Symptomatik und dem *Nachweis der freien Catechinamine sowie deren Metaboliten im Harn*, die in 90—95% aller Fälle von Phäochromocytom erhöht sind (GITLOW et al., 1961; CROUT et al., 1961; KELLEHER et al., 1964). Die Catechinaminbestimmung im 24-Std-Harn gehört zum Standardprogramm jeder Hochdruckdiagnostik, da die typischen Blutdruckkrisen nur in 40—50% der Fälle auftreten.

Die Prüfung der Catechinaminausscheidung gibt in der Regel die sichere Entscheidung über das Vorhandensein eines chromaffinen Tumors. Ohne sichere chemische Hinweise sollte keine operative Revision angesetzt werden. In Zweifelsfällen ist es zweckmäßig, die Untersuchungen zu wiederholen. Durch die Catechinaminbestimmung kann auf die unzuverlässigen pharmakologischen Tests in der Regel verzichtet werden. Dies gilt für den Regitintest (SHEPS et al., 1966) ebenso wie für den mit Histamin, es sei denn, er wird zur Bestimmung der Catechinamine während einer künstlich ausgelösten Krise benützt (CROUT, 1966).

Die *Lokalisation des Tumors* erfolgt durch Schichtaufnahmen der Nierengegend, kombiniert mit Gasinsufflation des Retroperitoneums. Auch die Angiographie kann eine Darstellung bringen. Da jedoch dabei Krisen ausgelöst werden können, muß während derartiger Prozeduren der Blutdruck registriert werden. Oft muß jedoch auch ohne Seitenhinweis revidiert werden. Bei extraadrenal gelegenen Tumoren kann die Lokalisation durch Entnahme von Blut durch einen Cavakatheter in verschiedener Höhe erleichtert werden, seitdem die Bestimmung der Catechinamine auch im Blut möglich ist (McGUIRE u. FOX, 1964).

Die *Therapie* der Phäochromocytome ist chirurgisch. Bei der *Vorbereitung zu der Operation* muß daran gedacht werden, daß die Kranken mit Phäochromocytom wegen einer capillären Hypertonie infolge eines erhöhten Tonus der Venolen eine *absolute Hypovolämie* haben können, was zu einer erhöhten Schockgefahr während der Operation auch bei kleineren Blutverlusten führen kann (BRUNJES et al., 1960; SCHNELLE et al., 1964; CROUT, 1966; ZIEGLER u. FRICK, 1968). Es sollte deshalb bei jedem Patienten entweder das Blutvolumen gemessen werden oder eine vorsorgliche Behandlung mit Bluttransfusionen erfolgen. Es ist empfehlenswert, mit α-*Receptorenblockern*, wie z. B. Phenoxybenzamin [4] 20—60 mg oral p. d. oder dem

---

[4] Phenoxybenzamin (BRD), Dibenzyline (USA).

kürzer wirkenden Phentolamin [5] 25—100 mg alle 3 Std, den Blutdruck zu senken. Dadurch soll auch die Kontrolle des Blutdrucks während der Operation erleichtert und der Schockgefahr vorgebeugt werden (KIRKENDALL et al., 1965). POUTASSE u. GIFFORD (1965) halten dagegen die Vorbereitung mit *α-Receptorenblockern* nicht für notwendig. Sie könne den Nachteil haben, durch Unterdrückung pressorischer Reaktionen das Auffinden des Tumors zu erschweren. Die intraoperativ auftretende Hypovolämie ist vorwiegend eine relative, weil durch den Wegfall des erhöhten Catechinaminspiegels sich plötzlich die Gefäßkapazität erhöht. Dem kann am besten mit Noradrenalininfusionen begegnet werden. Besteht eine Tachykardie, ist präoperativ eine Behandlung mit einem *β-Receptorenblocker* zu empfehlen (s. S. 93, 145).

Die Exstirpation des Tumors, die bei guter Kooperation zwischen Internist, Chirurg und Anaesthesist keine operative Letalität haben sollte, führt in der Regel zum Blutdruckabfall zur Norm und zum schnellen Verschwinden aller durch das Adrenalin bzw. Noradrenalin bedingten Symptome. EVELYN (1961) hat ein größeres Material an Phäochromocytomen zusammengestellt: Von 62 operierten Patienten wurden ohne Todesfälle 61% mit ihrem Blutdruck normal, 32% gebessert, 7% waren Mißerfolge. Manchmal sind multiple Phäochromocytome vorhanden oder Metastasen bei Phäochromoblastomen. So kommt es nicht selten vor, daß der Blutdruck nach der Exstirpation eines Tumors nicht sinkt oder nach einiger Zeit wieder ansteigt. Auch verbliebene benigne Tumoren führen manchmal erst nach einem längeren normotonen Intervall zu einem Wiederanstieg des Drucks.

Auf die *medikamentöse Therapie* bei nicht operablen Kranken soll später eingegangen werden (s. S. 145).

Hypercortizismus

Beim Hypercortizismus, einer Überfunktion in der Zona fasciculata der Nebennieren, dem **Cushing-Syndrom,** findet sich in über 80% eine Hypertonie (PLOTZ et al., 1952; RAKER et al., 1964).

Die Entstehungsweise der vorwiegend systolischen Hypertonie ist bei dieser Krankheit noch nicht restlos klar. Die Aldosteroninkretion ist in der Regel normal oder sogar niedrig (CHRISTY u. LARAGH, 1961). Von manchen Autoren wird sie allerdings auch erhöht beschrieben (LUETSCHER, 1956; FRANKEN u. ZIMMERMANN, 1963). Es ist trotzdem anzunehmen, daß die Hypertonie auch hier auf den Mineralocorticoideffekt der 2—5fach erhöhten Cortisolproduktion zurückzuführen ist, wobei auch bekanntlich der Tag-Nacht-Rhythmus der Inkretion aufgehoben ist. Die manchmal erhöhte Aldosteroninkretion, die unter dem Einfluß des ACTH übrigens von Tag zu Tag wechseln kann (FRANKEN u. ZIMMERMANN, 1962), ist an der Entstehung der Hypertonie beim Cushing-Syndrom sicher nicht entscheidend beteiligt. Es bleibt allerdings noch die Möglichkeit, daß neben Cortisol auch andere Steroide an der Blutdrucksteigerung mitwirken, wie z. B. Corticosteron.

---

5 Regitin (BRD), Rogitine (Schweiz).

Die regelmäßig erniedrigten Reninspiegel im Blut von Kranken mit einem Cushing-Syndrom weisen ebenfalls darauf hin, daß es sich bei dieser Form der Hypertonie um einen Mineralocorticoidhochdruck handelt.

Interessant ist, daß exogene Corticoide, seien es die natürlichen Verbindungen oder abgewandelte, nur bei 20% eine Hypertonie verursachen (SAVAGE et al., 1962). Bei großen Mengen von Cortisol (500 mg pro Woche und mehr) war nur in 25% eine Hypertonie zu finden (RAKER et al., 1964). Wenn der Hypercortizismus durch Operation beseitigt wird, verschwindet auch die Hypertonie (SOFFER et al., 1961; RAKER et al., 1964), es sei denn, es sind sekundäre Nierenschäden durch eine Pyelonephritis, eine Arteriolosklerose oder eine Nephrosklerose entstanden, was beim Cushing-Syndrom nicht selten ist (SCHOLZ et al., 1957; ARKENBOUT et al., 1963).

RAKER et al. (1964) fanden unter ihren 63 Patienten 6, bei denen die Hypertonie Anlaß zur Krankenhausaufnahme war. Der Hypercortizismus ist in der klinischen Symptomatologie oft nicht sehr deutlich, so daß auch bei geringen vereinzelten klinischen Hinweisen wie z. B. ausgeprägter Stammfettsucht, rotem Vollmondgesicht, Büffelnacken die Cortisolproduktion geprüft werden sollte (Keto- und ketogene Steroide im Harn, Dexamethasonsuppressionstest, Cortisolblutspiegel, -tagesrhythmus).

Die Therapie des Hypercortizismus ist auch heute noch ganz vorwiegend eine chirurgische, wenn sich auch neue Methoden der medikamentösen Therapie zur Zeit entwickeln. Nach der Serie von RAKER et al. (1964) verschwand die Hypertonie bei Hyperplasie der Nebennieren nach bilateraler subtotaler Adrenalektomie von 34 Fällen in 20, davon bei 4 erst nach der zweiten Operation. Bei 5 kam es zum Wiederanstieg des Blutdrucks, der bei 4 durch eine zweite Operation wieder normal wurde. Beim Adenom war in allen Fällen der Blutdruck normal. Beim Carcinom waren die Ergebnisse schlecht. Heute bevorzugt man bei der Hyperplasie die totale Exstirpation mit Substitution des Cortisoldefektes, wobei allerdings die Gefahr von Hypophysenadenomen die Prognose beeinträchtigt.

Die medikamentöse Therapie soll in einem späteren Kapitel besprochen werden (s. S. 146).

Beim Hypercortizismus durch eine Überfunktion der Zona glomerulosa, dem **Hyperaldosteronismus,** sind ebenfalls, wenn diese Überfunktion durch Adenome bewirkt ist, chirurgische Möglichkeiten der Therapie gegeben.

Die Diagnostik des Hyperaldosteronismus und die Differentialdiagnose gegenüber den verschiedenen Formen des sekundären Hyperaldosteronismus und des eine solche Störung vortäuschenden Liddle-Syndroms (LIDDLE et al., 1963) ist oft recht kompliziert. Es ist nicht Aufgabe dieser Darstellung, alle Einzelheiten zu besprechen.

Dem *primären Aldosteronismus* (CONN, 1955), der, wie noch darzulegen sein wird, seltener ist, als von diesem Autor ursprünglich angenommen wurde, stehen verschiedene Syndrome von *sekundärem* Hyperaldosteronismus gegenüber, die auf angeborenen Enzymdefekten beruhen und medikamentös behandelt werden können (s. S. 146). Dies sind

a) die bilaterale Hyperplasie der Zona glomerulosa, die auf einem genetisch bedingten Mangel an 17α-hydroxylase beruht, die eine mangelhafte Cortisolsynthese bewirkt, welche eine vermehrte Stimulation der ACTH-Sekretion auslöst (New u. Peterson, 1967);

b) das diesem Syndrom verwandte von Biglieri, Herron u. Brust (1966), bei dem neben noch unbekannten Enzymdefekten die 17α-hydroxylase völlig fehlt und deshalb kein Aldosteron, jedoch verschiedene Vorstufen mit Mineralocorticoidwirkung synthetisiert werden.

Die wichtigsten Beschwerden, die auf die Diagnose eines Hyperaldosteronismus hinweisen, sind, neben der mäßigen Hypertonie: Parästhesien, Tetanie, Muskelschwäche, schlechte Toleranz von Saluretica, starker Durst, Polyurie.

Der primäre Hyperaldosteronismus ist bei Frauen dreimal so häufig wie bei Männern.

Als Teste zur Aufdeckung eines Hyperaldosteronismus empfehlen sich heute:

1. Ionogramme des Blutserums und des Urins (Hypernatriämie, hypokaliämische Alkalose, Hyperkaliurie);

2. Prüfung der Elektrolyte im Schweiß (Verminderung des Na/K-Quotienten);

3. Prüfung der Aldosteronausscheidung und der Sekretionsrate (Vermehrung auch bei vermehrter Salzzufuhr, keine Verminderung bei Cortexongaben);

4. Bestimmung des Plasmarenin (niedrig oder null, auch bei salzloser Kost und nach einstündigem Stehen);

5. Dexamethasontest (2 mg täglich 2 Wochen) zum Ausschluß einer Hyperplasie der Zona glomerulosa bei Enzymdefekten der Nebennierenrinde;

6. Probatorische Therapie mit Spironolacton (200—400 mg bei salzarmer Kost), um den Nachweis zu führen, daß wirklich ein Hyperaldosteronismus Ursache der Hypertonie ist.

Von *Aldosteron sezernierenden Adenomen*, also Fällen von primärem Hyperaldosteronismus, sind inzwischen mehrere hundert Fälle beschrieben.

Über die Behauptung von Conn, daß bei rund 20% der „primären Hypertonie" ein Hyperaldosteronismus, hervorgerufen durch kleine Rindenadenome und sog. Fasciculatainseln, bestehe, ist jedoch eine lebhafte Diskussion im Gang. Es wurde in diesem Zusammenhang der Begriff des eine primäre Hypertonie vortäuschenden *normokaliämischen Hyperaldosteronismus* geprägt und postuliert, da in manchen Fällen der Kaliumspie-

Auf diese Problematik soll deshalb etwas ausführlicher eingegangen werden, weil sich dann, wenn CONN mit seiner Vermutung Recht behielte, ein neues weites Feld für die kausale Therapie des Hochdrucks durch Operation eröffnen würde.

Die Diagnose dieser normokaliämischen Formen wird gestellt, wenn sich bei einem Kranken mit Hypertonie eine hohe Aldosteronsekretionsrate mit fehlender Reninaktivität des Blutes kombiniert. Dazu soll oft die Glucosetoleranz wie beim Diabetes mellitus verändert sein (CONN, 1965). Auch im Belastungstest mit Spironolacton kann die Diagnose ermöglicht werden (s. S. 117). Inzwischen hat die Gruppe von CONN über Kranke berichtet, bei denen eine solche Symptomkonstellation bestand und die durch Exstirpation der Nebenniere, die die Adenome enthielt, geheilt wurden (CONN et al., 1965, 1966).

Die Ansicht von CONN über die Häufigkeit des normokaliämischen Hyperaldosteronismus wird allerdings nicht mehr akzeptiert. LARAGH wendete schon 1966 z. B. ein, daß bei der essentiellen Hypertonie die Aldosteronsekretion in großen Serien stets normal gemessen wurde, was gegen CONNs Vorstellungen spräche, daß 20% aller bisher als essentielle Hypertonie angesehenen Kranken einen primären Hyperaldosteronismus hätten (s. a. KAPLAN, 1967; LEDINGHAM et al., 1967; FISHMAN et al., 1968; WOLFF et al., 1969). SIEGENTHALER et al. (1969) schätzen die Häufigkeit des normokaliämischen Hyperaldosteronismus nach eigenen Erfahrungen an hundert Hypertonikern mit 1% (s. a. SCHOENBECK et al., 1969).

Interessant sind hierzu *pathologisch-anatomische Untersuchungen:* SALOMON u. TSCHERTKOFF (1967) teilen mit, daß sie bei 150 nicht ausgelesenen Obduktionen keinen Unterschied in der Häufigkeit der sogenannten Fasciculatainseln zwischen Hypertonikern und Normotonikern gefunden haben. Adenome sind bei Hypertonikern häufiger, kommen aber beim Normotoniker ebenfalls vor; eine Beobachtung, die übrigens schon in der älteren pathologischen Literatur beschrieben wurde (s. hierzu MASI u. RUSSELL, 1968).

Eine neuere Untersuchung von GUNNELS et al. (1968) zeigt die Schwierigkeiten der Beurteilung des *sog. normokaliämischen Hyperaldosteronismus.* Diese Autoren suchten bei 134 Patienten mit „essentieller Hypertonie" nach diesem Syndrom. Bei 36 = 26,8% war die Plasma-Renin-Aktivität vermindert oder subnormal. 22 waren bei normaler Diät normo-, 9 hypokaliämisch (< 3,5 mval/l), und 5 zeigten variable Werte. Die Aldosteronausscheidung war nur bei 17 von 30 Patienten sicher erhöht. 14 dieser 36 Patienten wurden operativ revidiert, bei 13 wurden Adenome und/oder adenomatöse Hyperplasien festgestellt. Nach durchschnittlich einem Jahr (2—22 Monate) waren 5 Patienten mit dem Blutdruck gut gesenkt, 5 „gebessert". Dieses Ergebnis stand in keiner Beziehung zur Höhe des Serumkaliums oder der Aldosteronausscheidung vor der Operation.

Die Erfolgsquote der operativen Therapie ist also nicht so hoch wie ursprünglich vermutet. Sie liegt bei 40%, wobei nach Exstirpation solitärer Adenome, also dem klassischen Conn-Syndrom, die besten Ergebnisse berichtet werden. Viel schlechter sind die Ergebnisse bei der Hyperplasie mit und ohne multiple Adenome. Auch kann beim klinischen Bild eines voll entwickelten Hyperaldosteronismus eine Veränderung der Nebennieren ganz fehlen (SALTI et al., 1969). Fälle, in denen aus irgendwelchen Gründen eine Operation nicht möglich ist oder schwerwiegende Gegenindikationen bestehen, sollten medikamentös behandelt werden (s. S. 117).

Die Diagnostik des Hyperaldosteronismus wird durch die auch schon in der eben zitierten Arbeit nachgewiesene *Suppression der Reninbildung ohne vermehrte Aldosteronausscheidung*, die mit verschiedenen Tests (Orthostase, salzarme Kost, Saluretica) sichtbar gemacht werden kann, weiter erschwert. Diese Erscheinung, die bei 20% der Hypertoniker vorkommen soll, ist noch nicht restlos geklärt (Literatur hierzu s. CHANNICK et al., 1969; WOODS et al., 1969).

Bei einem Teil der Fälle handelt es sich dabei um das sog. *Mineralocorticoidsyndrom* (CRANE et al., 1966; BIGLIERI et al., 1968). Anstelle von Aldosteron wird bei diesen Fällen z. B. Corticosteron, Cortexon oder 17-OH-Desoxycorticosteron vermehrt gebildet. Die Störung kann klinisch als primäre Hypertonie oder als Hyperaldosteronismus imponieren und kann bei solitären Adenomen und Carcinomen, aber auch bei Nebennierenhyperplasie vorkommen (WOLFF et al., 1969).

Eine andere, unter günstigen Umständen chirurgisch zu korrigierende Form der Hypertonie, die mit erhöhter Aldosteronsekretion auftritt, ist die maligne Verlaufsform der Hypertonie bei Nierenarterienstenose. Finden wir bei hoher Aldosteronausscheidung Hinweise auf eine Nierenarterienstenose im Minutenpyelogramm oder bei anderen Untersuchungen, ist ein *sekundärer Hyperaldosteronismus* wahrscheinlich. Auf diese Fragen der renovasculären Hypertonie gehen wir im nächsten Kapitel ein.

Renale vasculäre Hypertonie

Die Annahme eines möglichen Zusammenhangs zwischen *Nierenarterienstenosen* und arterieller Hypertonie geht auf das Jahr 1905 zurück.

Durch Drosselung von Nierenarterien erzeugte KATZENSTEIN (1905) als erster eine Blutdrucksteigerung im akuten Versuch. HARTWICH (1930), dem vielfach in Deutschland das Primat für die Entdeckung der renovasculären Hypertonie zugesprochen wird, hat lediglich Arterienunterbindungen vorgenommen. Das Problem wurde für die Klinik erst wichtig, als es gelang, durch dosierte Drosselung der Nierenarterien im chronischen Versuch eine Hypertonie beim Hund zu erzeugen, die sich von der primären Hypertonie des Menschen nicht unterschied (GOLDBLATT et al., 1934). 1938 wurde erstmals eine renovasculäre Hypertonie beim Menschen beschrieben (LEADBETTER u. BURKLAND, 1938; LEITER, 1938). Die ersten *Heilungen* durch Nephrektomie wurden ebenfalls im Jahre 1938 mitgeteilt (BOYD u. LEWIS, 1938; FREEMAN u. HARTLEY, 1938).

Die Häufigkeit der Nierenarterienstenose wird sehr verschieden angegeben. POUTASSE et al. (1961) fanden angiographisch in einem ausgewählten Krankengut bei 427 Kranken mit Hypertonie 131mal ($=31^0/0$) eine Stenose, SUTTON et al. (1961) dagegen nur in $10^0/0$. Man schätzt heute die Häufigkeit bei nicht ausgelesenen Kranken auf ca. $5^0/0$.

GENEST et al. (1966) haben eine Literaturzusammenstellung publiziert, die sich auf Berichte aus den Jahren 1961—1965 über 12 Gruppen mit 647 Operationen bei Kranken mit renovasculärer Hypertonie stützen. Es wurden bei $60^0/0$ Heilung, $21^0/0$ Besserung und $19^0/0$ Mißerfolg gesehen. Trotzdem ist die Diskussion über die Nützlichkeit der operativen Therapie keineswegs abgeschlossen. Dies hat zwei Gründe:

— Es ist trotz aller Bemühungen oft unmöglich zu klären, ob eine bestehende Stenose Ursache der Hypertonie ist, was die Indikationsstellung zum Eingriff sehr erschwert.

— Der operativen Therapie durch Gefäßplastik oder Nephrektomie, deren Ergebnisse bei wachsenden Erfahrungen über längere Zeiträume immer ungünstiger beurteilt werden, ist in der verbesserten medikamentösen Therapie eine wichtige Konkurrenz erwachsen.

Eine renovasculäre Hypertonie kann erzeugt werden durch:

1. Fibromuskuläre Prozesse im Verlauf der Nierenarterien;
2. Koarktation der Aorta abdominalis;
3. atheromatöse Beete an der Abgangsstelle der Aa. renales;
4. geschwürige Atherosklerose der Bauchaorta mit ascendierender Thrombose;
5. diffuse arteriosklerotische Veränderungen der großen und mittleren Nierenarterien;
6. Strikturen der Nierenarterien;
7. Aneurysmen der Nierenarterien;
8. Thrombose, Embolie der Nierenarterien;
9. Niereninfarkte;
10. A-v-Kurzschlüsse, Mißbildungen (Angiome);
11. Arteriitis;
12. von außen die Nierenarterien komprimierende Prozesse (Schwielen nach Traumen, Tumoren);
13. Drehungsanomalien des Nierenstiels;
14. Nephroptose mit partieller Abklemmung der Nierenarterien (Ursache einer labilen Hypertonie).

Wegen des unterschiedlichen therapeutischen Vorgehens bei den verschiedenen Formen renovasculärer Hypertonie muß auf Vorkommen, Genese, Morphologie und die Darstellung im Röntgenbild kurz eingegangen werden.

Die sog. fibromuskulären Prozesse manifestieren sich bevorzugt bei Jugendlichen, Frauen überwiegen.

Sie haben gewisse histologische Verwandtschaft mit der cystischen Medianekrose der Aorta ascendens (HARRISON et al., 1967). Ähnliche Veränderungen kommen, wenn auch selten, an der A. carotis interna bzw. der A. cerebri media vor, wo sie mitunter zu cerebralen Insulten führen können (HUBER u. FUCHS, 1967), an den Coronararterien, der A. coeliaca, A. hepatica, A. mesenteria, A. iliaca. Auch an diesen Arterien sind dissezierende Aneurysmata gefunden worden (WATSON, 1956; NALBANDIAN u. CHASON, 1965; PATCHEFSKY u. PAPLANUS, 1967). Die Genese dieser Arterienveränderungen ist ungeklärt. Es ist unwahrscheinlich, daß die Veränderungen schon bei der Geburt voll ausgebildet sind; es wird vermutet, daß es sich um erbliche Läsionen in der Wand handelt, an denen unter der Druckbelastung dann reaktive Prozesse entstehen können. Auf eine hereditäre Komponente bei der Entstehung weisen Fälle von fibromuskulären Stenosen bei Geschwistern hin (HANSEN et al., 1965; HALPERN et al., 1965).

Bei der morphologischen Einordnung der verschiedenen Formen gehen die Bezeichnungen in der Literatur noch auseinander.

Bei diesen Prozessen findet man auf kurze Abschnitte der Arterien beschränkte, in unreglmäßigen Abständen angeordnete, konzentrische Verdickungen der Wand mit Lumeneinengung, die aus fibrösem Gewebe oder Muskulatur bestehen. Dissezierende Aneurysmata kommen vor. Die fibromuskulären Prozesse führen nicht immer zur Hypertonie (STARZL, 1964).

Je nach der Anordnung unterscheiden McCORMACK et al. (1964, 1967) besondere Spielarten: die intimale Fibrose, die transmurale Fibrose, die fibromuskuläre Hyperplasie, die subadventitiale Fibrose.

WELLINGTON (1963) unterscheidet nur 2 Formen: Gruppe I = die fibromuskuläre Form, Gruppe II = die subadventitiale Form, wobei Übergänge zwischen diesen Formen an einer Arterie vorkommen.

HARRISON et al. (1967) unterscheiden 3 Formen: die mediale Form, die dissezierenden Aneurysmen und die perimurale Form.

Diese stenosierenden Prozesse können auch im *angiographischen Bild* meist differenziert werden. Wenn die *intimale Fibrose* die Lamina elastica interna intakt läßt, entsteht eine symmetrische Stenose; ist sie unterbrochen, entsteht eine weite Arterie durch eine Dissektion des Gefäßes. Die transmurale Fibrose zeichnet sich durch eine fibröse Umwandlung der Media aus. Es entstehen intramurale Aneurysmata, die im angiographischen Bild als „Perlenkette" imponieren. Die *fibromuskuläre Hyperplasie* ist selten auf die Media begrenzt, sie führt zur Stenose ohne Destruktion der Wand, kommt oft zusammen mit einer Hypoplasie der abdominalen Aorta vor; häufig sind symmetrische Stenosen. Die *subadventitiale Fibrose*, die hauptsächlich bei Frauen vorkommt, ist zwischen Media und Adventitia angeordnet (McCORMACK et al., 1967). Das Röntgenbild erinnert an die perlenkettenartige Konfiguration der transmuralen Fibrose. Das Bild ist jedoch unregelmäßiger, wobei Ausbuchtungen mit längeren Stenosen abwechseln.

In den Hauptästen findet man meist die fibromuskuläre Hyperplasie oder die subadventitiale Fibrose. Die intimale und die transmurale Fibrose kommen auch in den Verzweigungen vor.

Diese Formen von Nierenarterienstenose treten *nur distal vom Abgang
aus der Aorta* auf. Die Prozesse sind in ca. einem Drittel doppelseitig,
wobei allerdings nur an einer Seite der renale Pressormechanismus aktiviert sein kann, was in den Überlegungen zur Indikation für eine operative
Therapie wichtig ist (HARRISON et al., 1967).

WYLIE et al. (1962) haben über 36 Fälle berichtet, davon 29 Frauen.
Die Hypertonie manifestierte sich bei 63% in der III., IV. und V. Lebensdekade:

| | Alter | | | | | |
	0—10	11—20	21—30	31—40	41—50	50 Jahre
Männer	1	1	1	1	1	1
Frauen	1	5	3	11	9	0

Die **Stenosen durch atherosklerotische Plaques** entstehen meist nur an
den Hauptarterien und sind oft symmetrisch. Sie sind häufiger als die
fibromuskulären Stenosen und entstehen, im Gegensatz zu den fibromuskulären, direkt am Orificium der Nierenarterien. Man findet sie bevorzugt
bei Männern in höheren Altersklassen.

In solchen Fällen erhebt sich immer wieder die Frage, *welche Bedeutung*
eine nachgewiesene Stenose für die Entstehung der Blutdrucksteigerung hat:
Wie bei den Gehirnarterien besteht auch an den Nierenarterien eine eindeutige Korrelation der Häufigkeit und Schwere der Arteriosklerose zum
Alter (SCHWARTZ u. WHITE, 1964). Diese Autoren fanden dabei übrigens
keine Beziehungen zu der Höhe des diastolischen Blutdruckes. Da bei anderen großen Gefäßen, besonders auch der Aorta, erwiesen ist, daß die
Hypertonie die Entwicklung der Arteriosklerose beschleunigt (s. hierzu
MITCHELL et al., 1964), glauben die Autoren, daß marginale Differenzen
zugunsten des Kollektivs der Hypertoniker mit Nierenarterienstenose dadurch und *nicht* durch die Aktivierung des renalen Pressormechanismus
durch die atheromatöse Stenose zu erklären sind. Auch HOLLEY et al.
(1964) sahen bei 295 nicht ausgewählten Sektionen in 53% eine Nierenarterienstenose, 49% von 256 normotensiven und 77% von 39 hypertensiven Verstorbenen. In den Altersklassen unter 50 Jahren fanden sich keine
schweren Stenosen bei Normotonikern, bei Hypertonikern 4mal. In denen
über 50 nahm die Zahl der schweren Stenosen stark zu. Bei angiographischen Studien zeigte sich, daß Nierenarterienstenosen aller Art sowohl bei
Menschen mit normalem als auch erhöhtem Druck vorkommen; bei Hypertonikern sind sie jedoch häufiger (EYLER et al., 1962). DUSTAN et al. (1964)
beobachteten bei 149 Patienten, die wegen peripherer Durchblutungsstörungen angiographiert wurden, 70mal normale Nierenarterien, 60 hatten eine
ein- oder doppelseitige Stenose, die um 50% oder mehr das Lumen einengte, 19 hatten geringere Veränderungen. Wenn die Blutdruckwerte der

Kranken dazu in Beziehung gebracht wurden, ergab sich bei Zugrunde-
legung der Altersnorm, daß eine diastolische Hypertonie bei 11⁰/o der
Patienten ohne Stenose, bei 25⁰/o mit schweren Stenosen und 16⁰/o mit geringen Veränderungen bestand. Wurde statt der Altersnorm eine diastolische Hypertonie angenommen, wenn der Wert 95 mm Hg überschritt,
waren die entsprechenden Zahlen 30⁰/o, 50⁰/o und 27⁰/o.

Die *Diagnostik* der renovasculären Hypertonie soll hier nur kurz dargestellt werden:

Die *Anamnese* der renalen vasculären Hypertonie unterscheidet sich nur in
seltenen Fällen von der der primären. Auch die Prüfung der erblichen Belastung
gibt keinen sicheren Hinweis, da bei der sekundären und der primären in gleicher
Zahl (30—40⁰/o) eine erbliche Belastung im Sinne der Hypertonie gefunden wird
(WILSON et al., 1963). In einer kleinen Zahl der Fälle machen Flankenschmerz,
plötzliches Entstehen oder akute Verschlechterung des Hochdrucks auf einen Nieren-
arterienprozeß aufmerksam. Wichtig wäre es auch zu wissen, wie lange die Hypertonie besteht (WILSON et al., 1963). Da die Angaben der Kranken unsicher sind
und die letzte Untersuchung oft Jahre zurückliegt, sind feste Beziehungen zwischen
der Dauer der Hypertonie und dem Operationserfolg bisher noch nicht ermittelt
worden.

Der *Charakter* der Hypertonie ist kein Hinweis auf die Genese. Es war ein
lange bestehender Irrtum, daß die renovasculäre Hypertonie stets schwerer Art sei.
Im Gegenteil: Bei einseitiger Nierenarterienstenose ist die Hypertonie oft labil ohne
schwere Fundusveränderungen (MORRIS et al., 1960; WILSON et al., 1963). Es kommen alle Schweregrade vor.

Gefäßgeräusche über dem oberen lateralen Abdomen sind ein Hinweis auf
eine Nierenarterienstenose, besonders bei fibromuskulären Stenosen. Sie haben deshalb bei jungen Hypertonikern eine große Bedeutung für die Diagnose. WYLIE
et al. (1962) fanden sie bei 83⁰/o ihrer 85 Patienten, HUNT et al. (1962) bei 18 von
20 Patienten, HOCKEN (1966) bei 75⁰/o der renovasculären Hypertonie und bei nur
7⁰/o der primären. Bei Menschen mit ausgebreiteten atherosklerotischen Prozessen
hat ein Gefäßgeräusch selbstverständlich keine wesentliche Bedeutung für die Diagnose mehr.

Das *plötzliche Auftreten einer malignen Hypertonie* mit schweren Fundusveränderungen und niederem Kaliumspiegel im Serum spricht oft für eine renovasculäre Hypertonie.

Auch eine *Polycythämie* muß als ein Hinweis auf eine Nierenarterienstenose
angesehen werden (LUKE et al., 1965; FROHLICH et al., 1965). Bei der Kombination
von Polycythämie und Hochdruck sollte man deshalb stets eine renale Genese des
Hochdrucks ausschließen.

Alle *Methoden*, über die wir verfügen, — die wichtigsten sind das
intravenöse Urogramm und die Angiographie der Nieren — beschränken
sich nur auf den Nachweis der Folgen einer verminderten Durchblutung
der Niere, wobei die kontralaterale als Kontrolle dient. Da die Gefäßprozesse doppelseitig sein können, führt dieses Verfahren oft zu Schwierigkeiten.

Der Nachweis der Unterdurchblutung einer Niere erlaubt *keine sichere
Voraussage auf den Erfolg einer operativen Korrektur.* Auch Hinweise auf

eine funktionell wirksame Stenose wie z. B. eine Steigerung der Aldosteron-sekretionsrate, der Aldosteronausscheidung im Harn, ein erhöhter Renin-spiegel im Blut wie auch der Nachweis einer Hyperplasie und einer vermehrten Granulation der juxtaglomerulären Zellen (TURGEON u. SOMMERS, 1961) geben manchmal falsche Voraussagen (PEART, 1966). Manche Autoren, z. B. VEYRAT et al. (1968), haben bei ihren Untersuchungen durch die Bestimmung des Reningehaltes im Nierenvenenblut, besonders nach Orthostase oder Salzentzug (HUNT et al., 1969), eine bessere Übereinstimmung mit dem späteren Operationserfolg gefunden. Diese Autoren berichten jedoch auch von Fällen, bei denen der Blutdruck nach der Operation gesenkt wurde, obwohl im Nierenvenenblut der Reningehalt normal war.

Die Schwierigkeit, die Aktivierung des Renin-Angiotensin-Systems als diagnostisches Kriterium für die Operationsindikation der Nierenarterienstenose zu verwenden, liegt weiterhin darin, daß auch eine Durchblutungsstörung der Nieren auf dem Niveau der Arteriolen bei schweren Formen der Hypertonie, besonders solchen mit maligner Verlaufsform, eine unter erfolgreicher Therapie sich wieder zurückbildende Erhöhung der Reninabgabe bewirken kann (DAYANI et al., 1968). Außerdem ist bisher keineswegs sicher erwiesen, daß die renovasculäre Hypertonie durch eine vermehrte Angiotensinbildung entsteht; der renale Pressormechanismus und die Aktivierung des Renin-Angiotensin-Systems können auch nur koordinierte Folgen einer Unterdurchblutung der Nieren sein.

Bis heute bleibt es also trotz aller Bemühungen um eine Verbesserung der Indikationsstellung zur operativen Korrektur einer Nierenarterienstenose bei der Feststellung, daß eine sichere Voraussage des Operationserfolges nicht möglich ist (DUSTAN et al., 1963).

Die operative Therapie ist in ihrem endgültigen Ergebnis oft auch deshalb unbefriedigend, weil inzwischen *andere zusätzliche Faktoren die Blutdrucksteigerung erhalten*. Es entstehen deshalb Teil- oder Mißerfolge, deren Ausmaß davon abhängt, wieweit der ursprünglich allein wirksame renale Pressormechanismus zum Zeitpunkt der Operation noch an der Erhöhung der Blutdrucksteigerung beteiligt war: Ein Hilfsfaktor für die Persistenz einer renalen Hypertonie könnte z. B. die *erbliche Disposition zur Hypertonie* sein. WILSON et al. (1963) fanden, daß 38% der Patienten mit renaler Hypertonie unter 35 Jahren und 28% der älteren aus Hypertonikerfamilien stammen (s. a. HUNT et al., 1969). Sicher ist, daß der *Zustand der anderen Niere* sowohl für die Entstehung einer renalen Hypertonie als auch für den Operationserfolg von großer Bedeutung ist. STAMEY (1966) hat nachgewiesen, daß der Zustand der nicht betroffenen kontralateralen Niere, gemessen mit der PAH-Clearance, entscheidend für den Erfolg der Operation ist. Nur die Kranken mit einer PAH-Clearance höher als 250 ml/min/1,73 m^2 der nicht betroffenen Niere wurden in einer Serie von 23 Patienten geheilt oder gebessert.

In diesem Zusammenhang ist eine Beobachtung interessant, die von SMITH-WICK et al. (1964) mitgeteilt wurde. Diese Gruppe, die über 43 Fälle von operativ — fast ausschließlich durch Nephrektomie — behandelter renaler Hypertonie berichtet und ungewöhnlich gute Resultate hatte (62% Heilung, 28% Besserung bei 8—12jährigen Katamnesen), konnte zeigen, daß bei einer Größe der nicht betroffenen kontralateralen Niere unter 10 cm Länge die Erfolgsaussichten gering sind, während sie bei einer Hypertrophie (Maße über 13 cm) sehr gut waren.

Bei einem Hypertoniker, bei dem eine Stenose der Nierenarterie sicher nachgewiesen ist, sind demnach grundsätzlich folgende *Möglichkeiten* gegeben:

1. Es handelt sich um eine zufällige Kombination einer Stenose mit einer primären Hypertonie.

2. Es handelt sich um eine renovasculäre Hypertonie.

3. Es handelt sich um eine primäre Hypertonie, bei der eine Nierenarterienstenose zu einer zusätzlichen Blutdrucksteigerung geführt hat.

4. Es handelt sich um eine Hypertonie, die renovasculär induziert, aber durch andere pathogenetische Faktoren unterhalten wird.

Die Beseitigung der Stenose durch Gefäßplastik oder die Exstirpation der Niere führt in Fall 1 zu keiner Änderung des Blutdruckniveaus, in Fall 2 zum Verschwinden der Hypertonie, in Fall 3 und 4 kann es zu einem mehr oder weniger guten Teilerfolg kommen, der in einer Senkung des Blutdrucks auf mittlere Werte und oft auch in einem besseren Ansprechen auf blutdrucksenkende Medikamente besteht, unter deren Wirkung die Blutdrucksteigerung sich dann später noch ganz zurückbilden kann.

Bei der Frage der Indikation zur Operation von Hypertonikern mit Nierenarterienstenose ist man, wie eben dargelegt, immer noch allein auf die klinische Empirie angewiesen. Da erwiesen ist, daß, im ganzen gesehen, die *medikamentöse Therapie* auch bei der renovasculären Hypertonie statistisch ähnlich gute Ergebnisse erzielt wie die operative, muß deshalb in jedem Fall abgewogen werden, welche Form der Therapie zu bevorzugen ist. Dabei sollte berücksichtigt werden, daß

1. *grundsätzlich für die operative Therapie* spricht, daß eine dauernde Beseitigung des Hochdrucks möglich ist und somit Unzulänglichkeiten in der medikamentösen Therapie keine Rolle spielen, Unsicherheiten durch Versagen der Ärzte oder der Patienten, Kosten und Nebenwirkungen durch lebenslange Chemotherapie wegfallen; daß nach gelungener Gefäßplastik und Ausbleiben einer Restenosierung die Verschlechterung der Nierenfunktion auf der stenosierten Seite ausbleibt;

2. *grundsätzlich gegen eine Operation* spricht die Operationsletalität, die bei älteren Patienten bis zu 20% betragen kann; die begrenzte Erfolgsaussicht von ca. 40% Normotonie und 30% Besserung (EIGLER, 1967); die Verminderung des sezernierenden Nierenparenchyms durch Nephrektomie, die besonders häufig bei den peripher sitzenden fibromuskulären Läsionen (FENTON et al., 1964) nötig wird.

Bei diesem Sachverhalt ist es zweckmäßig, die Indikation zur Operation bei **jüngeren Kranken bis zu 40 Jahren** getrennt von der bei den älteren Patienten zu besprechen. Bei jüngeren Kranken sind die operativen Ergebnisse günstiger. Die Operationsletalität ist gering, der hypotensive Effekt bei dieser Gruppe, in der viele, meist weibliche Patienten mit nicht durch Atherosklerose bedingten Stenosen enthalten sind, besser als in der der älteren Patienten. DUSTAN et al. (1963) haben bei der nicht durch Atherosklerose bedingten renovasculären Hypertonie bei 62% einen normalen postoperativen Druck und bei 16% eine entscheidende Besserung beobachtet. WYLIE et al. (1962) haben 24 Patienten mit fibromuskulären Stenosen operiert und bei 19 Normotension, bei 2 Senkung des Blutdrucks erreicht, bei 3 blieb der Blutdruck unverändert. PERLOFF et al. (1961) hatten nach der Operation von 31 derartigen Patienten bei 25 einen guten Erfolg, normale Blutdruckwerte wurden bei 14 Patienten erzielt. FENTON et al. (1966) haben 11 Hypertoniker mit fibromuskulären Stenosen ohne Todesfall operiert; nach $2^1/_2$—6 Jahren beobachteten sie: 5 Heilungen, 2 Besserungen, 4 Versager. HARRISON et al. (1967) fanden in 90% Heilung und Besserung. HEBERER (1967) hat sein Krankengut von insgesamt 61 Patienten in Altersklassen bis zu und mehr als 40 Jahre untergliedert. Ohne Operationsletalität wurden bei den jüngeren 14 von 30 Patienten nach der Operation normoton, 8 gebessert, 8 blieben unverändert. HUNT et al. (1969) hatten bei 63 fibromuskulären Stenosen eine Heilung bei 41, eine Besserung bei 15 und einen Mißerfolg bei 7 Kranken.

Die *Alternative der medikamentösen Therapie* ist bei den jüngeren Altersgruppen weniger attraktiv, da sie eine jahrzehntelange Medikation bedeuten würde. Sie ist, wie die Untersuchungen von DUSTAN et al. (1963, s. a. 1966) und SHEPS et al. (1965) zeigen, jedoch möglich und erfolgreich. Diese Autoren hatten 22 Patienten mit fibromuskulären Stenosen 20,3 Monate durchschnittlich unter Medikamenten beobachtet und bei 65% Normotonie erreicht. Es wird deshalb empfohlen, bei jüngeren Patienten mit Nierenarterienstenose medikamentös zu behandeln, wenn sich der Blutdruck leicht mit Medikamenten einstellen läßt oder eine Nephrektomie nach dem Sitz der Stenose nicht zu umgehen oder eine Operation überhaupt nicht möglich ist (s. a. BOCK et al., 1968).

Eine schnelle, die Nierenfunktion bedrohende Zunahme der Stenose ist beim fibromuskulären Typ in der Regel nicht zu befürchten. DUSTAN et al. (1963, s. a. 1966) haben 5 Patienten mit nichtatherosklerotischen Stenosen 1—8 Jahre unter medikamentöser Therapie beobachtet und nur bei einem nach 2 Jahren eine Verschlechterung gefunden. Zeigen auch bei guter Einstellung des Blutdrucks mit Medikamenten die Funktionstests eine zunehmende Verschlechterung, muß die Frage der Gefäßplastik wieder neu geprüft werden (SHEPS et al., 1965).

Bei älteren Patienten (über 40 Jahre) ist die Frage nach der Zweckmäßigkeit der Operation zurückhaltender zu beurteilen. Da bei diesen Kranken schon frühzeitig atherosklerotische Stenosen an den Coronargefäßen und den Hirngefäßen bestehen, steigt die Operationsletalität stark; sie beträgt ca. 10%, in einzelnen Serien sogar 20%. Die schlechten Dauererfolge, die in neueren Statistiken immer deutlicher werden, gehen zum großen Teil auf die im Alter über 40 Jahre operierten Patienten zurück. MORRIS et al. (1966) fanden bei 432 Fällen nach 5 Jahren nur in 18% noch einen normalen Blutdruck, bei 44% war er noch niedriger als vor der Operation. In der Serie von HEBERER (1967) wurden von 31 Patienten über 40 Jahre 7 normoton und 10 gebessert. HUNT et al. (1969) hatten dagegen bei 37 atheromatösen Stenosen 14 Heilungen, 14 Besserungen und 9 Mißerfolge.

Die medikamentöse Therapie bringt auch bei den atherosklerotischen Stenosen gleichwertige Ergebnisse, bei leichteren Hypertonien sogar bessere (DUSTAN et al., 1963, 1966; SHEPS et al., 1965). Bei der atherosklerotischen Form bestehen allerdings in höherem Maße als bei den fibromuskulären die Gefahren einer zunehmenden Nierenatrophie. WOLLENWEBER et al. (1968) fanden bei 30 Patienten in der Serienangiographie bei der Hälfte eine Zunahme der Stenose. In solchen Fällen ist die Frage der Operation dann neu zu prüfen. Dabei ergibt sich jedoch dann vielfach eine Kontraindikation wegen der Schwere der allgemeinen Arteriosklerose.

Zusammenfassend sind aufgrund dieser in der Literatur niedergelegten und auch der eigenen Erfahrungen bei der renovasculären Hypertonie hinsichtlich der Wahl der Behandlungsmethode folgende Gesichtspunkte zu empfehlen, wobei man von der gesicherten Erfahrung ausgehen kann, daß die operative und die medikamentöse Methode statistisch ungefähr die gleichen Erfolge bringt.

Für die *operative Revascularisierung* spricht:

1. jugendliches Alter (unter 40 Jahre), besonders wenn sicher eine fibromuskuläre Stenose vorhanden ist und die Hypertonie schwer ist,

2. wenn während einer medikamentösen Therapie eine zunehmende Verschlechterung der Funktion der stenosierten Niere eintritt.

Für eine *medikamentöse Therapie* spricht:

1. wenn die Blutdrucksteigerung sich leicht beeinflussen läßt,

2. höheres Alter (über 40 Jahre), besonders wenn schon atherosklerotische Komplikationen vorhanden sind, die das Operationsrisiko erhöhen,

3. wenn der Sitz der Stenose eine Nephrektomie notwendig machen würde,

4. wenn die Stenose doppelseitig ist,

5. wenn die kontralaterale Niere um mehr als 50% in ihrer Funktion eingeschränkt ist.

Wie schwierig die Entscheidung über eine operative Indikation im Einzelfall sein kann, zeigt ein kasuistischer Beitrag (STRICKLER, 1965): Trotz doppelseitiger

4*

atherosklerotischer Stenose und bioptisch nachgewiesener Sklerose der interlobulären Arterien und Arteriolen heilte nach doppelseitiger Revascularisierung durch Dacronprothesen eine gegen Medikamente resistente maligne Hypertonie ab; der Patient hatte noch nach zwei Jahren einen normalen Blutdruck.

Aus diesen eben dargelegten, in vielen Fällen gegen die operative Therapie sprechenden Gründen, wird von manchen Autoren sogar die zur Diagnose führende Aortographie als ärztlich nicht verantwortbar abgelehnt (CHAMBERLAIN u. GLEESON, 1965; REES, 1966). Diese ablehnende Haltung geht nach den bis heute vorliegenden Ergebnissen bei den jüngeren Kranken sicher zu weit. Die Zahl der Komplikationen mit der retrograden Methode nach SELDINGER ist sehr gering. Das Risiko kann unbedenklich vertreten werden, wenn sich aus der Untersuchung eine therapeutische Konsequenz ergeben kann.

Außer den oben beschriebenen Gefäßprozessen können auch andere, seltenere Ursachen zu einer Beeinträchtigung der Nierendurchblutung führen. HEBERER et al. (1967) haben dazu einige interessante Fallbeschreibungen mitgeteilt; einen Fall, bei dem ein Hämatom nach lumbaler Aortographie die Kompression bewirkt (s. a. FRICK u. MANNILA, 1965). Dies kommt selten auch bei Tumoren, z. B. Phäochromocytom, vor. Diese Autoren weisen auch auf die Kombination einer Neurofibromatose mit Nierenarterienstenosen hin. Auch bei der Arteriitis der Aorta und der großen Arterien (Takayasu-Syndrom) kommen Nierenarterienstenosen vor (VINICHAIKUL, 1967).

Renale parenchymale Hypertonie

Die *Häufigkeit* der Hypertonie durch schrumpfende Nierenparenchymprozesse ist schwer zu bestimmen. Die Ergebnisse der Statistiken aus den verschiedenen Kliniken sind wegen der Auslese der Patienten nicht zu verallgemeinern. EARLE (1965) hatte bei 899 Patienten bei 5,5% eine renale parenchymale Hypertonie und bei 4,5% eine renovasculäre Hypertonie gefunden. In einer eigenen Statistik über 1106 Fälle waren die entsprechenden Prozentsätze 14,3% bzw. 2,3% (s. Tabelle 10). ROBERTSON et al. (1962) haben 120 Fälle von Hypertonie untersucht und darunter 29 Fälle von ein- und doppelseitiger Pyelonephritis, 8 von Glomerulonephritis entdeckt.

Da die Hypertonie bei den parenchymalen Formen oft erst mit dem Eintritt einer Niereninsuffizienz oder sogar nur terminal entsteht, ist eine Aussage über die Häufigkeit bei den einzelnen Formen, z. B. der chronischen Glomerulonephritis, der Pyelonephritis oder den Cystennieren, nicht möglich. Ohne auf Einzelheiten der Pathogenese der Hypertonie bei der renalen parenchymalen Hypertonie einzugehen, seien die heute am meisten diskutierten Möglichkeiten der Genese der renalen parenchymalen Hypertonie genannt:

Tabelle 10. *Hypertoniepatienten der Medizinischen Klinik Essen 1964/65, geordnet nach der auslösenden Ursache*

		in Prozent
Gesamtzahl	1106	100
1. *Primäre Hypertonie*	917	83
2. *Sekundäre Hypertonie*		
a) Renale Hypertonie	183	16,5
Pyelonephritis	71	6,4
Glomerulonephritis	62	5,6
Cystennieren	25	2,3
Nierenarterienstenosen	25	2,3
b) Endokrin-bedingte Hypertonie	6	0,5
Phäochromocytom	2	0,2
Cushing-Syndrom	3	0,3
Akromegalie	1	0,1

— der renale Pressormechanismus, der auch als Ursache der renovasculären Hypertonie angesehen wird und vielleicht mit einer vermehrten Reninproduktion in der erkrankten Nieren zusammenhängt;

— der Verlust der Fähigkeit, pressorische Substanzen zu inaktivieren oder depressorische zu bilden (sog. renoprive Hypertonie);

— die mit glomerulären Prozessen oft verbundene Natrium- und Wasserretention.

Für die chirurgische Therapie, die in diesem Kapitel nur besprochen wird, eignen sich selbstverständlich nur Formen parenchymaler Hypertonie, bei denen im Zusammenhang mit einem einseitigen schrumpfenden Prozeß der Nieren durch Gefäßprozesse, entzündliche Infiltrationen oder Narbengewebe (KINCAID-SMITH, 1955; LAGERGREN u. LJUNGQUIST, 1962) eine renale Hypertonie verursacht wurde. Dies kommt vor bei arteriosklerotischen, embolischen und entzündlichen Nierenarterienverschlüssen und bei der einseitigen pyelonephritischen oder tuberkulösen Schrumpfniere, der sog. hypogenetischen Niere, der Hydronephrose, bei Nierencysten und Nierentumoren. GIFFORD et al. (1965) fanden bei 75 atrophischen Nieren auf einer Seite 71% durch Gefäßverschlüsse bedingte; der Rest war hauptsächlich durch eine Pyelonephritis verursacht. Bei 540 Patienten mit Nierentuberkulose fanden SCHWARZ u. LATTIMER (1967) 20 mit persistierender Hypertonie, von denen 10 sicher auf die erkrankten Nieren zurückzuführen waren. Bei Hypertonikern findet man in größeren Serien einen großen Anteil von chronischer Pyelonephritis. Wie schon erwähnt, fanden ROBERTSON et al. (1967) in ca. 25% eine ein- oder doppelseitige Pyelonephritis.

Dabei stellt sich allerdings die Frage, ob wirklich stets ein *kausaler Zusammenhang* besteht. Einerseits erwerben Hypertoniker leichter Harninfekte und damit auch eine Pyelonephritis, andererseits können sowohl die Pyelonephritis als auch die Hypertonie *koordinierte Folgen* einer persistierenden fetalen Struktur der Nieren sein (MARSHALL, 1951, 1968).

Die ersten Heilungen einer Hypertonie durch Exstirpation einer einseitigen Schrumpfniere gelangen BUTLER (1937) und BARKER u. WALTERS (1938) (s. a. WEISS u. PARKER, 1939). Die nachfolgenden Versuche endeten häufiger in Mißerfolgen als Erfolgen. Die Ergebnisse der Exstirpation einseitiger Schrumpfnieren sind, soweit Vergleiche möglich sind, ähnlich wie bei der renovasculären Hypertonie; die Erfolgsquote liegt zwischen 25 und 50% (SMITH, 1956), wenn die Patienten länger als ein Jahr nachuntersucht werden. In einer großen Serie der Mayo Clinic fand THOMPSON (1957) von 337 Hypertonikern mit einseitiger Nierenerkrankung sofort nach der Operation bei der atrophischen einseitigen Pyelonephritis gute Effekte bei 63%, ein Jahr oder später 54,6%. Bei anderen einseitigen Nierenerkrankungen waren die entsprechenden Zahlen 37,8 bzw. 25%. GIFFORD et al. (1965) haben ihre Fälle gesichtet und gefunden, daß bei 37 Patienten mit einseitig kleinen Nieren durch Gefäßerkrankung teils durch Nephrektomie (28 Fälle), teils durch Revascularisierung und andere Eingriffe (15 Fälle) 15 sehr gute, 4 gute, 15 mäßige, 3 schlechte Erfolge resultierten, wobei auch möglichst kontralateral der Defekt mit korrigiert wurde. Bei 16 Fällen atrophischer Niere mit offener Nierenarterie waren in der gleichen Serie 7 sehr gute Erfolge, 4 gute, 3 mäßige und 2 Mißerfolge. Bei den meisten Untersuchungen ist die Zeit der Katamnese zu kurz, um einen Vergleich mit den operativen Ergebnissen der renovasculären Hypertonie zu ermöglichen.

So wie es oben für die renovasculäre Hypertonie dargestellt wurde, sind auch bei der renalen parenchymalen Hypertonie weder funktionelle noch morphologische Hinweise zu finden, die eine *sichere Voraussage darüber zulassen, ob die operative Entfernung der erkrankten Niere Erfolg haben wird oder nicht.* Die vermehrte Granulation der Zellen des juxtaglomerulären Apparates, die Ausdruck einer vermehrten Reninsekretion ist, findet sich in einzelnen exstirpierten Nieren. Es ist jedoch nicht möglich, diese Erscheinung unbedingt einer Aktivierung des renalen Pressormechanismus gleichzusetzen. Es wurde bereits bei der Besprechung der renovasculären Hypertonie dargelegt, daß es sich dabei um eine Begleiterscheinung der Unterdurchblutung handeln könnte, die Durchblutungsstörung also sowohl die Reninsekretion als auch, unabhängig davon, einen Pressormechanismus auslösen kann.

Genauso umstritten ist es, ob eine Degeneration der proximalen Tubuli, die sowohl bei der Arteriosklerose der Nieren als auch der Pyelonephritis vorkommt (SOMMERS et al., 1962), das morphologische Substrat einer beim Menschen bisher nur postulierten *renopriven Hypertonie* ist. Beides, sowohl Veränderungen des juxtaglomerulären Apparates als auch die Atrophie des proximalen Tubulus, findet man bei der Pyelonephritis kombiniert. Auch das Ausmaß der Infektion oder auch besonders starker entzündlicher Gefäßveränderungen in der exstirpierten Niere waren kein verläßliches Kriterium für den Erfolg der Operation (THOMPSON, 1957), eine Ansicht, die übrigens der Meinung von KINCAID-SMITH (1965) widerspricht.

Zusammenfassend ergibt sich deshalb als praktische Konsequenz, daß eine einseitig kleine Niere nur dann entfernt werden soll, wenn hierdurch kein wesentlicher Verlust an sezernierendem Parenchym entsteht oder die medikamentöse blutdrucksenkende Therapie erfolglos bleibt. Eine Heilung oder Besserung der Hypertonie ist nur zu erwarten, wenn 1. die exstirpierte Niere Ursache des Hochdrucks war und 2. die verbleibende Niere noch nicht zu stark sekundär durch die Hypertonie oder primär durch einen entzündlichen Prozeß in Mitleidenschaft gezogen wurde.

Eine Aussage zu 1) ist z. Z. weder mit Funktionstesten noch mit histologischen Untersuchungen zu erbringen. Zu 2) kann eine Clearance-Untersuchung Aufschluß geben. Ist die Funktion der verbleibenden Niere, gemessen mit der PAH-Clearance, um mehr als die Hälfte reduziert, hat die Exstirpation keine sichere Aussicht auf Erfolg.

Symptomatische chirurgische Therapie

Sympathektomie

Die Sympathektomie als blutdrucksenkende Maßnahme spielt heute keine wesentliche Rolle mehr; sie wurde durch die medikamentöse Therapie fast ganz verdrängt.

Die Ergebnisse dieser Methode sind von verschiedenen Autoren mit denen der Chemotherapie verglichen worden:

KINSEY et al. (1962) haben dies bei 2696 Patienten mit diastolischen Blutdruckwerten über 90 mm Hg getan, die 1944—1954 zuerst untersucht und anschließend 6 Jahre lang beobachtet wurden: davon waren 1613 mit der lumbodorsalen Sympathektomie behandelt, 1083 nicht operiert. Die Fälle vor 1950 und die später beobachteten wurden getrennt, da erst in diesem Jahr eine wirksame medikamentöse Therapie begann. Vor 1950 überlebten 59% der „konservativ" und 79% der operativ behandelten Patienten 6 Jahre. Nach 1950 war die Überlebensrate 70% in beiden Gruppen. HAFKENSCHIEL et al. (1965) haben bei der Überprüfung der Überlebensrate von schweren Hypertonien (Gruppe III bis IV nach SMITHWICK) nach 10 Jahren gleichwertige Resultate für beide Behandlungsmethoden gefunden, wobei die Zahlen für Männer bei 30—40%, bei Frauen um 60% lagen. TSCHERDAKOFF et al. (1966) sahen bei 231 Sympathektomierten ⅓ Heilungen, ⅓ Besserungen, ⅓ Versager (s. a. HOOBLER, 1951). EVELYN et al. (1960) prüften in einer sehr sorgfältigen und kritischen Studie den Einfluß der Sympathektomie auf die Sterblichkeit der behandelten Hypertoniker. Sie fanden trotz überzeugender Besserung in Einzelfällen, im

Gegensatz zu den oben genannten Untersuchern, keinen statistisch signifikanten Unterschied in der Zehnjahresletalität zwischen 100 operierten und gleichartigen nichtoperierten Patienten. Die Problematik dieser therapeutischen Studien bei der benignen Hypertonie wurde bereits besprochen (s. S. 20).

Der Einfluß der Behandlung auf die Häufigkeit der Organkomplikationen war ähnlich wie bei der medikamentösen Therapie (s. S. 18): Die Retinopathie bildet sich zurück, übrigens auch bei Patienten, bei denen der Blutdruck postoperativ wieder ansteigt; die EKG-Veränderungen werden günstig beeinflußt, die Nierenfunktion nicht (s. a. TSCHERDAKOFF et al., 1966).

Zusammenfassend kann gesagt werden, daß die Sympathektomie heute nicht mehr angewendet wird. Die Indikation dazu sollte auf folgende Ausnahmen beschränkt werden (s. hierzu auch die Diskussion zu TSCHERDAKOFF et al., 1966):

1. Patienten, die auf eine sorgfältige Behandlung mit allen möglichen Mitteln der Chemotherapie nicht reagieren. Bei diesen findet man oft nach der Sympathektomie ein besseres Ansprechen auf die medikamentöse Therapie, die sich dann vielfach sogar auf die Verordnung eines Salureticums beschränken kann (WELLER u. HOOBLER, 1959). Dieses Verhalten wird darauf zurückgeführt, daß die Homoiostase der Blutdruckregulation bei den sympathektomierten Kranken leichter durch die Medikamente zu stören ist.

2. Patienten mit schwerer, progredienter arterieller Hypertonie, die nicht bereit oder in der Lage sind, regelmäßig Medikamente einzunehmen.

Nebennierenexstirpation

Die Therapie mit subtotaler und totaler Adrenalektomie (GREEN et al., 1950) ist heute verlassen; sie wurde allein und in Verbindung mit der Sympathektomie angewandt. Nach der Entfernung der Nebennieren steigt der Blutdruck wieder an, wenn ausreichend mit Cortisol substituiert wird. Eigenartigerweise besserten sich bei der malignen Verlaufsform der Hypertonie trotzdem die Beschwerden und einzelnen Befunde: die Kopfschmerzen wurden geringer, das Papillenödem ging zurück, das Herz wurde kleiner. Die Nierenfunktion blieb jedoch unbeeinflußt (JEFFERS et al., 1953; THORN et al., 1952). Die Lebenserwartung wurde verbessert.

Elektrische Reizung der Baroreceptoren

Ein noch rein experimentelles Verfahren ist der Versuch, durch eine vom Herzen gesteuerte elektronische Einrichtung, einen sogenannten Baropacer, die Baroreceptoren des Carotissinus zu erregen und dadurch eine chronische

Blutdrucksenkung zu erzielen. Dem Verfahren liegt die Idee zugrunde, die depressorischen Impulse der Baroreceptoren, die bei der chronischen Hypertonie auf ein höheres Blutdruckniveau einreguliert sind, herzsynchron zu verstärken. Diese Versuche an Hunden, die von BILGUTAY u. LILLEHEI (1964, 1965) erstmals durchgeführt wurden, sind 1966 von den gleichen Autoren auf den Menschen ausgedehnt worden, wobei eine Blutdrucksenkung erreicht wurde, die in einem Fall nur vorübergehend war, in einem anderen, zusammen mit Antihypertonica, zu einer befriedigenden Einstellung des Blutdrucks führte.

Chemotherapie

In diesem Kapitel sollen alle praktisch wichtigen und theoretisch interessanten Hypotensiva jeweils in der Reihenfolge ihrer praktischen Bedeutung für die Therapie besprochen werden.

Chemische Hemmung der sympathischen Erregungsübertragungen; tierexperimentelle und klinische Pharmakologie der heute verwendeten Medikamente

Die Therapie mit den heute üblichen Hypotensiva beruht — die Saluretica (s. S. 102) sollen in dieser Betrachtung vorerst unberücksichtigt bleiben —
auf einer *Hemmung der adrenergen Transmission* durch Beeinflussung der
Speicherung, der Freisetzung von Noradrenalin und dessen Synthese. An
der sympathischen Nervenendigung können die blutdrucksenkenden Pharmaka grundsätzlich wirksam werden

1. durch *Entleerung des Noradrenalins aus den Speichergranula.* Diese
Wirkung wird z. B. durch Reserpin und Guanethidin ausgeübt, wobei wahrscheinlich Guanethidin das Noradrenalin im Granulum ersetzt;

2. durch *Ersatz des Noradrenalins durch einen falschen Transmitter,*
der chemisch ähnlich, in der pressorischen Wirkung jedoch schwächer ist,
wie z. B. α-Methylnoradrenalin, das Noradrenalin in den Speichergranula
ersetzt, wenn mit α-Methyldopa behandelt wird. Eine ähnliche Wirkung hat
Metaraminol, das nach Gabe von α-Methyltyrosin im Granulum eingelagert
wird. Auch ein körpereigenes Amin Octopamin kann diese Rolle spielen,
wenn durch hohe Dosen von *Monoaminoxydasehemmern* dessen Abbau verhindert wird. Die an sich paradoxe blutdrucksenkende Wirkung dieser
Gruppe von Verbindungen wird zur Zeit zumindest so erklärt;

3. durch *Verminderung der Freisetzung von Noradrenalin:* Diese Wirkung kann durch die früher viel in der Hochdrucktherapie verwendeten
Ganglienblocker ausgeübt werden. *Guanethidin* und ähnlich wirkende Stoffe,
die unter dem Begriff *adrenerge Neuronenblocker* zusammengefaßt werden,
wirken vorzüglich durch diesen Effekt blutdrucksenkend. Das heute nicht
mehr verwendete *Bretylium* ist Prototyp dieser Art von sympathicushemmenden Substanzen;

4. durch *Verminderung der Biosynthese von Noradrenalin.* Über diese
Möglichkeit der Beeinflussung ist noch wenig bekannt. Von α-Methyldopa

und besonders den Monoaminoxydasehemmern wird ein hemmender Einfluß auf die Synthese des Noradrenalins angenommen. Besonders stark wirkt in dieser Hinsicht α-Methylparatyrosin (SJOERDSMA, 1967).

Diese Typen der Beeinflussung der Noradrenalinspeicherung und Freisetzung kombinieren sich bei den verschiedenen blutdrucksenkenden Medikamenten (STONE, 1968).

Rauwolfiaalkaloide

Nach der Einführung der Rauwolfiaalkaloide in die Hochdrucktherapie im Jahre 1940 durch VAKIL — die erste Publikation in Europa erfolgte erst neun Jahre später (VAKIL, 1949) — ist eine fast unabsehbare klinische und pharmakologische Literatur entstanden. Es ist nicht Sinn dieser Darstellung, darüber eine lückenlose Übersicht zu geben. Zusammenfassende Darstellungen über Botanik, Pharmakologie, Chemie und Pharmakologie sind erschienen (WOODSON et al., 1957; BEIN, 1956; LEWIS, 1956; SCHNEIDER, 1955; KROOGSGAARD, 1961). Auch soll die tierexperimentelle Pharmakologie nur kurz behandelt werden.

Zuerst wurden *Extrakte aus der Wurzel der Rauwolfia* sowohl pharmakologisch (CHOPRA et al., 1942) als auch klinisch untersucht. Die meisten Präparate stammen aus *Rauwolfia serpentina* Bentheim. Von VAKIL (1940) wurde die erste klinische Erprobung beim Hypertoniker veröffentlicht. In Europa erschienen die ersten Publikationen darüber in England 1949 (VAKIL, 1949), in Deutschland 1953 (ARNOLD u. BOCK), in den USA 1953 (WILKINS u. JUDSON). Bei der Analyse des Gesamtextraktes ergab sich eine größere Zahl von Alkaloiden, die alle mit dem Yohimbin verwandt sind (BEIN, 1956). Als die für die blutdrucksenkende Wirkung entscheidenden Alkaloide wurden die gleichzeitig auch sedierend wirkenden Substanzen Reserpin und Rescinnamin erkannt, die qualitativ gleich wirken. Für die weitere Entwicklung hat nur Reserpin [6] eine wesentliche Bedeutung erlangt. Alle Versuche, Vorzüge oder besondere Indikationen für die anderen blutdrucksenkend wirkenden Rauwolfiaalkaloide herauszuarbeiten, sind ohne überzeugenden Erfolg geblieben. Rescinnamin [7], Deserpidin [8] und das halbsynthetische Syrosingopin [9] wurden zeitweise erprobt, weil der sedative Effekt, der bei manchen Patienten die Therapie des Hochdrucks stört, nicht so stark zu sein schien. Es stellte sich im klinischen Versuch jedoch heraus, daß gleich stark hypotensiv wirkende Mengen sich in ihrer sedierenden Wirkung nicht wesentlich unterschieden. Reserpin wurde von MÜLLER et al. (1952) isoliert. Es ist

---

6 Serpasil, Sedaraupin (BRD).
7 Anaprel (Frankreich), Moderil (USA), Rescisan (Schweden).
8 Harmonyl, Raunormine (USA).
9 Raunova (Italien), Singoserp (Frankreich).

heute noch das wichtigste für die Chemotherapie der Hypertonie verwandte Alkaloid aus der Rauwolfia.

Im *Tierexperiment* bewirkt Reserpin je nach der Species eine verschieden starke Erregung mit Hyperpnoe, die bald in eine Beruhigung übergeht. Obwohl die Tiere eine Ruhestellung einnehmen, können sie bei nicht toxischen Dosen jederzeit, wenn auch verlangsamt, auf Reize reagieren. Sie verhalten sich dann normal, laufen umher, fressen. Die *Körpertemperatur* sinkt. Im Auge ist eine *Miosis* und ein Vorfall der Nickhaut zu sehen. Der *Blutdruck* fällt langsam, es tritt bei manchen Species auch eine deutliche Bradykardie auf. Die Tiere zeigen verstärkte Reaktionen auf Adrenalin und Noradrenalin. Die Hautgefäße werden erweitert. Die *Atmung* wird bei manchen Species beschleunigt, um später verlangsamt zu werden. Die *gastrointestinale Motilität wird verstärkt,* Durchfälle treten auf. Die *Magensaftproduktion* wird vermehrt. Reserpin wirkt schwach antidiuretisch, es hemmt auch schwach die gonadotrope Funktion des Hypophysenvorderlappens. Auf die Schilddrüse beim Menschen wirkt es nicht direkt, es mildert jedoch die Wirkung des Thyroxin auf das kardiovasculäre System in der Peripherie durch seine spezifische Wirkung auf die sympathische Nervenendigung (GOODMAN et al., 1955). Das experimentelle Fieber nach Lipopolysacchariden des Bact. coli wird durch Reserpin verhindert (KRONEBERG u. KURBJU-WEIT, 1959). Auf das *Großhirn* wirkt Reserpin nicht sedierend im engeren Wortsinn, sondern „tranquillisierend", ein Effekt, der durch parasympathicolytische Medikamente verstärkt und durch sympathicolytische vermindert wird.

Reserpin wirkt im wesentlichen durch seine Fähigkeit, die Speicher von Aminen, besonders Catechinaminen und 5-Hydroxytryptamin im Zentralnervensystem, den Ganglien und postganglionären Neuronen des peripheren sympathischen Systems zu entleeren (HOLZBAUER u. VOGT, 1956; KRONE-BERG u. SCHÜMANN, 1957). Dies wurde zuerst für das 5-Hydroxytryptamin (Serotonin) erwiesen, das an verschiedenen Stellen im Organismus, besonders dem Nervengewebe und den Thrombocyten, durch Reserpin freigesetzt wird (PLETSCHER et al., 1955; s. a. BRODIE et al., 1956). *Noradrenalin* verläßt die Nervenendigung in inaktiver Form. Auf die Aufnahme von zirkulierendem Noradrenalin hat es keinen Einfluß.

Der Vorgang bei der Blutdrucksenkung nach Reserpin scheint im wesentlichen geklärt zu sein.

In den folgenden Darstellungen über die Pharmakologie der blutdrucksenkenden Verbindungen werden die interessanten Untersuchungen nicht berücksichtigt, die für Reserpin und andere Substanzen mit blutdrucksenkender Wirkung nachzuweisen suchen, daß neben der Wirkung auf die sympathische Nervenendigung auch eine indirekte Wirkung auf die glatte Muskulatur in dem Sinne besteht, daß deren Energieversorgung gestört wird (ZAIMIS, 1965).

Die blutdrucksenkende Wirkung wurde zuerst von BEIN et al. (1953) und BEIN (1955) als ein Ausdruck der *zentralen Wirkung* des Reserpin angesehen. Durch die Untersuchungen von MUSCHOLL u. VOGT (1958) wurde jedoch erwiesen, daß die constrictorische Reaktivität des peripheren sympathischen Systems in dem Maß vermindert wird, in dem die Catechinamine aus ihren Speichern, den Granula, entleert werden. BURN u. RAND (1958) zeigten weiterhin, daß der *Effekt, der zur Blutdrucksenkung führt, peripher* ist; zumindest kann er unabhängig von einer Mitwirkung der zentralen Anteile des sympathischen Nervensystems zustande kommen. Er besteht in einer selektiven Hemmung der Übertragung im Bereich der postganglionären sympathischen Faser, die zu einer Aufhebung der Erregungsübertragung auf den glatten Muskel führt. Die Folge ist eine Weiterstellung der arteriellen Peripherie durch Verminderung des nervalen Anteils des Gefäßtonus. Noradrenalininfusionen restituieren die Noradrenalinvorräte schnell und stellen die Reaktivität des Sympathicus auf elektrische Reize wieder her (s. hierzu BURN, 1961). Wie weit die Catechinaminverarmung der zentralen sympathischen Anteile für die direkte blutdrucksenkende Wirkung verantwortlich ist, bleibt offen (MUSCHOLL, 1959). Der tranquillisierende und der neuroleptische Effekt sind jedoch bei der Gesamtwirkung auf den Hypertoniker sicher auch bedeutungsvoll.

Die *klinisch-pharmakologischen* Untersuchungen zeigen, im ganzen gesehen, daß die Blutdrucksenkung nach Reserpin im wesentlichen durch eine *Verminderung des peripheren Widerstandes* bewirkt wird. Die Blutdrucksenkung erfolgt ohne wesentliche längerdauernde Verminderung des *Herzzeitvolumens* in liegender Stellung. Es entsteht keine posturale Hypotension. Bei körperlicher Belastung verhält sich das Herzzeitvolumen normal (DONALD, 1959; MOYER, 1954). Die akuten hämodynamischen Wirkungen nach intravenöser Injektion sind von der Versuchsanordnung abhängig (CHIDSEY, 1961). Deshalb sind die Angaben über das Verhalten des Herzzeitvolumens bei den einzelnen Autoren sehr verschieden. Nach intramuskulärer Gabe von 2,5 mg fanden SMULYAN et al. (1963) eine Abnahme des Herzzeitvolumens oder des peripheren Widerstandes, je nachdem, welche Größe erhöht war.

Die langdauernde orale Behandlung mit Reserpin hat keinen Einfluß auf die *Glomerulusfiltration* und die *Nierendurchblutung* (MOYER, 1954). Bei intravenöser Injektion geht die Ausscheidung von Wasser und Natrium, abhängig von der Dosis, zurück (MOYER, 1954; REUBI et al., 1954). Diese Veränderungen sind nicht für Reserpin spezifisch, sondern eine unspezifische Reaktion der Niere auf den Blutdruckabfall an sich (KROOGSGAARD, 1956).

Die *cerebrale Durchblutung* bleibt im wesentlichen unverändert (HAFKENSCHIEL et al., 1953). Die Reaktivität des Hypertonikers auf Reize wie Kälte, körperliche Arbeit, Sauerstoffmangel, Emotionen, intellektuelle Anstrengung werden durch Reserpin nicht beeinflußt (CHIDSEY et al., 1961;

Shapiro, 1962). Diese für die Praxis der Hochdrucktherapie wichtigen Eigenschaften sind wahrscheinlich dadurch zu erklären, daß die verminderte Reaktivität der sympathischen Endorgane auf nervale Reizung durch eine erhöhte Empfindlichkeit gegenüber endogenem, aus der Nebenniere freigesetztem Noradrenalin kompensiert wird (Plummer u. Yonkman, 1960). Dadurch wird — übrigens wie bei vielen der durch eine Hemmung des Sympathicus wirkenden Medikamente — die *Neigung zu plötzlichen Blutdrucksteigerungen*, die dem Hypertoniker an sich schon eigen ist, verstärkt.

Die Neigung zur *orthostatischen Hypotension* ist, wenn Reserpin in der üblichen Dosis oral gegeben wird, wegen seiner vorwiegenden Wirkung auf die arterielle Peripherie gering (McQueen et al., 1954, 1955). Sie ist meist nur nach hohen parenteralen Dosen zu beobachten (Chidsey et al., 1961; Smulyan et al., 1963). Übrigens tritt nach Reserpin, wie bei allen sympathicuswirksamen Hypotensiva, eine deutliche orthostatische Hypotonie auf, wenn durch irgendwelche zusätzlichen Einflüsse die Peripherie des arteriellen Systems plötzlich stark erweitert oder das Blutvolumen reduziert wird (s. Tabelle 11). Die reflektorische Verstärkung des Sympathicotonus, die einen starken Blutdruckabfall bei diesen Vorgängen sonst verhindert, ist unter diesen Medikamenten abgeschwächt.

Tabelle 11. *Faktoren, die den blutdrucksenkenden Effekt sympathicuswirksamer Medikamente verstärken*

I. Erweiterung der arteriellen Peripherie	II. Verminderung des Blutvolumens
Körperliche Ruhe — Schlaf	Kochsalzverarmung (z. B. durch
Stehende Position	Saluretica oder strenge Diät)
Körperliche Tätigkeit	Flüssigkeitsverluste
Nahrungsaufnahme	Blutungen
Alkohol und andere Vasodilatantien	Anämie
Hitze, Fieber	
Sedativa, Narkose	

Deshalb wirkt jede Vergrößerung der Gefäßkapazität und jede Verminderung des Blutvolumens im Sinne einer Verstärkung der blutdrucksenkenden Wirkung dieser Medikamente. So können bei einem behandelten Hypertoniker orthostatische Kollapse entstehen (Stehempfang mit Sekt, bei Durchfällen, Blutungen usw.).

Der *Sauerstofftransport* unter langdauernder Reserpinbehandlung bei größerem Herzzeitvolumen unter körperlicher Anstrengung ist besser als in der Periode vor der Behandlung. In dieser Beziehung unterscheidet sich Reserpin günstig von Guanethidin; es bewirkt eine „physiologischere" Blutdrucksenkung (Johnson u. Jones, 1967).

Die *Pulsverlangsamung* ist bei den verschiedenen Tierspecies und auch beim einzelnen Menschen verschieden stark und in ihrem Ausmaß unabhängig vom hypotensiven Effekt. Sie ist durch eine zentrale und periphere Hemmung der kardioacceleratorischen sympathischen Neuronen bedingt. In der Therapie des Hochdrucks ist sie erwünscht, da viele Hypertoniker besonders in der ersten Phase der Entwicklung der Hypertonie zu Herzklopfen und Sinustachykardie neigen. Bei Kombination mit Digitalisglykosiden kann die Bradykardie manchmal allerdings zu stark werden. Die nach Hydralazinverbindungen auftretende Pulsbeschleunigung wird durch Reserpin unterdrückt. Der bradykarde Effekt wirkt sich auch günstig in der Therapie der Angina pectoris aus, die Schmerzanfälle werden seltener (LEWIS et al., 1956).

Die *orale Dosis* sollte wegen der Gefahr, Depressionen auszulösen, 0,5 mg pro die auf längere Zeit nicht überschreiten. Zu Beginn kann jedoch unbedenklich 1 mg gegeben werden. Dosen über 1 mg bringen meist keine Steigerung des blutdrucksenkenden Effektes mehr. Die Tagesdosis soll auf einmal, am besten abends, gegeben werden. Bei der *intravenösen* Gabe in Notfällen liegt die Dosis zwischen 0,5 und 1 mg für die einzelne Injektion; *intramuskulär:* Einzeldosen von 2—3 mg (GRIFFIN et al., 1956). In 24 Std können parenteral unbedenklich Gesamtmengen bis zu 5 mg gegeben werden (ARNOLD u. OERTEL, 1955).

Gegen Reserpin entwickelt sich keine *Resistenz*.

Reserpin wirkt verzögert auf den Blutdruck, gleichgültig, wie es zugeführt wird. Nach intravenöser Gabe beginnt die Wirkung nach 10—20 min und hat ihr Maximum nach 2—4 Std (ARNOLD u. OERTEL, 1955; FINNERTY u. SITES, 1955). Sie geht nach 6—8 Std zurück. Wenn hohe Dosen verabreicht werden, bleiben einzelne Symptome bis zu 5 Tagen bestehen (PLUMMER et al., 1954; s. a. WOODSON et al., 1957). Bei der üblichen Dosis von 0,5 mg oral beginnt die Wirkung nach 2—4 Tagen. Der volle Effekt auf

Tabelle 12. *Nebenwirkungen des Reserpin.* (Nach ACHOR et al., 1955)

	in Prozent
Kongestion der Nasenschleimhaut	83
Sedation	75
Appetitsteigerung	75
Träume und Angstvorstellungen	42
Abführende Wirkung	28
Depressionen	17
Muskelschmerzen	9
Kopfschmerzen	8
Frösteln	6
Atemnot	6
Schwindel	6
Harndrang	2

den Blutdruck ist oft erst nach 3—4 Wochen zu sehen. Nach Absetzen gehen 2—4 Wochen vorbei, bis die blutdrucksenkende Wirkung ganz verschwindet.

Die *Nebenwirkungen* sind im ganzen geringfügig; sie sind in Tabelle 12 zusammengestellt. Die *kursiv* gedruckten Nebenwirkungen sind in allen Publikationen erwähnt und auch nach eigener Erfahrung sicher auf Reserpin zu beziehen.

Die Gefahr der *Auslösung einer Depression* ist die einzig ernstzunehmende Komplikation der Therapie. Eigenartigerweise stammen alle Berichte über psychiatrische Komplikationen aus England, Skandinavien oder den USA. In Deutschland sind schwerere, behandlungsbedürftige Depressionen nicht bekannt geworden, obwohl bis heute Reserpin, allerdings selten in größeren Mengen als 1 mg pro die, überall verwandt wird. Daß dieser Unterschied allein durch die höheren Dosen bedingt ist, wie anfänglich vermutet wurde, scheint, wie folgende Berichte zeigen, jedoch nicht zuzutreffen.

Bei nur 1 mg pro die sahen PLATT u. SEARS (1956) in 10 Fällen von 54 mit schwerer Hypertonie, bei denen allerdings schon früher ähnliche leichtere Verstimmungen beobachtet worden waren, eine Depression. Ein Patient mußte mit Elektroschocks behandelt werden, eine Patientin beging Selbstmord. In einer Serie von 30 Patienten von ACHOR et al. (1955) war bei einer Tagesdosis von 0,4 mg Reserpin oder 400 mg der Droge aus der Rauwolfiawurzel bei 15 Kranken eine depressive Verstimmung mit einem Suizid und einem Suizidversuch aufgetreten. 2 Kranke mußten mit Elektrokonvulsionen behandelt werden. Bei 44 Patienten von WALLACE (1955) in Australien hatten 4 psychiatrische Komplikationen (s. a. FREIS, 1954; KASS u. BROWN, 1955; LEMIEUX et al., 1956).

Obwohl nach diesen Beobachtungen bei niedrigen Dosen von z. B. 0,25 mg pro die Depressionen vorkommen, sind sie doch sicher in Dosisbereichen über 0,75 mg häufiger. *Deshalb sollte die Tagesdosis auf längere Zeit 0,5 mg nicht überschreiten.* Menschen mit Neigung zu depressiven Verstimmungen sollten kein Reserpin erhalten. Nach unseren Erfahrungen ist bei Einhaltung dieser Vorsichtsmaßregel kein Anlaß gegeben, auf dieses auch heute noch in der Hochdrucktherapie unentbehrliche Medikament zu verzichten.

Die anderen, mit dem den Sympathicus hemmenden Effekt zusammenhängenden unerwünschten Wirkungen sind unbedeutend und nur selten ein Anlaß, die Therapie zu unterbrechen, vorausgesetzt, daß die Dosen unter 0,5 mg pro die bleiben. Reserpin kann eine *Hyperacidität des Magens* hervorrufen und soll beim Ulcusträger Rezidive verursachen.

Parkinsonähnliche zentralnervöse Störungen treten nur bei Dosen über 1 mg auf. Die *Libido* wird bei Männern oft vermindert, die *Potentia coeundi* bleibt erhalten, die Fruchtbarkeit wird nicht beeinträchtigt.

Als Komplikationen treten bei manchen Menschen unter Reserpin *Nebenwirkungen* auf, wie z. B. eine durch Saluretica ausgleichbare *Wasser-*

retention, die übrigens auch bei anderen sympathicushemmenden Stoffen wie α-Methyldopa, Clonidin und Guanethidin vorkommt. Weiterhin sieht man *Lactation* bei Frauen (PLATT u. SEARS, 1956). Diese bei vielen Medikamenten verschiedener Wirkungsart auftretende Nebenwirkung wird, ebenso wie die *Gynäkomastie*, auf eine Änderung der sympathischen Steuerung des Hypophysenvorderlappens durch Reserpin bezogen.

Die *blutdrucksenkende Wirkung* von Rauwolfiaalkaloiden bzw. Reserpin ist in kontrollierten Langzeitstudien erwiesen. Die Beobachtungen der ersten Publikationen (ARNOLD u. BOCK, 1953; WILKINS u. JUDSON, 1953; LÖFFLER et al., 1953; DOYLE u. SMIRK, 1954; LIVESAY et al., 1954) — die Zahl der zitierten therapeutischen Studien ist keineswegs vollzählig; besonders blieben nur bestätigende Publikationen unberücksichtigt — wurden in späterer Zeit durch kontrollierte Studien im Grundsatz bestätigt, wenn auch die weitere Erfahrung ergab, daß die blutdrucksenkende Wirkung nicht so stark ist, wie anfänglich angenommen war.

Der blutdrucksenkende Effekt von Reserpin ist — wenn auch schwach — stärker als der von Barbitursäure oder Placebogaben (FINNERTY, 1954; ACHOR et al., 1955; KROGSGAARD, 1957). In einer großangelegten kooperativen Studie der Veterans Administration in den USA haben FREIS (1960, 1962) und viele Mitarbeiter an 426 Patienten nachgewiesen, daß Reserpin ($2\times0,5$ mg pro die 2 Wochen, dann $2\times0,25$ mg pro die) allein gegenüber einem Placebo sicher blutdrucksenkend wirkt. Bei leichter bis mittelschwerer Hypertension betrug die mittlere Abweichung des systolischen/diastolischen Blutdrucks:

$+3,7$ / $-2,0$ mm Hg bei Placebo (86 Patienten),

$-3,0$ / $-5,4$ mm Hg bei 0,5 mg Reserpin täglich (136 Patienten),

$-4,9$ / $-10,5$ mm Hg bei 0,5 mg Reserpin $+50-200$ mg Hydralazin täglich (139 Patienten) (FREIS, 1962).

Je höher der Ausgangswert, desto stärker ist der Abfall des Blutdrucks. Deshalb sind bei mittelschweren und schweren Formen der Hypertonie die Ergebnisse eindrucksvoller (s. a. SMITH et al., 1964).

Aus diesen Studien kann mit Sicherheit im Gegensatz zu der Meinung von BELLO u. TURNER (1956) und SHAPIRO et al. (1957) ohne Bedenken gefolgert werden, daß Reserpin allein im langfristigen Versuch eine schwache, jedoch statistisch signifikante blutdrucksenkende Wirkung hat. In einzelnen Fällen ist die Wirkung oft überraschend stark (ARNOLD u. OERTEL, 1955).

Bei Kombination mit einem Hypotensivum anderen Wirkungstyps, wie z. B. Hydralazin, oder einem Salureticum kann man meist einen superadditiven Effekt beobachten, was besonders bei schwereren Formen der Hypertonie evident zu machen gelang (FREIS, 1960). SMITH et al. (1966) konnten in einer Langzeitstudie mit Doppelblindkontrolle zeigen, daß die

Kombination von Rauwolfiapräparaten mit Chlorothiazid mehr leistete als die mit α-Methyldopa. *Deshalb sollte stets ein Versuch mit Reserpin in Verbindung mit einem Salureticum gemacht werden, bevor zu den stärker und mehr mit Nebenwirkungen belasteten Präparaten übergegangen wird.*

Die Zahl der Hypertoniker, bei denen Reserpin allein nachweisbar wirkt, liegt nach PLATT u. SEARS (1956), die vorwiegend schwere Hypertoniker behandelten, und ACHOR et al. (1955) bei rund 40%, nach KROGS-GAARD (1957) bei 25%.

Sehr eindrucksvoll ist die Blutdrucksenkung nach Reserpin bei *parenteraler Verabreichung* (TUCKMAN et al., 1954; ARNOLD u. OERTEL, 1955; HUGHES et al., 1955; FINNERTY u. SITES, 1955; GRIFFIN et al., 1956; LOTTENBACH et al., 1957). Trotz der Einführung anderer parenteral stark wirkender Hypotensiva wie z. B. Clonidin ist Reserpin auch heute noch ein viel gebrauchtes Präparat zur Bekämpfung von Hochdruckkrisen. Es sollte eingesetzt werden, wenn es nicht auf einen sofortigen Effekt ankommt. Die Wirkung hält 6—8 Std vor, die Blutdrucksenkung ist nicht abrupt. Es vergehen allerdings, je nach Höhe der Dosis, 20—30 min bis zum Beginn der Wirkung und 2—3 Std bis zu ihrem Höhepunkt. Bei hohen Dosen um 5 mg pro Injektion und bei empfindlichen Patienten auch bei 1 mg und 2 mg ist bei parenteraler Dosierung eine deutliche orthostatische Hypotension zu beobachten, was bedeutungslos ist, da diese Form der Notfalltherapie nur beim schwerkranken, liegenden Patienten überhaupt in Betracht kommt. Am besten hat sich die intramuskuläre Injektion von 2—3 mg bewährt, die nach FINNERTY u. SITES (1955) alle 6—12 Std wiederholt werden soll. Bei diesem Regime, das an 162 Patienten erprobt wurde, sank nach 2,5 mg intramuskulär der systolische Blutdruck durchschnittlich um 23 mm Hg, der diastolische um 19 mm Hg bei einem Wirkungsmaximum nach 6½ Std.

α-Methyldopa

Die Anwendung von α-methyl-3,4-dihydroxy-L-phenylalanin [10] in der Therapie des Hochdrucks begann, nachdem von OATES et al. (1960) aus der Gruppe um SJOERDSMA zuerst Beobachtungen über blutdrucksenkende Eigenschaften mitgeteilt worden waren.

Die Diskussion über den Wirkungsmechanismus ist noch nicht abgeschlossen. Zuerst wurde die starke decarboxylasehemmende Wirkung angeschuldigt; es wurde angenommen, daß die Umwandlung von Dihydroxyphenylalanin in Dihydroxyphenyläthylamin gehemmt würde, eine Eigenschaft, die SOURKES et al. schon 1954 entdeckt hatten. Die Wirkung ist

---

[10] Aldometil, Presinol, Sembrina (BRD), Aldomet (USA), Aldomin (Israel), Dopamet (Dänemark).

unspezifisch, sie hemmt auch die Bildung von 5-Hydroxytryptophan zu 5-Hydroxytryptamin. Es hat sich jedoch herausgestellt, daß die Hemmung der Decarboxylase nicht mit der blutdrucksenkenden Wirkung zusammenhängt. Dies läßt sich unter anderem auch schon am zeitlichen Ablauf der Wirkung ablesen, die Decarboxylasehemmung ist kurzfristig, die Catechinaminverarmung dauert nach α-Methyldopa jedoch mehrere Tage. Die Hemmung der Decarboxylase, die für die Konversion von Dopa zu Dopamin (BURKARD et al., 1964) entscheidend wichtig ist, kann also für diesen Effekt nicht als Erklärung dienen.

Es wurde deshalb die Theorie vom *falschen Überträger* aufgestellt (DAY u. RAND, 1963). Diese besteht in der Annahme, daß aus α-Methyldopa, über α-Methyldopamin, α-Methylnoradrenalin gebildet werde (CARLSON u. LINDQUIST, 1962), welches kompetitiv Noradrenalin im sympathischen Nerven durch das schwächer pressorisch wirkende α-Methylnoradrenalin verdrängt. Dies kommt, besonders bei den Entladungen niederer Frequenz im Ruhezustand, einer teilweisen Blockade des sympathischen Nervensystems gleich, da hierbei α-Methylnoradrenalin langsamer freigesetzt wird als das natürliche Noradrenalin. Tatsächlich wird als Bestätigung für diese Hypothese α-Methylnoradrenalin sowohl in den Organen als auch im Harn nach α-Methyldopa gefunden und im Herzen nach elektrischem Reiz freigesetzt (SCHÜMANN u. GROBECKER, 1961; MUSCHOLL u. MAITRE, 1963; MUSCHOLL u. RAHN, 1966, 1968). Die Ausscheidung von α-Methylnoradrenalin nimmt, zusammen mit der des Noradrenalin, unter körperlicher Arbeit zu (LINDMAR et al., 1968). α-Methylnoradrenalin wird in den spezifischen Granula wie Noradrenalin gebildet und gespeichert (s. a. SCHÜMANN, 1965; STONE u. PORTER, 1966).

Inzwischen sind eine Reihe von *Einwänden* gegen diese Hypothese vorgebracht worden (s. hierzu HOLTZ u. PALM, 1967). Auch wird eine *zentrale Wirkung* bei der Blutdrucksenkung durch α-Methyldopa diskutiert. Nach den Versuchen von HENNING u. VAN ZWIETEN (1967) an Katzen wirken tatsächlich Mengen von α-Methyldopa bei Infusionen in die A. vertebralis blutdrucksenkend, die intravenös wirkungslos sind, obwohl sie auch auf diesem Weg den Noradrenalingehalt des Gehirns senken (s. a. HENNING, 1968). Trotz dieser und anderer inzwischen vorgebrachter Einwände wird von DAY u. RAND (1967) an der Theorie vom falschen Transmitter (HAEFELY et al., 1967; s. a. CROUT, 1966) festgehalten. Dies heißt jedoch nicht, daß nicht noch andere Komponenten an der blutdrucksenkenden Wirkung von α-Methyldopa beteiligt sind. SJOERDSMA (1967) zählt folgende Möglichkeiten auf: Zentrale Wirkungen einschließlich Tranquillisation, periphere Wirkungen auf den sympathischen Transmitter durch Catechinaminverarmung und -synthesehemmung; schließlich die Substitution eines falschen Transmitters.

5*

Von den Vorstellungen über den falschen Überträger ausgehend hat man nach Substanzen gesucht, die ein noch schwächer pressorisch wirkendes Endprodukt im Catechinaminstoffwechsel abgeben als α-Methylnoradrenalin. So wurde z. B. α-Methyltyrosin erprobt. Es entsteht das noch schwächer als α-Methylnoradrenalin pressorisch wirkende Metaraminol. Eine Bedeutung für die Therapie des Hochdrucks haben diese Versuche bisher noch nicht (SJOERDSMA et al., 1963; HOLTMEIER et al., 1966; LAVERTY u. ROBERTSON, 1967).

α-Methyldopa führt zu einer Hemmung der Sympathicusfunktion, die sich z. B. von der des später noch zu besprechenden Guanethidin wesentlich unterscheidet, jedoch gewisse Ähnlichkeit mit der Wirkung von Reserpin hat. Dies gilt auch für einzelne Nebenwirkungen, Kongestion der Nase und Blockade der Blutdrucksteigerung nach dem Valsalvaversuch (DOLLERY et al., 1963). Es führt wie Reserpin zur Catechinaminverarmung des Gehirns, die Wirkung auf den Blutdruck ist wahrscheinlich vorwiegend peripher, eine zentrale Wirkung ist jedoch, wie oben erwähnt, nicht auszuschließen. Wie Reserpin erzeugt es *Sedation* und *nächtliche Angstzustände*, die sedierende Wirkung ist jedoch von der blutdrucksenkenden unabhängig. Sie verschwindet meist nach einigen Tagen, während die Blutdrucksenkung bestehen bleibt.

Blutdrucksenkend ist nur L-α-Methyldopa (GILLESPIE et al., 1962; HESS et al., 1961). Die blutdruckwirksame L-Form wird besser *resorbiert* als die D-Form: $37^0/o$ zu $9^0/o$ (Rattenversuche von DUHM et al., 1965, 1967). Die *Ausscheidung* erfolgt zu ca. $90^0/o$ durch die Nieren. $90^0/o$ einer einzelnen intravenösen Dosis sind in 12 Std ausgeschieden, wenn die Nierenfunktion normal ist (DOLLERY et al., 1962). Orale Gaben werden zu ungefähr $50^0/o$ im Harn nach 24 Std aufgefunden, wenn die Niere normal funktioniert (SJOERDSMA et al., 1963). $40^0/o$ von $^{14}C\,\alpha$-Methyldopa wurden durch die Nieren unverändert ausgeschieden, $31^0/o$ als α-Methyldopa-O-sulfat, $8^0/o$ als 3-Methoxy-α-Methyldopa, $9^0/o$ als neutrale Fraktion, $3^0/o$ als konjugierte Base. Die Fraktion von α-Methyl-O-sulfat steigt bei längerer Anwendung als Ausdruck einer verstärkten Induktion der Catechin-O-methyltransferase. Der Grad der orthostatischen Hypotension war übrigens korreliert mit der Ausscheidung von 3-Methoxy-α-methyldopa. Die Resistenzentwicklung ist ohne eine Beziehung zu der Ausscheidung der verschiedenen Stoffwechselprodukte (PRESCOTT et al., 1966).

Die *Empfindlichkeit gegen exogen zugeführtes Noradrenalin* ist nach α-Methyldopa ebenso wie nach Reserpin erhöht (DOLLERY et al., 1963). Im Unterschied zu Reserpin ist dagegen die Blutdrucksteigerung nach Tyramin, einem indirekt durch Freisetzung von Noradrenalin sympathicusstimulierend wirkenden Amin, verstärkt.

Im *klinisch-pharmakologischen Versuch* wird der *Blutdruck* von Patienten mit Hypertonie durch α-Methyldopa im Liegen und Stehen gesenkt, im Stehen stärker. Nach einer oralen Therapie von 10 Tagen fanden DOLLERY et al. (1963) eine Bradykardie und mit der Farbstoffmethode eine geringe Abnahme des *Herzzeitvolumens* im Liegen sowie eine Abnahme des peripheren Widerstandes. Tritt beim Aufrichten auf dem Kipptisch eine posturale Hypotension auf, nimmt das Herzzeitvolumen weiter ab: Durchschnittlich von 5,3 l/min auf 4,0 l/min (Kontrollwerte vor Therapie 5,6 l/min auf 4,7 l/min), da die reflektorische Venokonstriktion durch α-Methyldopa beeinträchtigt wird (CHAMBERLAIN u. HOWARD, 1964; MASON u. BRAUNWALD, 1964). SANNERSTEDT et al. (1963) fanden nach 6—7 Tagen Medikation von 0,75—2,0 g α-Methyldopa mit der Farbverdünnungsmethode keine Verminderung des Herzzeitvolumens in sitzender Position.

Die Unterschiede hinsichtlich der Beeinflussung des Herzzeitvolumens bei den verschiedenen Untersuchern hängen also von den Untersuchungsbedingungen ab. Bei kurzfristigen Versuchen mit i. v. Darreichung ist auch im Liegen eine Herzzeitvolumenverminderung zu sehen, auch spielt es eine Rolle, ob Hypertoniker mit stabilem oder labilem Hochdruck untersucht werden (WILSON et al., 1960; VINCENT et al., 1963; ONESTI et al., 1964), ob sie herzinsuffizient sind oder nicht. Alle Autoren stimmen jedoch darin überein, daß der entscheidende Anteil an der Blutdrucksenkung bei der langfristigen Anwendung durch eine *Verminderung des peripheren Widerstandes* zustande kommt, während die Verminderung des Herzzeitvolumens ungleichmäßig und von der Situation abhängig in wechselnder Stärke auftritt und sich im Laufe der Zeit stets ausgleicht.

Die Wirkung von α-Methyldopa auf die Ökonomie des Herzens scheint günstig zu sein; bei verbesserter Durchblutung nimmt die Herzarbeit ab. In akuten Versuchen mit 84 Rubidium wurde der coronare Durchfluß gemessen: es zeigte sich eine Zunahme um 22%. Das Herzzeitvolumen nahm in der Serie von 23 Patienten um +3% nach Methyldopa zu, der periphere

Tabelle 13. *Die Nierenfunktion nach langdauernder Behandlung mit α-Methyldopa* (Nach S. MOHAMMED et al., 1966)

	Placebo		α-Methyldopa	
	Liegend	Stehend	Liegend	Stehend
Blutdruck (mm Hg)	195/123	168/117	174/117	139/100
Harnvolumen (ml/min)	0,86±0,16	0,34±0,06	1,1±0,2	0,63±0,14
PAH-Clearance (ml/min)	326±43	248±48	375±69	337±56
Inulin-Clearance (ml/min)	75±8,8	61±12	79±11	72±10
Renaler arterieller Widerstand (mm Hg/ml/min)	0,31±0,6	0,44±0,12	0,27±0,05	0,24±0,5

Widerstand fiel um 20%, der systolische Blutdruck um 23% (COHEN et al., 1967).

Die *Nierenfunktion bei chronischer Behandlung* mit α-Methyldopa wird nicht nur nicht beeinflußt, sondern verbessert, was übrigens ebenfalls dafür spricht, daß der periphere Widerstand im arteriellen System verringert wird (ONESTI et al., 1964). Trotz starkem Sinken des Blutdrucks im Stehen wurde von MOHAMMED et al. (1966) bei 7 Patienten eine Zunahme der Nierendurchblutung gefunden (Tabelle 13) (s. a. MOHAMMED et al., 1968).

Diese Ergebnisse stimmen im Prinzip mit früheren Prüfungen der Nierenfunktion unter α-Methyldopa überein (WILSON et al., 1960; TYCE et al., 1963; ONESTI et al., 1964).

Die *Dosen* liegen oral zwischen 0,5 und 2 g, i. v. bei 250 mg. α-Methyldopa wirkt wie Reserpin erst nach einem Intervall von 3—5 Std. Dieses Intervall ist durch hohe orale Dosen oder intravenöse Anwendung nicht weiter zu verkürzen. Deshab hat die *intravenöse Anwendung* gegenüber der oralen prinzipiell keine Vorzüge. Die *Wirkungsdauer* beträgt bei oraler Medikation 4—6 Std. Die Tagesdosis sollte deshalb in mindestens 3 Einzeldosen gegeben werden.

Die Frage, ob sich eine *Resistenz* gegen Methyldopa entwickelt, ist noch nicht sicher entschieden. ARNOLD (1962), KLAPPER et al. (1963) und DOLLERY (1965) sahen keinen Wirkungsverlust nach längerer Behandlung. Wir verstehen allerdings unter dem Begriff Resistenz nicht die bei allen Antihypertonica oft notwendige Dosissteigerung nach der Krankenhausentlassung oder bei besonders belastenden Situationen, sondern eine über Jahre sich langsam zunehmend entwickelnde Unwirksamkeit des Präparates, die nicht durch Änderung der Umstände des Kranken, sondern durch hämo-

Tabelle 14. *Nebenwirkungen von α-Methyldopa*

I. *Unerwünschte Wirkungen durch den spezifischen sympathicushemmenden Effekt*	II. *Nebenwirkungen allergischer und unbekannter Genese*
1. *Zentralnervensystem:* Sedation (meist vorübergehend), Schwindel, Schlafstörungen, Parkinsonismus, Depressionen	1. Fieber
	2. Hautausschläge
	3. Ikterus und Leberschädigung
2. *Gastrointestinaltrakt:* Erbrechen, Durchfall	4. Wasserretention
	5. Hämolytische Anämie
3. *Hormonales System:* Lactation, Amenorrhoe	
4. *Verminderung der Libido sexualis*	
5. *Blutdruckkrisen*	

dynamische oder biochemische Vorgänge bedingt ist (s. a. DOLLERY, 1965). Die Aussage über das Fehlen einer Resistenz gilt allerdings nach unseren eigenen Erfahrungen nur für die Kombination α-Methyldopa + Salureticum; sonst entwickelt sich, wie HAMILTON u. KOPELMAN (1963) zu Recht hervorheben, oft schon in den ersten zwei Monaten durch die Wasserretention ein zunehmender Wirkungsverlust, der durch Saluretica wieder beseitigt werden kann. SUGARMAN et al. (1965) diskutieren als Grund für die manchmal nachlassende Wirkung von α-Methyldopa eine sich langsam entwickelnde Überempfindlichkeit des sympathischen Endorgans gegen den falschen Überträger.

Die *Nebenwirkungen* von α-Methyldopa sind in Tabelle 14 zusammengestellt.

Die Statistiken über subjektive Nebenwirkungen sind aus vielen Gründen fragwürdig, Auswahl der Patienten, Art der Befragung und andere Umstände wirken mit, die verschiedenen Angaben über die Häufigkeit sehr widersprüchlich werden zu lassen.

Da die Medikation an sich zu Nebenwirkungen führt, ist die Gegenüberstellung von therapeutischen Serien mit Placeboversuchen aufschlußreich (Tabelle 15).

Alle in Tabelle 15 aufgeführten Nebenwirkungen machen fast nie eine Unterbrechung der Therapie nötig. Dagegen sind die in Tabelle 14 unter I. und II. aufgeführten schweren Störungen oft Anlaß zum Wechsel des Medikamentes.

Tabelle 15. *Nebenwirkungen nach α-Methyldopa bei fünfwöchiger Behandlung (kumulativer Schwereindex).* (Nach COLWILL et al., 1964)

	Behandlung mit			
	1. Placebo	2. Thiaziden	3. Methyldopa	2. + 3.
Benommenheit	19	22	54	56
Trockener Mund	15	18	51	45
Blähungen	17	12	21	29
Schwindel	12	22	15	37
Kopfschmerz	30	31	23	18
Verstopfung	9	13	13	16
Durchfall	10	0	21	13

Depression und schwere Sedation: Bei ganz wenigen Kranken ist die *Depression* oder auch nur die Sedation so schwer, daß dadurch Schwierigkeiten mit der Therapie entstehen. Die Sedation verschwindet meist nach einer Woche. Ist dann allerdings noch eine starke Sedation vorhanden oder bahnt sich sogar eine depressive Symptomatik an, sollte Methyldopa abgesetzt werden. DOLLERY (1965), von dem die größte und am längsten beobachtete Serie stammt, sah bei 134 Patienten zweimal eine Depression und dreimal eine die ersten Tage überdauernde Sedierung, die zum Abbruch der Therapie zwang.

Parkinsonismus: Diese Erscheinung ist, wie auch bei Reserpin, selten nach α-Methyldopa beschrieben worden (GRODEN, 1963). Akinese und Rigor beruhen auf einer Verarmung des Gehirns an Dopamin (BERNHEIMER et al., 1963). Bei einigen Kranken mit arteriosklerotisch bedingtem Parkinson sahen wir bei der Hochdrucktherapie mit α-Methyldopa demgegenüber eine sichere Abnahme des Tremors bei Dosen von 1—1,5 g pro die. Bei Hyperkinesen wird bekanntlich eine Erhöhung des Dopamingehaltes angenommen; hier wirkt α-Methyldopa günstig (s. a. BRUCK et al., 1963).

Lactation und Amenorrhoe: Diese Symptome werden auf eine Hemmung der den Hypophysenvorderlappen steuernden adrenergen Fasern zurückgeführt. Das Plasmaprolactin ist erhöht. Eine Lactation kommt übrigens auch bei Phenothiazinen, Imipramin unnd Reserpin vor. Sie gibt dazu Anlaß, Methyldopa zumindest vorübergehend auszusetzen oder die Dosis zu reduzieren. Bei den bisher bekannt gewordenen Fällen wurden Dosen von 2,75—3,75 gegeben (PETTINGER et al., 1963; HORWITZ et al., 1967).

Die *Libido* soll durch α-Methyldopa bei manchen Männern vermindert werden. *Ejakulationsstörungen* oder *Impotenz* sind selten. Oft ist allerdings bei kritischer Prüfung die Impotenz nicht auf die Medikation zu beziehen. Sie ist auch beim unbehandelten Hypertoniker nicht selten. Andererseits werden von vielen Männern Symptome aus diesem Bereich verschwiegen. Alle Angaben zu dieser Komplikation sind deshalb unzuverlässig.

Fieber: Fieber tritt in seltenen Fällen — wir sahen es seit 1963 überhaupt nicht mehr — zwischen dem 9. und 13. Tag nach Beginn der Medikation auf. Wird eine deshalb unterbrochene Medikation wieder aufgenommen, treten die Phänomene jedoch innerhalb von Stunden auf. Es handelt sich also wahrscheinlich um ein allergisches Phänomen (ARNOLD, 1962). Die Fieberschübe können von schwerem Durchfall begleitet sein. Zusammenfassende Darstellungen aller beschriebenen Fälle bei GLONTZ u. SASLAW (1968).

Hautausschläge: Diese auch sehr seltene Erscheinung kommt mit und ohne Fieber vor. Das Medikament muß sofort abgesetzt werden (ARNOLD, 1962; GILLESPIE et al., 1962; LEONARD et al., 1965; MONTEGRIFFO, 1963; DOLLERY, 1965).

Leberschäden: Es handelt sich meist um eine Hepatopathie mit intrahepatischer Cholestase (MORIN et al., 1964), die mit und ohne fieberhafte Reaktionen auftreten kann. Sie ist stets Anlaß zum Absetzen der Therapie. DOLLERY (1965) sah sie in seiner Serie einmal. SMITH et al. (1966) bezweifeln den Zusammenhang von Leberschaden und α-Methyldopa. HAUPT u. EISTER (1968) haben 19 Patienten 6 Monate lang unter einer Behandlung mit 0,5—1,25 g α-Methyldopa beobachtet. Weder bei der Biopsie noch den sog. Leberfunktionstests ergab sich der Hinweis auf eine Schädigung. Für die Therapie ist diese Komplikation also ohne wesentliche Bedeutung.

Bei disponierten Menschen kann α-Methyldopa offensichtlich *Auto-aggressionsvorgänge* induzieren. Bekannt wurde dies durch Entdeckung von *hämolytischen Anämien.* Diese Erscheinung hat ursprünglich großes Aufsehen erregt, nicht nur, weil es sich dabei um ein immunologisch sehr interessantes Problem handelt (LoBuglio u. Jandl, 1967), sondern weil sich nach der Erstbeschreibung von Fällen mit hämolytischer Anämie durch Worlledge et al. (1966) (s. a. Weinreich u. Rohr, 1967) auch zeigte, daß, ohne daß eine Anämie auftritt, der direkte oder indirekte Coombstest in ca. 10—20% aller längere Zeit mit α-Methyldopa behandelten Patienten positiv werden kann (LoBuglio u. Jandl, 1967; Carstairs et al., 1966; Belle u. Mas, 1967). Unter α-Methyldopa kann ohne Abhängigkeit von der Dosis und Dauer der Therapie im Blut ein Antikörper von der warm aktiven Klasse γG gefunden werden, der an der Oberfläche der roten Blutkörperchen adsorbiert ist. Im Gegensatz zu der Häufigkeit des positiven Coombstestes ist die Zahl der Fälle, bei denen eine Hämolyse auftritt, gering (1—2% der Fälle mit positivem Coombstest) (Dameshek et al., 1967); eine voll entwickelte hämolytische Anämie ist noch seltener. Der Coombstest wird nach Absetzen im Verlauf von 1—3 Monaten wieder negativ. Dazu sind kürzlich von Breckenridge et al. (1967) neuere Untersuchungen mitgeteilt worden. Bei 19 von 23 Patienten mit positivem direktem Coombstest wurde der Test sechs Monate nach Absetzen von α-Methyldopa negativ. Bei 3 Patienten wurde das Medikament wieder angesetzt, davon wurde 1 Patient nach 4 Monaten erneut positiv, 2 waren nach 6 Monaten noch negativ. In einer Serie von 158 mit α-Methyldopa behandelten Kranken wurde bei 23 Patienten (14,6%) dagegen ein antinucleärer Faktor nachweisbar. Bei einer Kontrollgruppe von 82, die mit anderen Antihypertonica behandelt wurde, waren 3 positiv geworden. Spielmann (1969) fand bei 95 behandelten Kranken in 11 Fällen einen positiven direkten Coombstest. Die Autoantikörper waren vom Ig G-Typ mit der Spezifität Anti-E.

Nach den bisherigen Erfahrungen ist die Gefahr der schweren Anämie so gering, daß dieses für die Hochdrucktherapie heute so wichtige Präparat ohne Bedenken weiter verwendet werden kann (s. a. Hennemann, 1967). Es ist jedoch notwendig, nach 3—6 Monaten und nach einem Jahr einer α-Methyldopa-Therapie den Coombstest zu kontrollieren. In 5% ist mit einem positiven Ausfall zu rechnen.

Sherman et al. (1967) beobachteten bei drei Kranken mit hämolytischer Anämie das Auftreten des *LE- und des Rheumafaktors.* Feltkamp et al. (1968) untersuchten je 145 Hypertoniker unter α-Methyldopa und 145 Normalpersonen auf Autoantikörper gegen verschiedene Organe. Bei

22% der Behandelten und 1% der Kontrollen fanden sich *antinucleäre Faktoren* im Blut.

Wasserretention: Wie Reserpin, Clonidin, Guanethidin kann auch α-Methyldopa eine Wasserretention bewirken. Diese Nebenerscheinung ist wichtig, da dadurch die blutdrucksenkende Wirkung stark vermindert wird. Unter Saluretica verschwindet sie schnell bei gleichzeitigem zusätzlichem Abfall des Blutdrucks. Diese Nebenwirkung wurde zuerst von Bayliss u. Harvey Smith (1962) beschrieben. Hamilton u. Kopelman (1963) fanden sie in einer Serie von 69 Patienten bei 21; 14 nahmen mehr als 3,2 kg zu. Die Wasserretention ist nicht allein durch eine Verminderung des Glomerulumfiltrats infolge der Blutdrucksenkung bedingt. Die Genese dieser Störung ist ungeklärt, sie verschwindet meist nach 2—3 Monaten.

Blutdrucksteigerung: Wie bei Guanethidin ist auch nach α-Methyldopa eine sog. paradoxe Blutdrucksteigerung beschrieben worden. Levine u. Strauch (1966) sahen bei einem jungen Mann mit schwerer Hypertonie nach intravenöser Injektion von α-Methyldopa eine Blutdrucksteigerung 50 bis 80 Minuten nach der Injektion. Sie war durch Phentholamin (Regitin) zu beeinflussen.

Die Bedeutung und Wirksamkeit von α-Methyldopa als wichtiges blutdrucksenkendes Arzneimittel ist durch eine Unzahl von Publikationen belegt. Die ersten Mitteilungen über größere Behandlungsserien erscheinen nach der ersten Mitteilung von Oates et al. (1960) in den Jahren 1962 bis 1963 (u. a. Arnold, 1962; Gillespie et al., 1962; Irvine et al., 1962; Schaub et al., 1962; Hamilton u. Kopelman, 1963; Mathisen, 1963; Sannerstedt et al., 1963; Smirk, 1963). Auf eine vollständige Wiedergabe der im wesentlichen bestätigenden Publikationen wird verzichtet.

In diesen Veröffentlichungen wurde besonders auf folgende Vorzüge von α-Methyldopa hingewiesen:
— stärkere Blutdrucksenkung als sie mit Reserpin erreicht wird,
— stärkere Senkung des Liegedrucks als bei Reserpin und Guanethidin,
— keine Entwicklung einer Resistenz,
— sehr geringe Nebenwirkungen.

Die weitere Entwicklung bestätigt diese ersten Beobachtungen. Colwill et al. (1964) konnten in einer gekreuzten Doppelblindstudie bei 20 Patienten in ²/₃—³/₄ der Fälle zeigen, daß der Blutdruck systolisch um 30 mm Hg und diastolisch um 15 mm Hg sank. Bei Zulage von Thiaziden oder anderen Saluretica lagen die entsprechenden Zahlen bei 50 mm Hg bzw. 25 mm Hg (s. a. Krifcher et al., 1965). Smith et al. (1966) hatten in einer Langzeitstudie im Doppelblindversuch ähnlich günstige Ergebnisse. Sie waren jedoch nicht so gut wie bei der Kombination Rauwolfia — Thiazid.

Die Mehrzahl der Hypertoniker kann mit α-Methyldopa, wie mit allen anderen bis heute bekannt gewordenen Antihypertensiva, nur in *Kombination mit einem Salureticum* befriedigend eingestellt werden. Horwitz et al. (1967) prüften mit Auslaßversuchen 50 Hypertoniker bei Dosen von 0,75—3,0 g-Methyldopa. Zwei Drittel der Behandelten waren „responders", bei denen der diastolische Blutdruck unter 100 mm Hg oder 20 mm Hg unter den Kontrollwert sank (16 mittel- und 13 schwere Hypertonien); 16 Kranke der Serie wurden mit α-Methyldopa allein, der Rest kombiniert mit einem Salureticum eingestellt. 5 hatten unerträgliche Nebenwirkungen. SMITH et al. (1966) haben in ihrer Studie einen Abfall des Mitteldrucks von 15,2 mm Hg ohne und von 21,6 mm Hg mit Thiaziden gefunden. *Unter α-Methyldopa kann in 60 bis 70%/o mit einer deutlichen Senkung des Blutdrucks gerechnet werden,* wenn die Anfangsdosis 1,5 g pro die nicht unterschreitet. DOLLERY (1965) hat, ähnlich wie wir in unseren Untersuchungen (ARNOLD, 1962), in seiner Serie von 134 Patienten eine Erfolgsquote von knapp 70%/o bei einer Beobachtung bis zu vier Jahren. Die dazu notwendigen Dosen lagen um 1,5 g, die Zugabe von Hydrochlorothiazid erwies sich als notwendig:

im 1. Jahr bei 16,7%/o,

im 2. Jahr bei 54,5%/o,

im 3. Jahr bei 65,3%/o.

Allgemein wird heute die Ansicht vertreten, daß α-Methyldopa mit Thiaziden kombiniert werden sollte, wenn Dosen über 1 g zur Einstellung des Blutdrucks notwendig sind (s. a. JOHNSON et al., 1966; PAQUET u. BLITTERSDORF, 1967). α-Methyldopa eignet sich auch für die *schwere Hypertonie* (HAMILTON u. KOPELMAN, 1963; DAWSON u. PALMER, 1964; HORWITZ et al., 1967).

α-Methyldopa ist ebenso wie das später noch zu besprechende Clonidin das Präparat, das nach dem Versagen der Kombination Reserpin + Salureticum als nächstes angewendet werden sollte (SMITH et al., 1966). Erst danach ist eine Indikation für adrenerge Neuronenblocker (VEJLSGAARD et al., 1967) gegeben. Viele Patienten, die mit diesen viel stärkere Nebenwirkungen verursachenden Medikamenten eingestellt sind, können mit gleichem Ergebnis ohne nennenswerte Beschwerden auf α-Methyldopa umgestellt werden (JOHNSON et al., 1966). In einer sog. within-patient-Studie von PRICHARD et al. (1968) an 30 Patienten, in der Bethanidin, Guanethidin und α-Methyldopa von jedem Kranken zum Vergleich eingenommen wurden, zeigte sich, daß das zuletzt genannte die beste Einstellung ermöglichte. Allerdings konnten 20%/o die durchschnittliche Dosis von 2,326 g nicht tolerieren.

Clonidin

Dieses 1966 in die Hochdrucktherapie eingeführte Imidazolinderivat soll nach α-Methyldopa besprochen werden, da es sich nach den bisher vorliegenden klinischen Prüfungen hierbei um ein Präparat handelt, das von den bisher bekannten Hypotensiva hinsichtlich seiner praktischen Bedeutung α-Methyldopa am nächsten kommt.

Aus der Gruppe der Imidazolinderivate ist Clonidin[11], das 2-(2,6-Dichlorphenylamino)-2-imidazolinhydrochlorid, bereits im Handel. In orientierenden Versuchen wurde eine chemisch verwandte und pharmakologisch ähnliche Substanz, 2-(2,6-Dimethylphenylamino)-4-H-5,6-dihydro-1,3-thiazin, in unserer Essener Klinik (BOCK, 1967) geprüft und ausführlich pharmakologisch untersucht (KRONEBERG et al., 1967).

Clonidin wurde von STÄHLE synthetisiert und von HOEFKE u. KOBINGER (1966) erstmals pharmakologisch untersucht. Das Präparat hatte sich zufällig bei einem Versuch, der die schleimhautabschwellende Wirkung testen sollte, als stark blutdrucksenkend und herzverlangsamend erwiesen (GRAUBNER u. WOLF, 1966).

Nach Dosen von 0,01—0,03 mg pro kg i. v. ist im *Tierversuch* eine kurze Blutdrucksteigerung zu sehen, der eine Blutdrucksenkung folgt, welche mit Bradykardie, Verminderung des Herzminutenvolumens und Hemmung von pressorischen Kreislaufreflexen auftritt. Die Drucksteigerung ist durch eine direkte *Erregung der sympathischen α-Receptoren beding*t. An Herz-Lungen-Präparaten konnten NAYLER et al. (1966) zeigen, daß nach 5 γ/kg bei konstanter Förderleistung des künstlichen Herzens der Perfusionsdruck unter Clonidin abnahm bzw. nur durch Erhöhung des Fördervolumens konstant gehalten werden konnte. Es wird deshalb eine periphere arterielle Vasodilatation angenommen.

Nach den bisher bekannten Untersuchungen ist die blutdrucksenkende Wirkung noch nicht einwandfrei erklärt. Es wird mit guten Gründen vermutet, daß es sich zumindest zum Teil um einen *zentralen Angriff* in der Medulla mit Verminderung des peripheren arteriellen Widerstandes und Relaxation der Kapazitätsgefäße mit Hemmung des Vasomotoren- und Acceleranszentrums handelt (KOBINGER u. WALLAND, 1967; NAYLER et al., 1968). Diese Meinung bestätigte sich bei Versuchen an Hunden mit gekreuzter Zirkulation (SHERMAN et al., 1968). Die Wirkungen des Präparates im Tierversuch sind: Sedation, Hypotension, Bradykardie, Hemmung pressorischer Reflexe, Verminderung des Herzzeitvolumens, Hemmung der Speichel- und Magensaftproduktion.

Von CONSTANTINE u. McSHANE (1968) wurde in akuten Tierversuchen die Annahme eines zentralen Angriffspunktes von Clonidin bestätigt. Der Blutdruck und die Pulsfrequenz sinken nach Injektion von intravenös unwirksamen Dosen in die A. vertebralis. Der hämodynamische Effekt hängt von der Höhe der Dosis ab: Bei kleinen Dosen wird nur der periphere Widerstand vermindert, bei größeren der periphere Widerstand und das Herzzeitvolumen. Exzessive Dosen vermindern das Herzzeitvolumen; sie lassen den peripheren Widerstand unverändert.

---

11 Catapresan (BRD), Catapres (USA).

Gegenüber bisher bekannten Präparaten mit ähnlicher Wirkungs-konstellation fehlt bei Clonidin die Hemmung der Nickhautkontraktion und eine Noradrenalinverarmung im Herzen (HOEFKE u. KOBINGER, 1966). ZAIMIS u. HANINGTON haben eine weitere Möglichkeit der Wirkungs-weise von Clonidin zur Diskussion gestellt. ZAIMIS u. Mitarb. konnten bei Katzen unter einer langfristigen oralen Therapie mit 10—20 µg pro kg pro die eine deutliche Abschwächung der Wirkung von Noradrenalin, Isoprotere-nol, Angiotensin und Adrenalin auf die Arteria femoralis beobachten. Sie schlossen daraus, daß Clonidin die glatte Gefäßmuskulatur unempfindlich für vasoconstrictorische und dilatatorische Reize macht (ZAIMIS u. HANING-TON, 1969).

Davon ausgehend wurden orientierende Versuche bei Migränekranken (1 µg pro kg, max. 150 µg) mit ausgezeichnetem Erfolg gemacht (WILKINSON, 1969).

GRAUBNER u. WOLF (1966) haben einen Vergleich zwischen Reserpin, Clonidin und α-Methyldopa, den heute wichtigsten Hypotensiva, aufge-stellt, der mit einigen Ergänzungen und Korrekturen in einer Tabelle zu-sammengefaßt wurde (Tabelle 16).

Tabelle 16. *Vergleich der Dosen, Eigenschaften und Nebenwirkungen von Reserpin, α-Methyldopa und Clonidin.* (Nach GRAUBNER u. WOLF, 1966)

	Reserpin	α-Methyldopa	Clonidin
Dosis (mg pro die)	0,25—0,5	1000—2000	0,15—3,0
Therapeutische Breite	groß —5 mg	groß —4000 mg	groß —7,0 mg
Sedative Wirkung	+++	+++	+++
Narkose in hohen Dosen	$\emptyset$	$\emptyset$	$\emptyset$
Abschwächung der Sedation nach therapeutischen Dosen	4—6 Wochen	3—5 Tage	1—2 Wochen
Bradykardie	++	+	++
Schleimhautgefäße	Kongestion	Kongestion	Abschwellung
Hautgefäße	Dilatation	?	Konstriktion
Mundtrockenheit	(+)	+	++
Magensaftsekretion	verstärkt	—	vermindert
Darmmotilität	verstärkt	verstärkt	vermindert
Catechinamindepletion	++	++	$\emptyset$
Orthostatische Hypotonie	+	++	+

KRONEBERG et al. (1967), die die Pharmakologie einer chemisch und pharma-kologisch ähnlichen Substanz, des 2-(2,6-Dimethylphenylamino)-4-H-5.6-dihydro-1,3-thiazin (Bay 1470) untersuchten und ähnliche Wirkungen wie bei Clonidin fanden, deuten den pharmakologischen Wirkungsmechanismus ihres Präparates als den eines peripher angreifenden postganglionären adrenergischen *und* cholinergi-schen Neuronenblockers (s. a. OBERDORF u. KRONENBERG, 1968). BURN u. Mitarb. (s. BURN, 1961) haben bekanntlich die Theorie aufgestellt, daß auch die Freisetzung des Noradrenalin in den postganglionären sympathischen Fasern durch Acetylcholin erfolgt. In dem untersuchten Imidazolinderivat könnte man also einen Stoff ver-muten, der, ähnlich wie das inzwischen als blutdrucksenkendes Mittel nicht mehr gebrauchte Bretylium, isoliert die Freisetzung des Acetylcholin hemmt, eine Wirkung, die u. a. auch Guanethidin und Guanaclin zukommen könnte.

Im *klinisch-pharmakologischen Versuch* verursacht Clonidin i. v. eine 1—2 min dauernde geringfügige *Blutdrucksteigerung,* die von einer nachhaltigen Blutdrucksenkung gefolgt wird (MERGUET et al., 1968). Die Blutdrucksenkung bei langdauernder Behandlung mit Clonidin wird im wesentlichen durch eine periphere arterielle Widerstandsverminderung bewirkt, wobei allerdings die Beeinflussung der einzelnen Teilstrombahnen verschieden stark und zum Teil gegensätzlich ist. BOCK et al. (1966) u. BREST et al. (1967) fanden im chronischen Versuch keine signifikante Änderung der Inulin- und PAH-Clearance. Bei Bestätigung dieser Befunde fand LUDWIG (1968) im langfristigen Versuch sogar in einzelnen Fällen eine Zunahme der PAH-Clearance. Im akuten Versuch wird die *Hautdurchblutung* stark vermindert. Auch bei chronischer Anwendung fällt oft die Blässe der Patienten auf. Diese Eigenschaft ist bei den bisher bekannten Antihypertensiva noch nie beobachtet worden. Die *Muskeldurchblutung* bleibt gleich oder nimmt vorübergehend zu, was bei gesenktem Blutdruck einer Abnahme des arteriellen Widerstandes im Muskelkreislauf entspricht. Die Wirkungen von Clonidin werden durch Tolazolin (Priscol) aufgehoben (GRAUBNER u. WOLF, 1966; MERGUET et al., 1968). Im akuten Versuch nach 0,15 mg i. v. waren die Kreislaufreaktionen auf *körperliche Belastung* ebenso unbeeinflußt wie beim *Valsalvaversuch,* was übrigens auch für eine zentrale Beeinflussung des Sympathicustonus spricht (MUIR et al., 1969).

Aufgrund der tierexperimentellen und klinisch-experimentellen Befunde ist also bei i. v.-Injektion von Clonidin ein zweiphasiger Effekt zu erkennen:

— eine initiale periphere α-sympathicomimetische Wirkung, die sich in der Blutdrucksteigerung ausdrückt und an der Haut, die einem starken Sympathicotonus unterliegt, relativ lange persistiert,

— eine langsamer eintretende zentrale sympathicushemmende Wirkung mit Senkung des Blutdrucks, der Herzfrequenz und des peripheren Widerstandes, die sich an verschiedenen Stellen des Organismus verschieden schnell durchsetzt (BOCK et al., 1968; MERGUET et al., 1968),

— periphere Wirkungen auf das sympathische Endorgan mit Hemmung der Freisetzung von Noradrenalin sind experimentell erwiesen.

Exogen zugeführtes Adrenalin, Noradrenalin und Angiotensin wurden in ihren Wirkungen beim Menschen von Clonidin nicht beeinflußt. Die Ausscheidung der Catechinamine im Harn wird im langfristigen Versuch vermindert (HÖKFELT et al., 1968). Das *Blutvolumen* wird auch bei längerer oraler Therapie nicht beeinflußt (MERGUET et al., 1968).

Im ganzen gesehen verursacht Clonidin eine geringere *orthostatische Blutdrucksenkung* als andere Antihypertensiva, z. B. α-Methyldopa und besonders die adrenergen Neuronenblocker. Deshalb sind die von einer orthostatischen Hypotension herrührenden Beschwerden meist gering (BOCK et al., 1966; KÜHNS et al., 1966; DAVIDOV et al., 1967; IISALO u. LAURILLA, 1967). Der Unterschied in dieser Hinsicht gegenüber anderen Hypotensiva ist jedoch nur graduell. Bei höheren Dosen oder nach Zulage von Saluretica tritt oft eine starke orthostatische Hypotension auf. Das Ausmaß der zusätzlichen Senkung des Blutdrucks im Stehen wechselt übrigens von Patient zu Patient stark (NG et al., 1967).

Die im Tierversuch und im akuten Versuch beim Menschen mit hohen Dosen sehr deutliche *Bradykardie* ist bei langdauernder oraler Therapie nicht so stark ausgeprägt, wobei jedoch auch starke individuelle Unterschiede bestehen. Besonders in Kombination mit *Digitalisglykosiden* können Pulsfrequenzen unter 60 pro min beobachtet werden. Eine quantitative Beziehung zum Blutdruckabfall existiert nicht (NG et al., 1967).

Tabelle 17. *Nebenwirkungen von Clonidin.* (Nach HEIMSOTH u. BOCK, 1968)

Symptom	Kontroll-periode	Therapieperiode		
		insgesamt	vorübergehend	bleibend
(n = 90)				
Sedation	4%	64%	21%	43%
Schlafumkehr	—	21%	—	21%
Mundtrockenheit	4%	62%	21%	41%
Parotisschmerz	—	10%	1%	9%
Kopfschmerzen	23%	27%	3%	24%
Schwindel	21%	11%	10%	34%
Schweißausbruch	10%	44%	1%	10%
Orthostase	—	1%	1%	—
Übelkeit, Erbrechen	9%	13%	2%	11%
Magenbeschwerden	—	7%	—	7%
Obstipation	19%	11%	3%	8%
Exantheme	—	7%	1%	6%
Hautjucken	1%	17%	4%	13%
Impotenz (n = 59)	8%	24%	2%	22%

Die Nebenwirkungen sind für den Kranken oft recht störend. Die bei 90 Kranken der Essener Klinik unter der Therapie mit Clonidin beobachteten Nebenwirkungen sind in Tabelle 17 dargestellt (HEIMSOTH u. BOCK, 1968).

Die Nebenwirkungen sind bis zu 0,3 mg pro die in der Regel gering, über 1,5 mg werden sie meist sehr belastend, wenn sie sich auch im Verlauf der Behandlung meist deutlich verringern (NG et al., 1967; IISALO u. LAURILLA, 1967).

Die *Mundtrockenheit* ist stärker ausgeprägt als bei Methyldopa, sie stört die Patienten meist nach einiger Zeit nicht mehr so stark. Die *Sedation*, über die ebenso wie über Mundtrockenheit von ca. 60% der Patienten geklagt wurde, ist bei Dosen bis 0,5 mg nach einiger Zeit ähnlich wie bei Methyldopa überwunden. Sie ist dosisabhängig. Bei Tagesdosen von 0,9 mg wird sie sehr deutlich. Der Patient schläft leicht ein, wenn er nicht beschäftigt wird, ist aber leicht erweckbar. Bei Mengen über 3,0 mg, die in der Therapie der Blutdrucksteigerung nur ausnahmsweise gebraucht werden, tritt Apathie und manchmal eine leichte Ataxie auf. Bei 4—5 mg sind die cerebralen Symptome beträchtlich: Schläfrigkeit, Interesselosigkeit, stark verminderte Leistungsfähigkeit. 7 mg führen zu einer schweren Beeinträchtigung mit Ataxie und tiefem Schlaf (STEINBACH, 1967). Das Ausmaß der zentralen Symptome ist von Patient zu Patient sehr verschieden stark. Die tägliche Arbeit und die Aufmerksamkeit beim Autofahren werden bei den üblichen therapeutischen Dosen durch den sedierenden Effekt manchmal leicht beeinträchtigt (DAVIDOV et al., 1967; NG et al., 1967).

Wie Reserpin, α-Methyldopa und das später noch zu besprechende Guanethidin verursacht Clonidin eine *Retention von Natrium*, die zu einer Verminderung der blutdrucksenkenden Wirkung führt. Die Zulage von Saluretica verhindert diese Resistenz gegen Clonidin, die sich meist 2 bis 3 Wochen nach Beginn der Therapie einstellt (DAVIDOV et al., 1967). Die Zulage von Natrium vermindert den blutdrucksenkenden Effekt deutlich (KÜHNS, 1966). Die Häufigkeit der *Wasserretention* ist prozentual nicht zu bestimmen, da diese in ihrem Ausmaß von dem Kochsalzgehalt der Diät abhängt.

Die Männer klagen in einem relativ hohen Anteil über *Impotenz*. In der in unserer Klinik beobachteten Serie lag sie nach Abzug der 8%, die schon vor Einsetzen der Therapie darüber klagten, bei 16%. Diese Nebenwirkung wäre, da die Erektion eine cholinergisch beeinflußte Funktion ist, bei Clonidin verständlich, wenn man die Ansicht von KRONEBERG übernimmt, daß es sich bei Verbindungen aus dieser Gruppe um cholinergisch-adrenerge Neuronenhemmer handelt (KRONEBERG et al., 1967).

In einzelnen Fällen werden *Kribbeln* in den Fingern und *Gliederschmerzen* beobachtet. Wir sahen kürzlich ein *Raynaud-Phänomen* mit kleinen Nekrosen an den Fingerspitzen.

Nach einer *oralen* Einzeldosis von 0,75—0,3 mg Clonidin ist, je nach Höhe der Dosis, nach 30—60 min mit dem Eintritt der Wirkung zu rechnen; die tiefsten Werte sind nach 1—4 Std zu registrieren, was — wie bei allen hypotensiv wirkenden Substanzen — von der Nahrungsaufnahme abhängt (ONESTI et al., 1969). Bei *intravenöser* Anwendung tritt die Wirkung von Clonidin nach 10—20 min in Erscheinung (IISALO u. LAURILLA, 1967; BOCK et al., 1966; NG et al., 1967; DAVIDOV et al., 1967; BARNETT u. CANTOR, 1968). Die *Wirkungsdauer* beträgt 3—6 Std, sie verlängert sich bei Erhöhung der Dosis.

Die *Dosis* liegt oral bei 2×0,075—5×0,3 mg pro die; es können jedoch Mengen bis zu 5×0,6 mg pro die ohne Schaden gegeben werden. Bei solchen Mengen werden die zentralen Symptome jedoch meist schwer erträglich. Die *Resorption* ist gut; dies kann nach dem Tierversuch zumindest vermutet werden, bei dem die Blutspiegel ungefähr gleich hoch sind, wenn das Medikament enteral oder intravenös verabreicht wird. Zwei Drittel der Substanz werden durch die Nieren, der Rest durch den Darm ausgeschieden, davon 70% unverändert. Die Entwicklung einer echten *Resistenz* (s. hierzu S. 70) gegen das Medikament ist bisher nicht beobachtet worden.

Nach den bisher vorliegenden Ergebnissen der *klinischen Prüfung* und besonders auch nach den inzwischen ausgedehnten Erfahrungen in unserer Essener Klinik ist Clonidin ein gutes Hypotensivum (BOCK et al., 1966, 1968; HEIMSOTH u. BOCK, 1968; SMET et al., 1969). Es wurden 12 Patienten, 77 Männer und 48 Frauen, zuerst in der Klinik, später in der Hochdrucksprechstunde mit Clonidin behandelt. In der Klinik war bei ca. 65% eine befriedigende, therapeutisch relevante Blutdrucksenkung zu erreichen. Bei der weiteren Kontrolle in der Sprechstunde ging die Erfolgsquote auf 56% zurück. Diese Zahlen stimmen mit unseren eigenen und auch fremden Erfahrungen mit α-Methyldopa überein. Die zur Einstellung notwendigen Tagesdosen lagen bei klinisch-stationärer Behandlung zwischen 0,075 und 2,1 mg Clonidin (D = 0,658), unter den Belastungen des Alltags war oft eine Erhöhung der Dosis nötig (0,075—3,6 mg; D = 1,078 mg). Auf die Zulage von Saluretica konnte in der Ambulanz meist nicht verzichtet werden; sie verstärken die Wirkung wie bei allen Hypotensiva erheblich. Die Wirkung war bei primären und sekundären Hypertonien gleich gut, auch maligne Verlaufsformen sprachen gut an. Im Gegensatz zu α-Methyldopa ist die notwendige Dosis bei niereninsuffizienten Kranken eher höher (s. a. ONESTI et al., 1969).

Besonders geeignet ist Clonidin für die *Notfallbehandlung* bei hypertonen Krisen. Intravenös und intramuskulär in Dosen von 0,15—0,3 mg angewandt, wirkt es schnell blutdrucksenkend (HEIMSOTH u. BOCK, 1968). Diese Autoren sahen keine wesentliche Blutdrucksteigerung nach der Injektion. Dagegen fanden FRITSCH et al. (1969) bei 3 Patienten nach 0,15 mg eine mehrere Stunden anhaltende *paradoxe Blutdrucksteigerung* um 20 bis 30 mm Hg, die nach einer initialen Steigerung und einem darauf folgenden kurzfristigen Blutdruckabfall um 20 mm Hg ungefähr nach einer Stunde einsetzte. Im Gegensatz zu Reserpin oder α-Methyldopa setzt die Wirkung schnell, nach 10—20 min, ein. Die Injektionen können nach einer Stunde wiederholt werden. Praktisch wichtig ist, daß bei zu starker Wirkung die Hypotonie mit 30 mg Tolazolin [12], einem Antagonisten von Clonidin, aufgehoben werden kann.

---

12 Priscol.

Clonidin entspricht in der Stärke seiner Wirkung ungefähr α-Methyl-dopa (BREST et al., 1967), α-Methyldopa wird in der Regel besser vertragen. Clonidin hat dagegen den Vorzug, in höherer Dosierung auch bei schwer beeinflußbaren Hypertonikern noch zu wirken, wenn die wirksame Höchstdosis von α-Methyldopa nicht mehr ausreicht. Es empfiehlt sich also, die Hypertoniker auf Clonidin umzusetzen, die auf 2 g α-Methyldopa pro die nicht genügend reagieren.

Adrenerge Neuronenblocker

Als wichtige adrenerge Neuronenblocker sind bisher in die Therapie des Hochdrucks folgende Präparate eingeführt und praktisch erprobt worden:

Bretylium	Guanoxan	Bethanidin
Guanethidin	Guanaclin	Debrisoquin

Von diesen Verbindungen sind Bretylium, Bethanidin und Debrisoquin reine Neuronenblocker, während die anderen erwähnten Substanzen gleichzeitig auch eine Catechinaminverarmung bewirken. Da bei diesen Präparaten die Blockade der Freisetzung von Noradrenalin für die Blutdrucksenkung der wichtigere Effekt zu sein scheint, werden sie zusammen in diesem Kapitel besprochen.

Bretylium [13] (N-Äthyl-N-(o-brom-benzyl)-N,N-dimethylammonium-p-toluol-sulfonat) wird, da es ungleichmäßig resorbiert wird, starke Nebenwirkungen verursacht und die Patienten schnell dagegen resistent werden, nicht mehr angewendet.

Guanethidin [14] ([2-(Octahydro-1-azocinyl)-aethyl]-guanidinsulfat) wurde von MAXWELL et al. (1960) pharmakologisch untersucht. Nach der intravenösen Injektion verursacht Guanethidin zuerst einen Blutdruckanstieg durch Freisetzung von Noradrenalin an der sympathischen Nervenendigung, wenn die Catechinaminspeicher noch nicht entleert werden (CASS u. SPRIGGS, 1961; HERTING et al., 1962; BRAUNWALD et al., 1963). Dies führt zu einer *Catechinaminverarmung* (z. B. im Herz, in der Milz, im Darm); im Gehirn und bei einzelnen Tierspecies auch im Nebennierenmark fehlt sie (SHEPPARD u. ZIMMERMANN, 1959; CASS et al., 1961; BUTTERFIELD u. RICHARDSON, 1961; KRONEBERG u. SCHÜMANN, 1962; HARRISON et al., 1963). Daneben wird jedoch durch Guanethidin auch die *Freisetzung von Noradrenalin* blockiert (HERTING et al., 1962; HUKOVIC u. MUSCHOLL, 1962; PHILIPPU u. SCHÜMANN, 1962). Die Blockade wird durch eine selektive Fixation von Guanethidin an den Stellen des adrenergen Neurons bewirkt, die auch Noradrenalin speichern (BRODIE et al., 1965). Guanethidin passiert im akuten Versuch die Blut-Gehirnschranke nicht. Direkt

---

13 Bretylan.
14 Ismelin.

in den Liquor eingebracht, wirkt es jedoch stark blutdrucksenkend (KANEKO et al., 1962). Bei chronischer Verabreichung ist eine zentrale Wirkung nicht auszuschließen (ABBOUD et al., 1961). Guanethidin blockiert die Venokonstriktion nach Okklusion der Carotiden und nach zentraler Vagusreizung (BRAUNWALD et al., 1963). Außerdem hemmt es die *neuromuskuläre Übertragung* (DIXIT et al., 1961; KRONEBERG u. STOEPEL, 1962), wobei auch eine direkte Wirkung auf die Muskulatur nicht auszuschließen ist. Weiterhin sensibilisieren die Gefäße gegen exogen zugeführtes Noradrenalin stark (PLUMMER u. YONKMAN, 1960). Bei intravenöser Injektion wirkt Guanethidin im Gegensatz zu α-Methyldopa und Reserpin sofort.

Guanoxan (2-guanidine-methyl-(1,3)-benzodioxan-sulfate) [15] (DAVEY u. REINERT, 1965) unterscheidet sich von Guanethidin durch die von dem Benzodioxananteil bewirkte Blockade der α-Receptoren des Sympathicus. Außerdem verursacht es auch eine Catechinaminverarmung im Hypothalamus. Die praktische Bedeutung dieser Verbindung als blutdrucksenkende Substanz ist beschränkt, da ihr Leberschäden zugeschrieben werden (COTTON u. MONTUSCHI, 1967). Sie gehört auch zu der großen Gruppe von Stoffen, die einen Lupus erythematodes visceralis auslösen können (BOARDMAN et al., 1967). Wegen dieser Nebenwirkungen wird Guanoxan, da es die Wirkung von Guanethidin in keiner Beziehung entscheidend übertrifft (PEART u. MACMAHON, 1964; RUEDY et al., 1967), nicht mehr häufig verwandt.

Guanaclin [16] (N-(2-Guadinoaethyl)-4-methyl-1,2,3,6-tetrahydropyridin) hat die Eigenschaft eines adrenergen Neuronenblockers mit starker catechinaminverarmender Wirkung (KRONEBERG et al., 1965, 1967; SCHÜMANN u. PHILIPPU, 1968). Es entspricht pharmakologisch im wesentlichen dem Guanethidin.

Bethanidin [17] (N-benzyl-N, N''-dimethylguanidin) ist seiner chemischen Konstitution nach sowohl mit Guanethidin als auch Bretylium verwandt. In seinen Wirkungsmechanismen entspricht es jedoch mehr Bretylium. Es wirkt jedoch stärker, indem es auch die Freisetzung von Noradrenalin bei Reizung in höheren Frequenzen hemmt (BRODIE, 1963). Dadurch ist Bethanidin ein etwa gleich stark wirksamer adrenergischer Neuronenblocker wie Guanethidin. Es erzeugt keine Catechinaminverarmung (BOURA u. GREEN, 1963).

Debrisoquin [18] (1,2,3,4-Tetrahydro-isochinolin-2-carboxamidin) ist wie Bethanidin ein rein adrenerger Neuronenhemmer (MOE et al., 1964; ONESTI et al., 1961).

Am Beispiel der *klinischen Pharmakologie* von Guanethidin soll die Wirkung eines adrenergen Neuronenblockers ausführlicher dargestellt werden. Die Ergebnisse lassen sich im großen und ganzen auf die anderen Hypotensiva dieser Stoffgruppe übertragen. Die bisher bekanntgewordenen

---

15 Envacar (BRD).   17 Esbatal (England).
16 Leron (BRD).   18 Declinax (USA).

6*

Besonderheiten sollen anschließend bei den einzelnen Präparaten besprochen werden.

Nach *intravenöser* Verabreichung tritt, wie im Tierversuch, nach Guanethidin eine vorübergehende Blutdrucksteigerung auf (ABBOUD et al., 1961; MCCUBBIN, 1961). Später sinkt der Blutdruck bei gleichzeitigem Rückgang des *Herzzeitvolumens* und des peripheren Widerstandes innerhalb von 20 min (IMHOF et al., 1960; ABBOUD et al., 1961; MCCUBBIN, 1961; LICHTLEN et al., 1961; COHN et al., 1963). Nach *oralen* Gaben ist das Bild der hämodynamischen Veränderungen anders als im akuten Versuch. Eine Blutdrucksteigerung ist nicht zu erfassen. Bei dieser Anwendungsform tritt der maximale Effekt erst nach 48—72 Std nach Beginn der Therapie auf. Die volle Wirkung kann erst nach Tagen einsetzen (DOLLERY et al., 1960). Die durch das Medikament erzeugte Störung der Kreislaufhomoiostase wirkt sich vorwiegend im Stehen aus, der Blutdruck im Liegen wird nur bei sehr hohen Dosen gesenkt. Im Stehen sinkt der Druck durch Abfall des Herzzeitvolumens um ca. 30⁰/o gegenüber 10⁰/o im Liegen (RICHARDSON et al., 1960); dabei tritt meist eine beträchtliche *Bradykardie* durch Blockade der sympathischen Impulse auf den Sinusknoten auf. DOLLERY et al. (1961) bestätigen diese Befunde. Der *periphere Widerstand* verhält sich verschieden, die einzelnen Untersucher kommen zum Teil zu widersprüchlichen Ergebnissen. Dies hängt mit der Versuchsanordnung, der Schwere der Hypertonie, aber auch mit der Leistungsfähigkeit des Herzens der untersuchten Personen zusammen (COHN et al., 1963; CHAMBERLAIN u. HOWARD, 1964).

Die *orthostatische Blutdrucksenkung* ist vorwiegend auf die Abnahme des Venentonus zurückzuführen. IMHOF et al. (1960) fanden, daß sie durch Anlegen eines Druckanzuges zu verhindern ist. Auch bei *körperlicher Belastung* sinkt der Blutdruck stark, bei einzelnen Versuchspersonen sogar trotz Zunahme des Herzzeitvolumens (DOLLERY et al., 1961). Dies wird durch den Wegfall der die Erweiterung der Gefäße in der Muskulatur sonst ausgleichenden Engerstellung im Splanchnicusbereich erklärt.

JOHNSON u. JONES (1967) haben normotone und hypertone Probanden vor und 2—13 Monate nach der Blutdrucksenkung durch Reserpin und Guanethidin untersucht. Dabei zeigte sich, daß im Gegensatz zu Reserpin nach höheren Dosen von Guanethidin bei körperlicher Tätigkeit ein *Sauerstoffmangel des Gewebes* auftreten kann, was mittels Bestimmung der arteriovenösen O_2-Differenz und der Bestimmung des „excess lactate" bzw. des Quotienten Lactat/Pyruvat erwiesen wurde.

Die *Nierenfunktion* ist unter oraler Therapie mit Guanethidin meist der Blutdrucksenkung entsprechend reduziert, die PAH- und die Inulin-Clearance gehen zurück, besonders in aufrechter Stellung. Die Ergebnisse der einzelnen Untersucher variieren mit der Untersuchungstechnik und dem Schweregrad der Hypertonie (RICHARDSON et al., 1960; BREST et al., 1962).

Bei *Hypertonikern mit Herzinsuffizienz* steigt nach intrakardialer Injektion von Guanethidin das Herzzeitvolumen bei gleichzeitiger Verminderung des Füllungsdruckes und des systemischen und pulmonalen Blutdrucks, obwohl die Hemmung der sympathischen Stimulation die myokardiale Leistung vermindert (s. hierzu BRAUNWALD et al., 1963). Auch bei Patienten ohne Herzinsuffizienz geht unter Guanethidin der Druck in der A. pulmonalis zurück, weil die peripheren Venen weitergestellt werden (ROY et al., 1961). Die durch Hypoxie bedingte pulmonale Drucksteigerung wird nicht beeinflußt (HARRIS et al., 1961).

Bei *schweren primären Myokarderkrankungen und Klappenfehlern* findet sich diese Verbesserung der Herzleistung unter Guanethidin nicht. Solche Kranke können sich unter Guanethidin beträchtlich verschlechtern, da die Aktivität des adrenergen Nervensystems für die Aufrechterhaltung einer ausreichenden Zirkulation nötig ist, wenn ein Mißverhältnis zwischen Herzzeitvolumen und den Erfordernissen der Peripherie entsteht (GAFFNEY u. BRAUNWALD, 1963; s. a. BRAUNWALD et al., 1963).

Die *Leberdurchblutung* geht zurück (COHN et al., 1963), besonders bei der Lebercirrhose (GACS et al., 1961). Die *Gehirndurchblutung* verändert sich entsprechend dem cerebralen Gefäßwiderstand (BREST et al., 1962).

Die *Gefäßreflexe* nach Wiederaufrichten und Kippen, nach dem Valsalvaversuch und Kälteanwendung werden wie bei Reserpin und Methyldopa abgeschwächt (IMHOF et al., 1960; MASON et al., 1964).

Die Arteriolen des Hypertonikers unter Guanethidin zeigen eine *erhöhte Empfindlichkeit gegenüber endo- und exogenem Noradrenalin*. Diese kann durch 20—50 mg Phenoxybenzamin [19] pro die, einen α-Receptorenblocker, stark vermindert werden. Die blutdrucksenkende Wirkung von Guanethidin wurde so erheblich verbessert (SANDLER et al., 1968).

Die Blutdrucksenkung durch Guanethidin wird also bewirkt durch:

— Arterioläre Dilatation,
— Venodilatation,
— Bradykardie,
— Verminderung der Kontraktilität des Herzens.

Die Kombination dieser Wirkungen finden wir grundsätzlich bei allen bis heute bekannten, durch Sympathicushemmung blutdrucksenkend wirkenden Präparaten. Bei Guanethidin und den anderen adrenergen Neuronenblockern überwiegt jedoch der Effekt der *Venodilatation*. In liegender Stellung wird aus diesem Grund der Druck bei normalen therapeutischen Dosen nur gering gesenkt. Deshalb ist die Wirksamkeit der adrenergen Neuronenblocker auf den Blutdruck auch stark — stärker als die anderer Antihypertonica — abhängig vom *Plasmavolumen* und der Größe des *extracellulären Flüssigkeitsraums,* deshalb unterstützen Wasserverluste und gefäßerweiternde Einflüsse, wie z. B. Alkoholgenuß, Hitze usw., die Wir-

---

19 Dibenzyline (USA), Dibenyline (England), Phenoxybenzamin (BRD).

kung beträchtlich. Eine Wasserretention dagegen, wie z. B. nach Phenylbutazon, vermindert die Wirksamkeit auf den Blutdruck um 60—70%
(POLAK, 1967) (s. hierzu auch Tabelle 11, S. 62). Guanethidin kann, wie
alle Antihypertensiva dieses Wirkungstyps, eine *Wasserretention* hervorrufen. SMITH (1965) hat ausgedehnte Untersuchungen über die Wasser- und
Natriumretention nach Guanethidin mitgeteilt. Das Ausmaß der Retention
hängt nicht von der Dosis ab. Er fand bei 32,8% von 134 Patienten eine
Zunahme des Körpergewichtes, des Blutvolumens und des austauschbaren
Natriums, wenn Normalkost gegeben und auf Saluretica verzichtet wurde.
Wenn vielleicht auch in einzelnen Fällen daran beteiligt, ist die hämodyna-
mische Wirkung der Blutdrucksenkung auf die Nieren ebenso wie bei Reser-
pin und α-Methyldopa sicher nicht allein die Ursache der Wasserretention.
Die Sympathicushemmung führt bei Hypertonikern zu einem vermehrten
aktiven Natriumtransport im Tubulus, der unabhängig ist von Änderungen
des Glomerulumfiltrates und der renalen Durchblutung. Bei Gesunden soll
Guanethidin im Gegensatz zu diesen Beobachtungen eine Verstärkung der
Natriumausscheidung bewirken (GILL et al., 1964; GILL u. BARTTER, 1964).

Die *morgendliche Verstärkung der orthostatischen Hypotension* unter
Guanethidin, die, wenn auch nicht so ausgesprochen, z. B. auch bei α-Methyl-
dopa zu sehen ist, hängt z. T. ebenfalls mit den starken Schwankungen des
Natrium- und Wassergehaltes des Körpers zusammen. In der Nacht wird
in der liegenden Stellung bei Nahrungskarenz vom Hypertoniker viel
Natrium und Wasser ausgeschieden. Die orthostatische Hypotonie bessert
sich, wenn im Verlauf des Tages das Plasmavolumen und die extracelluläre
Flüssigkeit wieder zunehmen. Die Zunahme der extracellulären Flüssigkeit
in den abhängigen Partien des Körpers ist hierbei besonders wichtig, da sie der
Venodilatation entgegenwirkt (SCHIRGER u. GIFFORD, 1962; CRANSTON, 1964).

Auch *emotionale Einflüsse* modifizieren die Wirkung des Guanethidin
und die anderer Hypotensiva, soweit sie das Gefäßsystem gegen endogene
Catechinamine sensibilisieren (ZIMMERMANN u. HARRIS, 1963). Die bei
Guanethidin auch bei geringer emotionaler Belastung, z. B. in der Sprechstunde, besonders starken Ausschläge des Blutdrucks nach oben ver-
leiten deshalb manchmal zu Überdosierungen. Bei der Einstellung mit
Guanethidin ist die Selbstkontrolle des Blutdrucks, mit der man auch Ruhe-
werte des Blutdrucks erhält, besonders wichtig.

Die initiale Catechinaminausschüttung kann beim *Phäochromocytom* zu
Blutdruckkrisen führen (GENEST, 1960).

Wenn die Flüssigkeitsretention durch Saluretica verhindert wird, entwickelt sich keine *Resistenz* gegen Guanethidin. Bei guter Dosierung kann
die Dosis sogar im Verlauf der Behandlung reduziert werden (ARNOLD,
1962; MARONDE et al., 1960).

Die Wirkung und die Nebenwirkungen von Guanethidin und anderen
adrenergen Neuronenblockern werden durch die *trizyklischen Antidepressiva*

wie z. B. Imipramin und Amitryptilin abgeschwächt bis aufgehoben (SKIN-NER et al., 1969).

Die *Tagesdosis* schwankt zwischen 10 und 200 mg. Höhere Dosen sind meist mit zu starken orthostatischen Wirkungen verbunden. Wegen der langsamen Ausscheidung sollte man die Dosen nur langsam steigern. Bei Therapie in der Sprechstunde mit 10 mg pro die beginnend, sollte jede Woche um nicht mehr áls 10 mg gesteigert werden. Wenn Saluretica gegeben werden, sollte damit gleichzeitig begonnen werden. Bei späterer Zugabe können plötzlich orthostatische Kollapse auftreten. Auf der Station können die Anfangsdosen höher sein (25 mg), auch die Steigerung der Dosis kann schneller erfolgen. Die *parenterale Dosis* beträgt 10 bis 20 mg.

Nach oraler Zufuhr werden nur 36% der verabreichten Dosis innerhalb von 72 Std mit dem *Harn eliminiert* (DOLLERY et al., 1960). ^{14}C-markiertes Guanethidin wird vom Dünndarm aus nur zu 5,28% in 24 Std im Harn ausgeschieden. Die *Resorption* im Darm ist demnach gering. Die *Wirkungsdauer* ist lang, bis zu 7 Tagen. Nach 14 Tagen sind immer noch Spuren einer einmaligen Dosis im Harn zu finden (CALESNICK et al., 1961).

Die durch die Sympathicushemmung hervorgerufenen *unerwünschten Wirkungen* sind neben der orthostatischen Hypotension besonders *Diarrhoe* und *Ejaculationsstörungen* beim Mann. Libido und Potenz werden nicht beeinträchtigt. Die Bradykardie macht meist keine Beschwerden (ARNOLD u. KAISER, 1960; PAGE et al., 1961; FROHLICH u. FREIS, 1959).

Pektanginöse Anfälle werden wie bei jeder blutdrucksenkenden Therapie in der Regel durch Guanethidin gebessert (PAGE et al., 1961). Nur in Fällen mit starker orthostatischer Hypotension kann die Durchblutung der stenosierten Coronarien so stark vermindert werden, daß Schmerzanfälle auftreten. Die günstigen Wirkungen von Guanethidin auf die coronaren Durchblutungsstörungen sind durch Verminderung des Sauerstoffverbrauchs infolge der Bradykardie und durch die Verminderung der Herzarbeit in Zusammenhang mit der Blutdrucksenkung zu erklären, die in der Regel die möglichen Folgen einer Verminderung des Perfusionsdrucks kompensieren. Die Angina ambulatoria wird dazu noch durch das Ausbleiben der Blutdrucksteigerung unter körperlicher Belastung bei Guanethidin seltener. Wie bei fast allen blutdrucksenkenden Präparaten kommt bei Guanethidin, wenn auch selten, ein *Parotisschmerz* durch Aufstau des eingedickten Speichels vor.

Nebenwirkungen sind *Muskelschwäche*, die mit der Hemmung der neuromuskulären Übertragung zusammenhängen kann, die in den Tierexperimenten von DIXIT et al. (1961) und KRONEBERG u. STOEPEL (1962) nachgewiesen wurde. Guanethidin hemmt die Freisetzung von Acetylcholin an der motorischen Endigung. Die verminderte körperliche Leistungsfähigkeit kann jedoch auch auf den Blutdruckabfall bei erhöhter Muskeltätigkeit und die Hemmung des kardialen Sympathicus zurückgeführt werden. In einzelnen,

seltenen Fällen sind *hyperergische Gefäßerkrankungen* beschrieben worden
(DEWAR u. PEASTON, 1964).

Wie schon betont, weist die klinische Pharmakologie der anderen
adrenergen Neuronenhemmer keine grundsätzlichen Unterschiede zu der des
Guanethidin auf.

Guanaclin wird wie Guanethidin vom Darm aus nicht gut resorbiert. Bei
Tierversuchen an Ratten wurde es in einer Std aus dem Blut eliminiert
(KRONEBERG et al., 1967). Die Dosen liegen oral bei 30—150 mg pro die.
Die Wirkungsdauer ist kürzer als bei Guanethidin. Auch schon bei niedrigeren Dosen kommt eine orthostatische Hypotension vor. Nach längerer Behandlung mit größeren Dosen kann die orthostatische Hypotension nach
Absetzen des Medikamentes lange persistieren (JERUMS et al., 1968; BOCK
u. HEIMSOTH, 1969). Diese bisher nur bei Guanaclin beschriebene Eigenschaft ist ein wesentlicher Nachteil des Präparates.

Bethanidin wird erheblich besser resorbiert als Guanethidin, die parenteralen und oralen Dosen sind gleich. Die Ausscheidung durch die Nieren
geht schneller vor sich. Die Dosis liegt bei 10—120 mg. Die Spitze der Wirkung liegt 4—5 Std nach der Einnahme, die gesamte Wirkungsdauer beträgt
12 Std. Nach 8 bis 9 Monaten entwickelt sich manchmal eine Resistenz, die
eine Dosissteigerung nötig macht (JOHNSTONE et al., 1962; MONTUSCHI u.
PICKENS, 1962; SMIRK, 1963; GIFFORD, 1965). Als Nebenwirkung wurde
Thrombopenie beschrieben (SMIRK, 1963). Eine Diarrhoe scheint weniger
häufig als bei Guanethidin aufzutreten (JOHNSTON et al., 1964). Die Nebenwirkungen sind auch sonst geringer als die von Guanethidin; die orthostatische Hypotension jedoch ist stärker (PRICHARD et al., 1968).

Debrisoquin wird in Dosen von 30—60 mg p. d. verordnet. Die klinischen Erfahrungen sind noch begrenzt (KITCHIN u. TURNER, 1966; ROSEN-
DORFF et al., 1968). Es scheint sich, auch wenn Saluretica zugegeben werden,
gegen das Präparat eine Resistenz zu entwickeln.

Im *klinischen Gebrauch* hat sich vorwiegend Guanethidin [20] durchgesetzt.
Guanethidin ist ein stark wirkendes Antihypertonicum, das vorwiegend auf
den Blutdruck im Stehen wirkt und deshalb häufig eine orthostatische Hypotonie verursacht. Darüber hinaus sind störende oder gefährliche Nebenwirkungen sehr selten.

Es würde zu weit führen, die Arbeiten, die von der günstigen Wirkung
des *Guanethidin* in der *langfristigen Therapie* der chronischen arteriellen
Hypertonie berichten, alle aufzuführen. Den ersten Publikationen war
nicht mehr viel hinzuzufügen (LEISHMAN et al., 1959; PAGE u. DUSTAN,
1959; ARNOLD u. KAISER, 1960; JAQUEROD u. SPÜHLER, 1960; MEESMANN,
1960; KIRKENDALL et al., 1961; PAGE et al., 1961; KERT et al., 1962;
ARNOLD, 1962; LEWIS u. KAVELMAN, 1963; ABRAHAMSEN et al., 1964).

---

20 Ismelin (BRD, USA).

Die anderen genannten adrenergen Neuronenhemmer werden in der Regel nur eingesetzt, wenn Nebenwirkungen oder eine unzureichende Wirkung von Guanethidin die Anwendung verbieten. Dann wird Bethanidin [21], Debrisoquin [22] oder Guanaclin [23] angewendet. Letzteres hat in Deutschland in letzter Zeit eine größere Verbreitung gefunden (s. a. HALL u. MITCHELL, 1968; JERUMS et al., 1968). Prinzipielle praktische Vorteile eines der bisher bekannten adrenergen Neuronenblocker gegenüber anderen bestehen nicht, Vorteile und Nachteile halten sich ungefähr die Waage. Guanethidin hat den Vorteil der langen Wirkungsdauer, so daß eine einzige Tagesdosis ausreicht oder das Vergessen der Einnahme an einem Tag keine Störung der Therapie mit sich bringt. Dagegen hat Bethanidin den Vorzug, seltener Nebenwirkungen und besonders viel seltener eine Diarrhoe zu verursachen. Debrisoquin scheint keine Vorzüge gegenüber den genannten Präparaten zu haben (MOSER, 1969).

In der Regel werden alle adrenergen Neuronenhemmer mit einem Salureticum kombiniert werden müssen; die Gründe dafür wurden oben besprochen. Der wichtigste Grund ist, daß man in dieser Kombination etwa mit der Hälfte der Dosis auskommt. Bei Diabetikern oder Kranken mit Gicht sollte zuerst jedoch der Versuch gemacht werden, ohne Saluretica mit adrenergen Neuronenblockern zu behandeln.

Adrenerge Neuronenblocker kommen in der Therapie des Hochdrucks erst in Betracht, wenn die leichter zu handhabenden und stärker auf den Liegedruck wirkenden, dadurch weniger orthostatische Beschwerden verursachenden Medikamente wie Reserpin, α-Methyldopa oder Clonidin versagt haben (FREIS, 1965). BRYANT et al. (1965), die allerdings nur Reserpin und Chlorthalidon in Vergleich ziehen, schätzen die Zahl der Patienten, die adrenergische Neuronenblocker brauchen, auf 40%. Nach unseren Erfahrungen ist die Zahl viel geringer, besonders wenn vor Anwendung von Guanethidin ein Versuch mit Clonidin gemacht wird. Durch die Einführung dieses Präparates haben die adrenergen Neuronenblocker an Bedeutung verloren.

Hydralazine

Es ist aus Gründen der Systematik nur bedingt berechtigt, die Gruppe der Hydralazine unter der Überschrift „chemische Hemmung der Sympathicusfunktion" aufzuführen, da ihre Wirkung auf den Blutdruck nur zum, wahrscheinlich geringeren, Teil über das sympathische Nervensystem geht.

Die blutdrucksenkende Wirkung dieser Gruppe von Substanzen wurde 1950 von GROSS et al. zuerst mitgeteilt. Im Gebrauch sind 1-Hydrazinophthalazin [24] (Hydralazin) und Dihydralazin [25].

---

21 Esbatal (England).
22 Declinax (USA).
23 Leron (BRD).

24 Apresoline (USA, England), Apressoline (Frankreich).
25 Nepresol.

Die Hydralazine haben eine *direkte Wirkung auf die glatte Muskulatur* der Arteriole. Sie verhalten sich also ähnlich wie die Nitrite, Thiozyanat, Nitroprussid und verschiedene chelierende Agentien (s. hierzu SCHRÖDER, 1952). Hydralazin hat die Fähigkeit, einzelne Enzyme zu hemmen, wie z. B. die Dopadecarboxylase oder die Histidindecarboxylase (GROSS et al., 1950). Die Monoaminooxydasewirkung soll dagegen verstärkt werden (SCHRÖDER, 1957). Die Wirkung auf die Fermente könnte mit der Fähigkeit von Hydralazin zur Metallbindung oder der, mit organischen Säuren, Mercaptanen und primären Aminen zu reagieren, zusammenhängen.

Die Hydralazine verstärken den pressorischen Effekt von injiziertem Noradrenalin nicht. Im Gegenteil konnten ABLAD et al. (1962) an der Hand des Menschen eine deutliche Abschwächung der Noradrenalinwirkung nachweisen. Bei diesen Versuchen ließ sich auch der direkte Angriff von Hydralazin an der Gefäßmuskulatur der Arterie zeigen. Die Tierversuche von BEIN et al. (1953) wiesen neben dem peripheren Effekt jedoch auch auf eine *zentrale Wirkung* hin. Neuerdings wird auch eine Beeinflussung der Rezeptoren des Sympathicus angenommen, wobei die α-Rezeptoren blockiert und die β-Rezeptoren stimuliert werden sollen (BARRET et al., 1965). Die Wirkung auf den Blutdruck scheint im wesentlichen durch den peripheren muskulären Effekt bedingt zu sein. STUNKARD et al. (1954) fanden bei Patienten mit einer hohen thorakalen Querschnittslähmung des Rückenmarks eine Erhöhung der Extremitätendurchblutung nach Hydralazin, die viel stärker war als bei Menschen mit normaler Innervation. ^{14}C-markiertes Hydralazin zeigt eine bemerkenswerte Affinität für die arteriellen Blutgefäße, besonders in den Nieren; die Aktivität war 24 Std nach der Injektion in dem autoradiographischen Bild noch in gleicher Stärke zu sehen, nachdem die Hälfte der injizierten Substanz ausgeschieden war (MOORE-JONES u. PERRY, 1962).

Bei den *klinisch-pharmakologischen* Untersuchungen war eine Senkung des Blutdrucks sowohl bei normalen Menschen als auch bei Hypertonikern zu finden. Sie setzt schnell ein. Nach intravenöser Injektion von 0,25 bis 0,5 mg pro kg fällt der Blutdruck in 5—20 min.

Der Blutdrucksenkung geht, im Gegensatz zu allen bisher besprochenen Antihypertonica, eine Zunahme des *Herzzeitvolumens* parallel, wie sie bisher nur noch nach Diazoxide beobachtet wurde (s. S. 120). Die Zunahme des Herzzeitvolumens ist nicht allein durch Tachykardie bedingt, auch nimmt nach intravenöser Injektion das Schlagvolumen um ca. 60% zu. Der *periphere Widerstand* wird deutlich geringer, wobei die Splanchnicusgefäße bevorzugt erweitert werden, die periphere Zirkulation an den Extremitäten nimmt jedoch auch an der Gefäßerweiterung teil (VANDERKOLK et al., 1954). Die pulmonalen Gefäße bleiben unbeeinflußt (WILKINSON et al., 1952). Dieser direkte gefäßerweiternde Effekt ist durch intraarterielle Injektion besonders leicht deutlich zu machen (ABLAD et al., 1962). Die Coronararterien werden erweitert, die Durchblutung wird beim Gesunden um 35% gesteigert, sie steigt stärker an, als die Arbeit des Herzens zunimmt (ROWE et al., 1965).

Eine *orthostatische Hypotension* kommt nur bei hohen intravenösen Dosen vor (STUNKARD et al., 1954). Bei oraler Therapie ist die Blutdrucksenkung nicht sehr stark, sie ist im Stehen und Liegen annähernd gleich. Dabei sinkt der diastolische Blutdruck stärker als der systolische. Dieser Unterschied gleicht sich bei chronischer Therapie mit der Zeit aus (MOYER et al., 1951).

Die *Nierendurchblutung* steigt um ca. 40% nach intravenösen Gaben von 20 bis 30 mg (REUBI, 1949). Diese Beobachtung hat die Einführung von Hydralazin sehr gefördert. WILKINSON et al. (1952) zeigten jedoch, daß die Vermehrung der Nierendurchblutung mit der gesamten Vermehrung der peripheren Durchblutung nicht Schritt hält. Sie wird, zumindest zum Teil, passiv durch Vermehrung des Herzzeitvolumens bewirkt. Dafür spricht auch, daß die Nierendurchblutung wieder zurückgeht, wenn sich im Laufe der Zeit nach längerer Behandlung die Vermehrung des Herzzeitvolumens zurückbildet (VANDERKOLK et al., 1954; HOLLANDER u. JUDSON, 1958). Von anderer Seite wird dagegen betont, daß die Vermehrung der Nierendurchblutung auch zunehmen kann, wenn die Zunahme des Herzzeitvolumens durch Hexamethonium verhindert wird (MADER u. ISERI, 1955).

Beim Vorhandensein einer Niereninsuffizienz steigert intravenös zugeführtes Hydralazin die Wasser- und Natriumelimination, nicht jedoch bei cardial kompensierten Hypertonikern, obwohl bei diesen das Herzminutenvolumen und der Nierenplasmastrom ebenfalls zunehmen (JUDSON et al., 1956). Die *cerebrale Durchblutung* bleibt beim Blutdruckabfall durch Hydralazin gleich, d. h., der cerebrale Widerstand wird dem Druckabfall entsprechend vermindert (HAFKENSCHIEL et al., 1953), wie es übrigens bei allen blutdrucksenkenden Präparaten geschieht, wenn der Blutdruck nicht plötzlich auf unternormale Werte sinkt (MOYER, 1953).

Die Hydralazine unterscheiden sich also in ihrer Wirkung auf die Hämodynamik von den bisher besprochenen hypotensiv wirkenden Substanzen. Mit einer Erweiterung der arteriellen Peripherie tritt zumindest in der ersten Zeit der Medikation eine starke Vermehrung des Herzzeitvolumens auf. Deshalb ist auch die Verbindung nicht so stark hypotensiv wirksam wie andere Präparate, die allein eine Verminderung des peripheren Widerstandes, oft mit einer zusätzlichen Verminderung des Herzzeitvolumens, bewirken. Durch eine periphere Wirkung auf die Arteriolen entsteht unter Hydralazin eine geänderte Blutverteilung zugunsten des Splanchnicusgebietes, der Coronarien und der Nierengefäße (FREIS et al., 1953).

Die Therapie wird einschleichend mit *Dosen* von 10 mg 2—3mal täglich begonnen. Dann steigert man langsam bis zu höchstens 100 mg. Die Dosis für die intravenöse *Injektion* liegt bei 20—40 mg (0,15 mg pro kg). Nach diesen Dosen fällt der Blutdruck nach 5—20 min, die maximale Wirkung tritt nach 20—90 min ein, nach $^{1}/_{2}$—4 Std klingt die Wirkung ab (WILKINSON et al., 1952; HARRIS u. TURNER, 1954). Die Verbindung wird schnell ausgeschieden. Nach Gaben von radioaktivem Hydralazin erscheinen 75% in 24 Std im Harn (McISAAC u. KANDA, 1964).

Mit dem blutdrucksenkenden Effekt verbundene *unerwünschte Wirkungen* sind bei nicht zu hohen Dosen selten; es kann wegen der Erhöhung der Herzfrequenz und des Schlagvolumens zu einer *Coronarinsuffizienz* kommen (JUDSON et al., 1956). Obgleich die Coronardurchblutung durch Hydralazin erhöht wird (ROWE et al., 1955), scheint bei Coronarsklerose die Durchblutung oft nicht so stark gesteigert zu werden, daß der Sauerstoffbedarf des vermehrte Volumarbeit leistenden Herzens gedeckt wird. Die oft lästige Tachykardie kann durch Kombination mit Reserpin vermieden werden.

Die Nebenwirkungen des Präparates in kleiner Dosierung sind gering; in Dosen über 80 mg oder bei i. v. Injektion werden sie beträchtlich (s. Tabelle 18).

Tabelle 18. *Unerwünschte Wirkungen und Nebenwirkungen der Hydralazine*

1. Kopfschmerzen
2. Herzklopfen, Tachykardie
3. Gesichtsröte
4. Trockener Mund, schlechter Geschmack
5. Angstzustände, leichte Depression
6. Erbrechen oder Nausea
7. Beinödeme
8. Fieber, manchmal mit Schüttelfrost
9. Toxische Psychose
10. Hyperergische Spätsyndrome (sog. Hydralazin-Syndrome)
    a) Diffuse Polymyopathie
    b) Rheumatoide Arthritis
    c) Lupus erythematodes

Rötung des Gesichtes, Conjunctivitis, Kopfschmerz werden auf eine *Hemmung der Histaminase* zurückgeführt. Durch einschleichende Dosierung können diese Effekte meist vermieden werden. Bei hohen Dosen, über 200 mg, längere Zeit gegeben, kann eine rheumatische Systemerkrankung wie z. B. eine rheumatoide Arthritis, eine Polymyositis und -neuritis oder ein Lupus erythematodes entstehen (DUSTAN et al., 1954; McNICOL u. HUTCHINSON, 1956; ERIKSON et al., 1956; KIRKENDALL u. PAGE, 1958; ALARCON-SEGOVIA et al., 1965). Es ist jedoch auch ein Fall beschrieben, bei dem nur 75 mg pro die das Syndrom auslösten (HINES, zit. nach SCHIRGER u. SPITELL, 1962). Im Tierversuch bei Hunden ist dieses Bild nicht zu reproduzieren (DUBOIS et al., 1957). Die Symptome des Lupus erythematodes können nach Absetzen persistieren (HILDRETH et al., 1960).

Die klinische Brauchbarkeit dieses nach seinem pharmakologischen Wirkungsbild eigentlich idealen Medikamentes zur Behandlung der Hypertonie wird durch eine erhebliche, oft schnelle *Resistenzentwicklung* stark eingeschränkt (SCHROEDER, 1952; MOYER, 1953; STUNKARD et al., 1954), auch ist die nur schwache Wirkung auf den Blutdruck, die auf die Dauer mit dem Präparat besonders bei schweren Formen der Hypertonie erreicht werden kann (HAFKENSCHIEL u. LINDAUER, 1953), ein entscheidender Nachteil. Deshalb soll auch auf die Wiedergabe der Publikationen verzichtet werden, die über die Verwendung von Hydralazin allein berichten.

Im großen Ausmaß ist Hydralazin jedoch erfolgreich in verschiedenen Kombinationen angewandt worden. Heute ist Hydralazin nur noch in der Kombination mit Reserpin [26] und Saluretica [27] im Gebrauch. In dieser Form ist seine Wirkung in streng kontrollierten langfristigen Studien bewiesen. In der großen Untersuchung der Veterans Administration unter FREIS (1962) zeigte sich, daß die Blutdrucksenkung durch die Zulage von Hydralazin verstärkt wurde: Verglichen mit der Placeboperiode bewirken 1000 mg Chlorothiazid eine durchschnittliche Blutdrucksenkung von 7,9/3,8 mm Hg, 200 mg Hydralazin + 1000 mg Chlorothiazid 11/12 mm Hg, diese Kombination + 0,5 mg Reserpin 17/11 mm Hg. In einer anderen Gruppe dieser Untersucher brachte Chlorothiazid + Reserpin gegenüber der Vorbehandlungsperiode eine Senkung des Blutdruckniveaus um 14/11 mm Hg, die Kombination Chlorothiazid + Reserpin + Hydralazin 16/16 mm Hg.

Hydralazin ist parenteral gut wirksam bei hypertensiven Krisen, bei der akuten Glomerulonephritis, der Schwangerschaftstoxikose (SCHIRGER u. SPITTEL, 1962) und bei der mit einer Herzinsuffizienz kombinierten Hypertonie. Hier kann es eine plötzliche Besserung mit vermehrter Diurese bringen (JUDSON et al., 1956).

VOUDOUKIS (1967) hat auf eine interessante Beobachtung hingewiesen. Bei der chronischen Pyelonephritis soll Hydralazin sich auf den Heilungsprozeß günstig auswirken; die Bacteriurie und die Ausscheidung weißer Blutkörperchen gehen zurück. Dies wird durch die von diesem Präparat hervorgerufene vermehrte Durchblutung des Nierenmarks mit Verminderung der Osmolarität und der Natriumkonzentration erklärt. Die Phagocytose und die Einwanderung von Leukocyten wird dadurch gefördert. Diese Befunde bedürfen allerdings noch der Überprüfung.

Adrenerge β-Receptorenblocker (β-Sympathicolytica)

Die Erregung der sog. adrenergen β-Receptoren ist von einer peripheren Vasodilatation gefolgt. Deshalb erscheint deren medikamentöse Blockade bei der chronischen Hypertonie an sich nicht sinnvoll. Wegen ihrer negativ inotropen und frequenzvermindernden Wirkung wäre dagegen diese Gruppe

---

26 Adelphan.   27 Adelphan-Esidrix.

von Medikamenten vorzüglich für die sog. hypertonen Regulationsstörungen, also Kranke mit hohem Herzzeitvolumen und normalem oder erniedrigtem peripherem Widerstand, geeignet (s. S. 30).

Die praktische Erfahrung hat jedoch entgegen diesen theoretischen Voraussetzungen gezeigt, daß in vielen Fällen von diastolischer Hypertonie, bei denen eine Erhöhung des peripheren Widerstandes als Ursache der Hypertonie angenommen werden muß, β-Receptorenblocker gut, manchmal sogar ebensogut wie die schon bekannten, auf den peripheren Widerstand wirkenden sympathicushemmenden Stoffe den Blutdruck senken. Schon 1964 konnten PRICHARD u. GILLAM auf die blutdrucksenkende Wirkung von 1-Isopropylamino-3-(1-naphthyloxy)-propane-2-Ol　Propranolol [28]　hinweisen. PATERSON u. DOLLERY (1966) bestätigten diesen überraschenden Befund. In einer gekreuzten Studie fanden diese Autoren bei 11 Hypertonikern eine Blutdrucksenkung im Liegen, die nur gering schwächer war als die von Hydrochlorothiazid: Der arterielle Blutdruck sank durchschnittlich von 199/109 mm Hg unter 50 g Hydrochlorothiazid im *Liegen* auf 173/99 mm Hg, im *Stehen* auf 164/100 mm Hg; unter 240 mg Propranolol auf 186/104 bzw. 174/103 mm Hg. Das Ausmaß der Blutdrucksenkung war in den einzelnen Fällen sehr verschieden stark. WAAL (1966) und DORPH u. BINDER (1969) hatten ähnliche Ergebnisse.

Nach 4—15 Monaten Therapie studierten FROHLICH et al. (1968) in sehr interessanten *klinisch-pharmakologischen Untersuchungen* die Wirkung von Propranolol in Dosen bis zu 360 mg pro die auf die Hämodynamik von 7 Hypertonikern. Sie zeigten, daß die Blutdrucksenkung auf eine durchschnittliche *Herzzeitvolumenverminderung* um 25% durch *Abnahme der Herzfrequenz* zu beziehen war. Das Schlagvolumen blieb gegenüber der Periode vor der Behandlung unbeeinflußt. Eine *orthostatische Hypotonie* trat nicht auf. In einigen Fällen erhöhte sich der *periphere Widerstand*, in anderen blieb er gleich. Damit ist erwiesen, daß auf die Dauer eine Blutdrucksenkung allein durch Verminderung des Herzzeitvolumens durch Senkung der Herzfrequenz möglich ist und daß der Blutdruck auf diese Weise gesenkt werden kann, auch wenn vor der Therapie das Herzzeitvolumen normal oder sogar niedrig war. Die Tatsache, daß diese Blutdrucksenkung offenbar ohne nervale oder myogene Adaptation der peripheren arteriellen Strombahn an das erniedrigte Volumen und den verminderten Perfusionsdruck erfolgt, was nach den heute herrschenden Vorstellungen zu erwarten wäre, ist von grundsätzlicher Bedeutung (s. S. 123).

Inzwischen ist auch erwiesen, daß neben Propranolol auch β-Blocker mit anderer chemischer Konstitution blutdrucksenkend wirken. DORPH u. BINDER verwendeten z. B. 1-Isopropylamino-2-hydroxy-3-(0-allyloxy-phenoxy)-propanhydrochlorid, Oxprenolol [29], FURBERG u. MIKAELSON, TIBBEN u. ABLAD Alprenolol [30]. Der antihypertensive Effekt war bei aequipotenten

---

28 Dociton (BRD), Inderal (USA, England).　　　29 Trasicor.　　　30 Aptin.

β-blockierenden Dosen aller drei Verbindungen gleich stark, die Einwirkung auf die entscheidenden Parameter der Hämodynamik trotz gleich starker Blutdrucksenkung jedoch etwas verschieden. Im akuten Versuch zeigte sich unter Propranolol eine Verminderung des Herzzeitvolumens von 13% in Ruhe und 17% bei Belastung, der periphere Widerstand war leicht erhöht. Bei Alprenolol war eine geringere Abnahme des Herzzeitvolumens bei gleichbleibendem peripherem Widerstand zu sehen. Propranolol hat in den chronischen Versuchsanordnungen keinen oder einen geringen Einfluß auf das Schlagvolumen, Alprenolol erhöhte es im akuten Versuch. Versuche mit langdauernder Anwendung, wie sie von FROHLICH et al. (1968) mitgeteilt wurden, fehlen für diese neueren Verbindungen mit β-blockierender Wirkung noch. Die für die Blutdrucksenkung entscheidende Veränderung ist jedoch auch in allen bisher bekanntgewordenen akuten Versuchen die Abnahme des Herzzeitvolumens, sei es durch Abnahme des Schlagvolumens, was vorzüglich bei Normotonen gefunden wird, sei es durch Senkung der Herzfrequenz, die bei Hypertonikern überwiegt (s. a. ULRYCH et al., 1968; JOHNSSON et al., 1969).

Damit stellt sich die Frage, ob der blutdrucksenkende Effekt der Verbindungen mit β-blockierender Wirkung allein auf die β-Blockade zurückzuführen ist. FROHLICH et al. (1968) zeigten bei ihren oben erwähnten chronischen Versuchen, daß Isoproterenolinfusionen auch nach monatelanger Behandlung mit Propranolol die Herzfrequenz nicht erhöhten, und bewiesen damit, daß die β-Blockade noch wirksam war. GILFRICH et al. (1969) sahen jedoch bei akuten Versuchen mit N-isopropyl-p-nitrophenyl-äthanolamin (INPEA) die gleiche blutdrucksenkende und herzfrequenzsenkende Wirkung, gleichgültig, ob das β-receptorenwirksame linksdrehende Isomer oder das in dieser Hinsicht unwirksame rechtsdrehende gegeben wurde. Deshalb ist anzunehmen, daß an der Frequenzsenkung durch β-Blocker auch *chinidinähnliche Effekte* mitwirken.

Darüber hinaus bestehen immer noch Zweifel an der Vorstellung, daß die Blutdrucksenkung im chronischen Versuch mit diesen Verbindungen wirklich nur durch eine Verminderung des Herzzeitvolumens bewirkt wird. Das gilt besonders für die hohen Dosen in der Größenordnung von 400 mg Propranolol und mehr. Bei Versuchen in unserer Essener Klinik (ANLAUF et al., 1970) zeigte sich einerseits statistisch keine Korrelation zwischen der Schlagfrequenzabnahme und dem Ausmaß der Blutdrucksenkung. Das Fehlen einer orthostatischen Hypotonie, auch nach hohen Dosen, spricht jedoch andererseits gegen die Annahme einer starken Erweiterung der peripheren arteriellen und venösen Strombahn durch die Substanz.

Man wird die Ergebnisse weiterer langfristiger Versuche abwarten müssen; eine alle Beobachtungen erklärende Darstellung des Wirkungsmechanismus der β-Rezeptoren bei der chronischen Hypertonie ist zur Zeit noch nicht möglich. Wie die Versuche von FROHLICH et al. (1968), die oben ausführlich besprochen wurden, zeigen, könnten die Ergebnisse dieser Untersuchungen eine Revision der heute bestehenden Vorstellungen über die Autoregulation der Organdurchblutung bei Änderungen des Perfusionsdruckes und des Herzzeitvolumens nötig machen.

Die Blutdrucksenkung bei der *klinischen Erprobung* war in den ersten Serien von PATERSON u. DOLLERY (1966) im Durchschnitt gering (s. a. RICHARDSON et al., 1968). Viel eindrucksvoller sind die Ergebnisse von PRICHARD u. GILLAM (1969).

Diese Autoren untersuchten bei 109 Kranken die blutdrucksenkende Wirkung von Propranolol und fanden sie gleichwertig der von Bethanidin, Guanethidin und Methyldopa. Auch bei dieser Studie wird das Fehlen einer orthostatischen Hypotension hervorgehoben. Die Dosis wurde so lange von 20 mg pro die an gesteigert, bis die Einstellung des Blutdruckes befriedigend war. Dabei wurde als Höchstdosis 4×1000 mg tägl. erreicht. Die beste Wirkung konnte oft erst 6 bis 8 Wochen nach Beginn festgestellt werden. Nur bei 2 Patienten mußte das Präparat wegen Herzinsuffizienz abgesetzt werden. Das Risiko dieser Komplikation war bei Dosen um 40 mg pro die am höchsten. Die Nebenwirkungen der Therapie waren gering. Im ganzen gesehen gelang es bei 84% der behandelten Hypertoniker, einen diastolischen Blutdruck im Stehen von 100 mm Hg zu erreichen. Bei Bethanidin, Guanethidin und α-Methyldopa gelang dies nur bei 40—60%.

Diese Ergebnisse, die bisher von anderen Autoren nicht bestätigt wurden, bedürfen der Nachprüfung. Im Gegensatz zu PRICHARD u. GILLAM (1964) fanden RICHARDSON et al. (1962) keine Zunahme der Wirksamkeit mit der Dauer der Therapie.

Über die *praktische Bedeutung* der β-Receptorenblocker für die Therapie der chronischen arteriellen Hypertonie können erst weitere Untersuchungen Aufschluß geben. Bei Untersuchungen in unserer Klinik mit Propranolol und Oxprenolol [31] wurde bei annähernd gleicher Wirkungsstärke unter einer durchschnittlichen Tagesdosis von 190 mg bei 18 Kranken mit leichter systolischer und diastolischer Hypertonie in 69%, bei 39 mit schwerer Hypertonie in 46% eine der Altersnorm entsprechende Normotonie erreicht. Die PAH- und Inulin-Clearance nahm im akuten Versuch nach 5 mg Propranolol bzw. Oxprenolol signifikant ab. Im Versuch nach oraler Therapie mit Oxprenolol (120—240 mg pro die, 12 Tage lang) war bei unveränderten Blutdruck- und Pulswerten des Kollektivs die PAH-Clearance signifikant vermindert (ANLAUF et al., 1969, 1970).

Eine *wichtige Indikation* für die Anwendung von β-Receptorenblockern besteht nach unseren Erfahrungen bei der Blutdrucksteigerung mit großer Amplitude, Schweißausbruch, Neigung zu Tachykardie, den sog. hypertonen Regulationsstörungen. Bei Kranken mit diastolischer Hypertonie, bei

---

31 Trasicor.

denen die eigentlichen Antihypertensiva eine so starke orthostatische Hypotonie bewirken, daß eine weitere Steigerung der Dosis unmöglich ist, kann ein Versuch mit höheren Dosen von β-Blockern allein oder besser in Kombination mit anderen Hypotensiva, besonders Saluretica, gemacht werden.

Die *Dosierung* von Propranolol, Alprenolol und Oxprenolol sollte mit 4×10 mg beginnen. 40—120 mg Propranolol genügen bei der hypertonen Regulationsstörung in der Regel. Die Steigerung der Dosis auf 300 bis 400 mg und mehr, die bei der diastolischen Hypertonie oft zur vollen Wirkung nötig sind, muß langsam erfolgen. Eine strenge Kontrolle der Herzgröße im Röntgenbild ist dringend nötig. Propranolol wirkt ungefähr 4 Std; das Wirkungsmaximum tritt nach 2 Std ein. Die Tagesdosen müssen deshalb mindestens auf 3, besser 4 Einzeldosen über den Tag verteilt werden. Die Substanz wird vorwiegend metabolisiert im Harn ausgeschieden (FITZGERALD u. SCALES, 1968).

Nebenwirkungen sind: Benommenheit, Übelkeit, Müdigkeit, Schlafstörungen. *Unerwünschte Wirkungen* der β-Blockade können sein: Bradykardie, Herzinsuffizienz. *Kontraindiziert* sind Verbindungen dieses Wirkungstyps bei Herzinsuffizienz, Asthma bronchiale und Überleitungsstörungen des Herzens.

Selten verwandte und obsolete Medikamente

In der Therapie des Hochdrucks wurde in der Vergangenheit eine große Zahl von Medikamenten erprobt und wieder verlassen, teils weil sie sich als unwirksam erwiesen oder durch bessere verdrängt wurden, teils weil sie zu starke Nebenwirkungen hatten.

Hydrierte Mutterkornalkaloide

Die Mutterkornalkaloide, besonders ein Gemisch von je $^1/_3$ der drei hydrierten Mutterkornalkaloide Dihydroergocristin, Dihydroergocornin und Dihydroergokryptin [32], wurden eine Zeitlang als blutdrucksenkendes Präparat viel verwendet. Die pharmakologischen Untersuchungen über diese Stoffgruppe stammen von ROTHLIN u. CERLETTI (1949). Die Hydrierung war nötig zur Minderung der Toxicität.

Dem Gemisch kommen folgende *pharmakologische Wirkungen* zu: Eine *zentrale*, bestehend in einer *Sedation*, die sich in psychischer Ruhe und Gelassenheit äußert, und eine weitere auf Zentren der Kreislaufregulation, die sich in einer Blutdrucksenkung und Dämpfung der vom Sinus caroticus und Aortenbogen ausgehenden Kreislaufreflexe auswirkt. Dazu kommen *periphere* Wirkungen, die in einer Entspannung der glatten Muskulatur der Gefäße und des Uterus bestehen, und sog. sympathicolytische Effekte.

Die Wirkung am Hochdruckkranken wurde in vielen, zum Teil methodisch unzureichenden Publikationen geprüft. Die ersten Arbeiten stammen

---

32 Hydergin.

von KAPPERT (1949). Danach folgte eine größere Zahl von sich widersprechenden Veröffentlichungen. KAISER u. MARTINI (1950) konnten bei stationär behandelten Kranken keine Wirkung sehen. Eine nennenswerte Blutdrucksenkung ist nur durch intravenöse Injektion zu erzielen. Die Wirkung
variiert jedoch auch hierbei von Patient zu Patient stark.

WILBRANDT (1951, 1953) fand in einer durch Placebomedikation kontrollierten
Studie — Hydergin wurde sublingual und parenteral gegeben — eine gute Wirkung
bei 100 Patienten der Fundusgruppe I und II: 59% reagierten mit Blutdrucksenkung, 80% mit Verminderung der subjektiven Symptome. Bei schweren Formen der
Hypertonie mit Fundus III und IV und beim Vorhandensein eines Nierenschadens
war die Erfolgsquote deutlich geringer, 25 bzw. 10%. In einer sich über zwei Jahre
erstreckenden Studie hat PÖLDRE (1956) auch in einer mit Placeboperioden und
Auslaßversuchen kontrollierten Untersuchung an 47 stationären und 22 poliklinischen Kranken eine Blutdrucksenkung und günstige Einflüsse auf die subjektive
Symptomatik gefunden. Die Blutdrucksenkungen bei hospitalisierten und ambulant
behandelten Kranken lagen bei 20/25% für den systolischen bzw. diastolischen
Blutdruck. Nach Einschalten einer Placeboperiode oder beim Auslaßversuch stieg
der Blutdruck um 26/23 bzw. 22/26%. Bei der Durchsicht der Tabellen zeigt sich
allerdings, daß die Blutdrucksenkung, obwohl statistisch gesichert, nie ausgiebig
genug war und selten bis zu normalen Werten ging. Orthostatische Hypotonie,
Störung der Nasenatmung, Nausea, Kopfschmerzen kamen als *Nebenwirkungen*
vor. Eine *Resistenz* wurde nicht beobachtet. Die *Dosen* lagen in dieser Untersuchung höher als bei den meisten früheren. Stets wurde mit einer Injektionsbehandlung begonnen (2—3mal täglich 0,3 mg), dann mit Sublingualtabletten unterstützt (4mal 0,5 mg), später wurden 3—6mal 0,25 mg gegeben.

Nach diesen Untersuchungen ist grundsätzlich gesichert, daß hydrierte
Mutterkornalkaloide blutdrucksenkend wirken. Auch bei parenteraler Medikation wirken sie jedoch schwächer blutdrucksenkend als Reserpin. Deshalb
werden sie heute in dieser Indikation zumindest allein nicht mehr verwendet. Sie können jedoch auf die Kopfschmerzen der Hypertoniker günstig
wirken, auch der ausgleichende Effekt auf die Stimmung erregter Patienten
kann genutzt werden. Die hydrierten Mutterkornalkaloide spielen heute
nur noch die Rolle eines Adjuvans der Hochdrucktherapie. Dihydroergocristin wird in Deutschland mit Reserpin und einem Salureticum kombiniert angeboten [33].

Präparate mit guter blutdrucksenkender Wirkung, die wegen ihrer
Nebenwirkung aufgegeben wurden, sind Bretylium, die Ganglienblocker
und Veratrumalkaloide.

Bretylium, eine quarternäre Ammoniumbase, pharmakologisch ein adrenerger Neuronenblocker, wurde schon in einem früheren Kapitel (s. S. 82)
kurz erwähnt. Seine Verwendung scheiterte an der schnellen Resistenzentwicklung, der schlechten Resorption und den starken Nebenwirkungen,
z. B. dem Parotisschmerz, der die Medikation überdauern kann. Da Guanethidin in der Indikation schwer beeinflußbarer Hypertonien deutlich überlegen ist, wird Bretylium nicht mehr verwendet (PAGE u. DUSTAN, 1960).

---

[33] Briserin.

Das gleiche gilt für die Gruppe der *sog. Ganglienblocker*, die längere Zeit die wichtigsten und wirksamsten Medikamente der Hochdrucktherapie überhaupt waren. Sie wurden in der Kombination mit Hydralazin bei ausgedehnten, klassisch gewordenen Untersuchungen mit sehr überzeugenden Erfolgen verwendet (SCHROEDER u. PERRY, 1960; PERRY et al., 1966). Durch kompetitive Hemmung des Überträgers mit Acetylcholin im Ganglion und vielleicht auch der sympathischen Nervenendigung wirken diese Substanzen gleichzeitig auf die adrenergisch und cholinergisch gesteuerten Funktionen, was mitunter zu schweren und lästigen Nebenwirkungen führte. Diese Stoffe werden nicht mehr verwendet, seit im Guanethidin eine selektiv auf die sympathische Innervation ähnlich stark wirkende Substanz entdeckt worden war. Von manchen Autoren werden bei i. v. Injektionen schnell wirkende Präparate wie Trimetaphan [34] für hypertone Krisen noch empfohlen (SIMPSON u. SMIRK, 1962; HOOBLER u. CONWAY, 1961) (s. S. 137).

Die *Veratrumalkaloide* aus verschiedenen Liliaceenarten sind nach ihrem pharmakologischen Wirkungsbild ideale Antihypertonica. Die Protoveratrine A und B, die für diese Indikation am besten geeigneten Alkaloide, senken den Blutdruck teils durch eine reflektorisch, teils durch eine zentralnervös ausgelöste Reduktion des peripheren Gefäßwiderstandes, die aktiv erfolgt. Die Wirkung wird durch eine reflektorisch bedingte Bradykardie verstärkt (ROTHLIN u. CERLETTI, 1954). Die Veratrumalkaloide, auf deren blutdrucksenkende Wirkung schon McNIDER (1920) hinwies, nachdem bereits BEZOLD u. HIRT (1867) die Pharmakologie dieser Stoffe untersucht hatten, wurden zuerst in der Behandlung der Eklampsie der Schwangeren angewandt (BRYANT u. FLEMING, 1940). Die Wirkung der reinen Alkaloide wurde zuerst von MEILMAN u. KRAYER (1950, 1952) untersucht. *Protoveratrin* war, allerdings nur bei parenteraler Medikation (i. v. 1,5 bis 1,9 mg/kg, i. m. 4—6 mg/kg) geeignet. Intravenös gegeben, senkt es den Blutdruck für 3—4 Std nachdrücklich mit einer Bradykardie, die besonders stark bei gleichzeitiger Behandlung mit Digitalisglykosiden auftritt. Der orthostatische Effekt ist gering. Leider ist die therapeutische Breite der Protoveratrine sehr gering. Nausea und Erbrechen treten häufig schon bei therapeutischen Dosen auf.

HOOBLER et al. (1952) berichteten über eine Serie von Patienten unter oraler Therapie bei einem allerdings große Sorgfalt erfordernden Programm von verschiedenen, über den Tag verteilten Dosen mit im ganzen günstigen Erfolgen. Heute wird Veratrin wegen seiner ungleichmäßigen und wechselnden enteralen Resorption nur noch intravenös infundiert zur Behandlung akuter Blutdrucksteigerungen, z. B. bei der Schwangerschaftstoxikose, angewandt. In der oralen Dauertherapie ist es von den besser verträglichen Präparaten mit größerer therapeutischer Breite verdrängt worden.

---

34 Arfonad (BRD, Schweiz, Frankreich, England).

7*

Monoaminooxydasehemmer

Verbindungen aus dieser Stoffgruppe haben neben der Verwendung als Antidepressiva und Tuberculostatica zeitweise auch in der Hochdrucktherapie Verwendung gefunden, nachdem in der Psychiatrie Blutdrucksenkung, besonders im Stehen, beobachtet worden war. Deshalb wurden für die Hochdrucktherapie eine größere Reihe von Monoaminooxydasehemmern erprobt. Die meisten erwiesen sich als zu schwach blutdrucksenkend oder zu toxisch; besonders traten Leberparenchymschäden auf. Als einziges Präparat aus dieser Gruppe, das heute noch verwendet wird, ist Pargyline (N-benzyl-N-methyl-2-propynylaminhydrochlorid) im Handel [35]. Sein Wirkungsmechanismus ist unklar, es scheint wie Bretylium bei Stimulation mit niedrigen Frequenzen die Noradrenalinfreisetzung zu blockieren (BRODIE, 1963). Die relativ kurzdauernde Wirkung auf den Blutdruck ist im Stehen deutlich stärker als im Liegen. Sie soll durch eine bevorzugte Verminderung des peripheren arteriellen Widerstandes zustande kommen, wobei das Herzzeitvolumen gleichbleibt. Die Glomerulumfiltration nimmt stark ab, was sich im Stehen noch verstärkt (ONESTI et al., 1964). Die Wirkung wird durch Kombination mit Saluretica gesteigert (HUTCHISON et al., 1965; BUCH, 1969).

Die Gründe, warum Pargyline selten verwandt wird, liegen in der in kurzer Zeit eintretenden *Resistenzentwicklung* und den erheblichen *Nebenwirkungen*.

ESBENSHADE et al. (1966) zeigten, daß von 19 Patienten, die ursprünglich gut auf Pargyline ansprachen, nur 8 (42%) nach 6 Monaten bis zu 2 Jahren noch einen gesenkten Blutdruck hatten, 11 wurden resistent, bei 7 mußte die Therapie wegen Nebenwirkungen abgebrochen werden (s. a. BUCH, 1969).

Nach Genuß von Tyramin- und Phenyläthylamin-haltigen Nahrungsmitteln tritt eine kritische *Hypertonie* auf, die durch den mangelnden Abbau dieser Amine wegen der Hemmung der Monoaminooxydase entsteht (BLACKWELL, 1963; BREAKSTONE, 1965; HORLER u. WYNNE, 1965). Außerdem kommen — allerdings nur bei schon disponierten Kranken — psychotische Reaktionen vor (SUTNICK et al., 1964). Pargyline hat deshalb keine breite Anwendung gefunden. In einzelnen Fällen kann es wegen seiner aufhellenden Wirkung jedoch nützlich sein, wenn die sedative Wirkung von Reserpin, α-Methyldopa oder Clonidin die Kranken stark belästigt. Es sollte dann in Kombination mit diesen Präparaten oder allein mit einem Salureticum unter den notwendigen Vorsichtsmaßregeln gegeben werden.

Der Versuch, mit *zentral dämpfenden Substanzen* eine Senkung des arteriellen Blutdrucks zu bewirken, geht auf die guten Erfahrungen der älteren Ärzte schon vor der Ära der Chemotherapie des Hochdrucks mit

---

35 Eutonyl (BRD, USA).

Barbituraten zurück. Diese wurden von CLARK u. CROSS (1965) in allerdings nicht kontrollierten Studien bestätigt; mit 3—4mal täglich 30 mg Butisolnatrium erreichten sie bei 14 Patienten innerhalb von 3—8 Monaten eine Senkung des Blutdrucks in 79%. Es handelte sich jedoch nur um Kranke, deren Blutdruckwerte 180 mm Hg systolisch und 100 mm Hg diastolisch nicht überschritten. Nachdem auch mit Tranquillizern wie z. B. Meprobamat solche Effekte erzielt werden konnten, suchte man Verbindungen aus dieser Gruppe, die eine noch stärkere Wirkung auf den Blutdruck hatten, und entwickelte *Mebutamat* (2-2-dicarbamoyloxymethyl-3-methylpentan) [36]. Die Prüfungen ergaben wechselnde Wirkungen. Während CORCORAN u. LOYKE (1962) bei Patienten in der Sprechstunde relativ günstige Erfahrungen besonders bei Kombination mit Thiaziden hatten, fanden andere Untersucher keine Blutdrucksenkung (BRYANT, 1962; ROWE et al., 1962; JANNEY et al., 1963). In der kooperativen Studie des U. S. Public Health Service konnte im Doppelblindtest keine Wirkung von Mebutamat nachgewiesen werden (SMITH, 1965). Nachteile sind die kurze Wirkungsdauer und der sedative Effekt, der allerdings nachläßt, wenn das Präparat längere Zeit gegeben wird.

Wegen zu geringer oder zu unregelmäßiger Wirkung ist die Therapie des Hochdrucks mit *Heparin*, die von KELLER (1953) erstmals empfohlen wurde, wieder verlassen worden (s. KELLER, 1956). SARTORIUS et al. (1954) haben in der Klinik von SARRE seine Befunde überprüft und, in allerdings nicht kontrollierten Studien, bestätigt. Von 23 Patienten hatten 16 eine statistisch signifikante Blutdrucksenkung von 47/14 mm Hg. Über den Wirkungsmechanismus der blutdrucksenkenden Therapie mit Heparin ist nichts bekannt.

Eine auch theoretisch interessante Mitteilung soll zum Abschluß der Besprechung der selten verwendeten Medikamente nicht übergangen werden. Bei der malignen Verlaufsform der Hypertonie hat PERERA (1961, 1964) beobachtet, daß unter der Behandlung mit 40 mg *Methimazol* [37] pro die ohne Änderung des Blutdruckniveaus die für diese Form der Hypertonie typischen Symptome (das Papillenödem am Augenhintergrund ebenso wie die Exsudate und die Blutungen, die Kopfschmerzen und Sehstörungen) innerhalb von drei Monaten vor dem Nachweis einer Hypothyreose verschwanden, die später dann allerdings doch in jedem Fall auftrat. In einem Fall kehrten nach einer Behandlung mit Thyreoideaextrakten das Papillenödem und die Sehstörungen wieder. Die Verläufe wurden zum Teil über zwei Jahre beobachtet, ohne daß die Wirkung nachließ.

Adrenerge α-Receptorenblocker (α-Sympathicolytica)

Diese Stoffgruppe, die den blutdrucksenkenden Effekt über eine Blockade der Wirkung von Noradrenalin und Adrenalin an den α-Receptoren des Sympathicus bewirkt, eignet sich nicht für die chronische Therapie des

---

36 Capla (USA).
37 Favistan (BRD), Mercazol (England), Tapazol (England).

Hochdrucks, es sei denn, er ist durch ein Phäochromocytom bedingt (s.
S. 145). Dies konnten MOYER u. CAPLOWITZ (1953) bei ihren Versuchen mit
Phentolamin [38] zeigen, besonders auch weil eine langdauernde orale Medikation zu schweren gastrointestinalen Störungen führt. SANNERSTEDT (1966)
hat Acetabuton hinsichtlich seiner hämodynamischen Wirkung untersucht,
das 20mal stärker wirkt als Phenoxybenzamin [39]. Es führt zum Blutdruckabfall besonders bei körperlicher Tätigkeit; das Herzzeitvolumen war
unverändert oder leicht erhöht, die Blutdrucksenkung also durch eine Verminderung des peripheren Widerstandes bedingt.

Beeinflussung des Mineral- und Wasserstoffwechsels

Die Wirkung des Kochsalzentzuges auf die Hämodynamik der arteriellen Hypertonie

Ein Entzug des Kochsalzes ist grundsätzlich möglich
>   durch *Diät*,
>   durch *Chemotherapie* mit Saluretica.

Die diätetische Therapie des Hochdruckes geht auf Autoren zurück, die
Ende des 19. und Anfang des 20. Jahrhunderts bei der Behandlung von
Nierenkranken den blutdrucksenkenden Effekt der kochsalzarmen Kost
entdeckten. Man war damals noch der Meinung, daß die Hypertonie durch
eine Chlorretention bedingt sei („Rétention chlorurée sèche", AMBARD u.
BEAUJARD, 1905). Die kochsalzarme Kost wurde dann endgültig von ALLEN
(1920) in die Behandlung der Hypertonie eingeführt.

Damit stellte sich die Frage, ob in der Konstellation der Ursachen der
chronischen arteriellen Hypertonie eine Störung des Kochsalzstoffwechsels
mitwirkt. Die jahrzehntelange Diskussion darüber ist bis heute nicht abgeschlossen; sie kann hier selbstverständlich auch nicht in allen Einzelheiten
referiert werden. Es gibt für die Annahme einer Natriumstoffwechselstö-
rung als Teilursache an der Pathogenese der Hypertonie eine Reihe von
indirekten Beweisen, die allerdings zum Teil durch andere, ebenso gewich-
tige Argumente widerlegt werden können.

Eines der wichtigsten *Argumente für diese Hypothese* ist der therapeutische Effekt des Kochsalzentzuges, der auf diätetischem Weg bei ca. $^1/_3$,
bei medikamentöser Salurese bei allen Hypertonikern zu einer statistisch
gesicherten Blutdrucksenkung führt. Diese Wirkung kann durch Zufuhr
von Kochsalz in Mengen, die den Verlust decken, wieder ausgeglichen werden. Im Tierversuch zeigt sich bei der experimentellen Hypertonie, daß die
zusätzliche Zufuhr von Kochsalz die Entstehung der Hypertonie fördert, in
einzelnen Versuchsanordnungen dafür sogar die Voraussetzung ist (MENEELY

---

38 Regitin (BRD), Rogitine (Schweiz).
39 Phenoxybenzamin (BRD), Dibenzyline (USA).

u. DAHL, 1961; s. a. MENEELY, 1967). DAHL (1967) fand, daß es in bestimmten Populationen Ratten gibt, die offenbar aus genetischen Gründen nach Kochsalz eine Hypertonie entwickeln, und solche, die das nicht tun. Aus der Gruppe der kochsalzempfindlichen Ratten konnte er Generationen von Rattenstämmen züchten, von denen jede wieder auf hohe Kochsalzmengen im Futter mit einer Hypertonie reagierte. Diese Hypertonie kann bestehen bleiben, wenn die Kochsalzbelastung abgebrochen wird. Bei der Züchtung von Ratten mit erblicher Hypertonie erhöht eine kochsalzreiche Kost den Erblichkeitskoeffizienten (BALDOLI et al., 1968).

In den epidemiologischen Studien beim Menschen zeigten sich dagegen hinsichtlich der Abhängigkeit der Hypertonie vom Salzgehalt der Kost widersprüchliche Ergebnisse (MIALL, 1959; DAHL, 1960; DAWBER et al., 1967; SWAYE u. GIFFORD, 1968). Diese Widersprüche könnten dadurch erklärt werden, daß die hohe Kochsalzzufuhr früh im Leben einwirken muß und daß nur, wenn sich genetische Faktoren mit dieser Exposition, die oft mit anderen kulturellen Einflüssen zusammenfällt, kombinieren, die Hypertonie manifest wird.

Nach dem, was bis heute zu dieser Frage bekannt geworden ist, kann angenommen werden, daß eine über den Bedarf erhöhte Kochsalzzufuhr, wie auch selbstverständlich andere Faktoren (z. B. eine Nierenerkrankung, eine Schwangerschaftstoxikose), eine genetische Disposition zur Hypertonie demaskieren oder zumindest früher im Leben manifestieren kann. Ebenso könnte man vermuten, daß durch eine konsequente, früh einsetzende diätetische Kochsalzentziehung der Teil der Population therapeutisch erfaßt werden könnte, der genetisch bedingt besonders stark auf eine Überdosierung von Natrium reagiert. Es ist erwiesen, daß der Mensch in unserer Zivilisation viel mehr Kochsalz zu sich nimmt, als er zur Aufrechterhaltung seiner Natriumbilanz braucht; der Gesunde kommt bekanntlich mit 500 mg NaCl pro die aus.

Auf den Entzug von Kochsalz durch Natriuretica antworten beinahe alle Hypertoniker, ohne Rücksicht auf die Genese der Hypertonie, mit einer Senkung des Blutdrucks.

Bei diesen Überlegungen ist es wichtig zu berücksichtigen, daß der Kochsalzentzug, gleichgültig wie er bewirkt wird, eine *zweiphasige Wirkung* auf die Regulation des Blutdrucks hat. Die in der Folge referierten Untersuchungen über die Hämodynamik nach Kochsalzentzug sind mit Saluretica durchgeführt worden. Untersuchungen gleicher Art mit strengem diätetischem Natriumentzug (nicht mehr als 500 mg pro die) existieren unseres Wissens nicht. Es ist jedoch anzunehmen, daß die Änderungen der Hämodynamik, die in einer Senkung des arteriellen Blutdrucks dabei resultieren, die gleichen sind.

Die Blutdrucksenkung in der ersten *„renalen"* Phase, maximal eine Woche nach Beginn der medikamentösen Salurese, ist ursprünglich durch eine Verminderung des Herzzeitvolumens infolge Abnahme des *Plasma-volumens* erklärt worden, die parallel zu einer Abnahme des extracellu-lären Flüssigkeitsvolumens und des austauschbaren Natrium verläuft (DUSTAN et al., 1959; FREIS, 1960). FINNERTY et al. (1968) haben jedoch gezeigt, daß die Blutdrucksenkung nach Hydrochlorothiazid und Furosemid der negativen Natriumbilanz, nicht jedoch der Verminderung des Plasma-volumens parallel geht. Dessen Abnahme stand in keiner direkten Bezie-hung zum Ausmaß des blutdrucksenkenden Effektes des Salureticum. Die Blutdrucksenkung durch Salurese kann durch ausreichende Zulage von Kochsalz wieder rückgängig gemacht werden (s. a. JOHNSON et al., 1962). Plasmaexpander gleichen dagegen die Blutdrucksenkung nicht aus, wie früher schon HOLLANDER et al. (1960) zeigen konnten. FINNERTY et al. erklä-ren den Unterschied ihrer Ergebnisse gegenüber FREIS (1960) und DUSTAN et al. (1959) mit dem Umstand, daß die Patienten dieser Autoren während der Versuche unter Antihypertensiva standen, die die Reaktion auf eine Plasmaverminderung verstärken. Wegen des verminderten Plasmavolumens nach Saluretica wird der *periphere Widerstand* in dieser ersten Phase leicht erhöht (DUSTAN et al., 1959; GIFFORD et al., 1961; VILLAREAL et al., 1962). Beim nierenlosen Hund bleibt Chlorothiazid im akuten Versuch ohne Wir-kung auf Blutdruck, Wassergehalt des Gewebes oder die Gewebselektro-lyte.

Bei Fortsetzung der Therapie mit Saluretica wird der Verlust von Na-trium durch die Nieren immer geringer, während der Kaliumverlust weiter-geht. Dabei steigt die Aldosteronausscheidung im Harn schwach an (MA-RONDE et al., 1969). Die Werte für das *Plasmavolumen,* den interstitiellen Flüssigkeitsraum und das Herzzeitvolumen gehen wieder in den Norm-bereich zurück, die Blutdrucksenkung bleibt jedoch in dieser zweiten „*extra-renalen"* Phase der Salureticawirkung bestehen; der *periphere Widerstand* ist deutlich vermindert (DUSTAN et al., 1959; WILSON u. FREIS, 1959; CONWAY u. LAUWERS, 1960; FROHLICH et al., 1960; VILLAREAL et al., 1962). CONWAY u. PALMERO (1963) fanden eine Abnahme des peripheren Wider-standes am Unterarm um 18%. Unter Thiaziden werden Wasser- und Natriummengen ausgeschieden, die der Ausscheidung einer isotonischen extracellulären Flüssigkeit entsprechen (WILSON u. FREIS, 1959; WINER, 1961). Beim langfristigen Versuch über 12 Tage bis 8,5 Monate mit täg-lichen Dosen bis zu 1500 mg Chlorothiazid und 150 mg Hydrochlorothia-zid ist das Plasmavolumen und der Kochsalzbestand des Körpers normal, wie GIFFORD et al (1961) bei Isotopenstudien zeigen konnten. Auch die Aldosteronausscheidung wird im chronischen Versuch nicht beeinflußt. TRUNIGER u. SIEGENTHALER (1960) fanden bei Gesunden und Ödemkranken nur eine passagere Aldosteronmehrsekretion im Harn, die 42—48 Std nach Beginn der Medikation einsetzt, also auf die renale Phase der Saluretica-wirkung beschränkt ist.

Wenn wir der Hypothese folgen, daß bei der Hypertonie eine für die Krankheit spezifische Störung im Natriumstoffwechsel besteht, könnte die Wirkung des Kochsalzentzuges beim Hypertonus darin bestehen, daß eine für diese Krankheit spezifische, abnorme Vermehrung von Natrium im ganzen Organismus oder in bestimmten Substraten, z. B. den Gefäßwänden, ausgeschwemmt werde.

Für das extracelluläre Natrium ist dies sicher widerlegt; es ist nachgewiesen, daß beim Hypertoniker das gesamte Körperwasser, der Extracellularraum, das Plasmavolumen, das austauschbare Natrium und die Halbwertszeit von ^{22}Na normal sind (WINER, 1959; HOLLANDER et al., 1961; DAHL et al., 1966). Daran ändert sich auch nichts bei langfristiger medikamentöser Blutdrucksenkung. Sind diese Größen beim Hypertoniker erhöht, besteht eine latente Herzinsuffizienz. Die Blutdrucksenkung in der ersten Phase ist ein unspezifischer Effekt der Kochsalzausschwemmung an sich.

Da jedoch, wie schon erwähnt, in der zweiten Phase der saluretischen Therapie, in der sich die Verhältnisse im gesamten Extracellularraum des Organismus wieder normalisieren, die Blutdrucksenkung erhalten bleibt, lag es nahe anzunehmen, daß in diesem Stadium der arterioläre Widerstand dadurch herabgesetzt wird, daß im Bereich der Arteriolen eine für die Hypertonie typische Verteilungsstörung für Natrium und vielleicht auch für Kalium zwischen dem extra- und dem intracellulären Raum ausgeglichen wird.

Die *intracelluläre Vermehrung des Natrium* bewirkt durch Quellung der Endothelzellen eine Verminderung des Lumens der Arteriolen, was eine erhebliche Steigerung des peripheren Widerstandes mit sich bringt, da dieser umgekehrt proportional zur vierten Potenz des Gefäßdurchmessers ist. Eine intracelluläre Vermehrung kann dazu Tonus und Kontraktilität der glatten Muskulatur der Arteriole verstärken (BOHR et al., 1958). Tatsächlich gelang es einigen Autoren nachzuweisen, daß bei der primären Hypertonie der intracelluläre Gehalt an Natrium, z. B. der Erythrocyten (LOSSE et al., 1962), erhöht ist. Für die Gefäßwände konnte dies von mehreren Autoren bei Hypertonie verschiedener Art gezeigt werden (TOBIAN u. BINION, 1952, 1954; ROSS, 1956; TOBIAN et al., 1961; VILLAMIL et al., 1963; DOUGLAS et al., 1967 FRIEDMAN u. FRIEDMAN, 1967).

Die Untersuchung der Verteilung des Natriums zwischen dem intra- und extracellulären Kompartment in einem Gewebe wie z. B. der Arteriolen stößt auf große methodische Schwierigkeiten. Den meisten Untersuchungen dieser Art liegen Bestimmungen des gesamten Gehaltes eines bestimmten Gewebsstückes an Natrium und Wasser zugrunde. Sie können deshalb keinen sicheren Aufschluß über die Verteilung zwischen dem extra- und dem intracellulären Raum geben.

Weiterhin bleibt noch offen, ob die nachgewiesenen Veränderungen Ursache oder Folge der Hypertonie sind. Untersuchungen von HOLLANDER et al. (1966) an den Arterien von Hunden nach Anlegung einer Aortenstenose sprechen für die zweite Annahme. Die Erhöhung des arteriellen Mitteldrucks erhöht nach diesen Untersuchungen den Gehalt an Mucopolysacchariden, die als Polyanionen die Bindungsfähigkeit der Zellen für Natrium bestimmen.

Die Untersuchungen von FRIEDMAN u. FRIEDMAN (1967), die bei der experimentellen Hypertonie eine Vermehrung des intracellulären Natrium fanden, bevor der Blutdruck erhöht war, sprechen dagegen für eine kausale Bedeutung dieser Veränderungen. TOBIAN et al. (1961) fanden eine Normalisierung des intracellulären Natrium nach Aufhebung der Nierendrosselung und Rückkehr des Blutdrucks zur Norm. VILLAMIL et al. (1963) konnten am gestreiften Muskel des Hypertonikers den vermehrten Gehalt an Natrium und Wasser durch Chlorothiazid beseitigen und das Verhältnis von extra- zu intracellulärem Natrium normalisieren.

In dem Laboratorium von MAXWELL (1969) wurden die Methoden zur Bestimmung des extracellulären und intracellulären Anteils des Natrium und des Wassers entscheidend verbessert (VILLAMIL et al., 1968). Dabei ergab sich, daß drei Fraktionen des extra- und intracellulären Natrium unterschieden werden müssen:

eine extracelluläre freie (normal: 56 mval/kg),
eine extracelluläre gebundene (normal: 36 mval/kg),
eine intracelluläre Fraktion (normal: 8 mval/kg).

Eine Differenzierung dieser Fraktionen wird notwendig sein, um primäre oder sekundäre Störungen bei der chronischen Hypertonie zu erfassen.

Die eben genannten Autoren kommen aufgrund ihrer Untersuchungen zur folgenden *vorläufigen Theorie:* Pressorische Substanzen wie z. B. Angiotensin oder Noradrenalin beeinflussen die Permeabilität der Gefäßmuskelzellen und/oder die Menge der natriumbindenden Proteine in der Zelle. Die entstandene Verteilungsstörung des Natrium wird durch die nun entstehende Hypertonie erhalten und die Hypertonie so perpetuiert. Natriumarme Kost oder Saluretica können diese Störung beheben (VILLAMIL et al., zit. n. MAXWELL, 1969).

Die Nieren des Hypertonikers können bei starker Diurese Natrium schlechter konservieren (COTTIER, 1960). Diese Störung ist eine Folge der Hypertonie; sie verschwindet nach Senkung des Blutdrucks. Die Natrium- und Wasserelimination durch Saluretica unterscheidet sich hingegen beim Hypertoniker nicht vom Gesunden (MERTZ u. SCHWOERER, 1969).

In diesem Zusammenhang ist auch zu diskutieren, ob die zweiphasige Wirkung der Saluretica nicht *Ausdruck einer Adaptation der Regelung des*

Kreislaufes an eine Änderung des Natriumgehaltes des Organismus bzw. des interstitiellen Flüssigkeitsraumes und des Blutvolumens ist: Nicht nur der *Kochsalzentzug* führt zu einer zweiphasigen Umstellung der Kreislaufregulation; auch die *Kochsalzretention* bewirkt Veränderungen, die das Spiegelbild dessen sind, was wir bei der Salurese sehen. BORST u. BORST DE GEUS (1963) fanden nach Natriumbelastung durch natriumretinierende Präparate, z. B. Succus liquiritiae, folgenden Ablauf: Hochdruck durch Herzzeitvolumenvermehrung bei hohem Plasmavolumen, der nach einiger Zeit von einem Hochdruck durch Erhöhung des peripheren Widerstandes abgelöst wurde. Man kann also annehmen, daß plötzliche Veränderungen des Verhältnisses von Plasmavolumen zur Gefäßkapazität durch eine Veränderung des Herzzeitvolumens ausgeglichen werden, langfristige durch Änderung des arteriolären Widerstandes.

Man könnte deshalb vermuten, daß eine, bei der Hypertonie vielleicht verstellte, Selbstregelung der Relation von Blutdruck und Flüssigkeitsvolumen im arteriellen System besteht, die eine adäquate Durchströmung der Organe gewährleistet.

Zusammenfassend ist demnach die zur Zeit mit der experimentellen Evidenz am besten zu vereinbarende Deutung der Wirkung der Saluretica auf den peripheren Widerstand die, daß Verschiebungen zwischen dem extracellulären und dem intracellulären Ionenbestand der Gefäßmuskulatur erzeugt werden, die von der renalen Elimination von Natrium und somit von der Bruttobilanz des gesamten Organismus unabhängig sein können. Diese Ionenverschiebungen wirken entweder direkt oder durch Abschwächung des Effektes pressorisch wirkender Stoffe wie des Noradrenalin auf die Zelle tonusvermindernd. Ein spezifischer, von Wirkungen auf den Ionenstoffwechsel unabhängiger, vasculotroper Effekt der Saluretica durch direkte Interaktion des Moleküls mit der glatten Muskulatur ist unwahrscheinlich, weil Präparate verschiedenster chemischer Konstitution dieselbe Wirkung ausüben.

Mittelstark natriuretisch wirkende Saluretica

Zu dieser Gruppe von Saluretica, die sich wegen ihrer mittellangen bis langen Wirkung und ihrer extrem niedrigen Toxicität für die *langfristige Therapie der chronischen Hypertonie* besonders gut eignen, gehören die Thiazide[40], die in vielen verschiedenen Verbindungen als Saluretica auf dem Markt sind, die Phtalimidine[41] und das neuerdings in Deutschland neu entwickelte 4-Chlor-3-sulfonamidobenzolsulfonamid[42] SCHWAB u. IMMICH (1967). Wenn sich auch diese Präparate in ihren Dosierungen um

---

40 Beispiele: Chlorothiazid (Chlotride, Diuril (USA)), Hydrochlorothiazid (Esidrix (BRD), Hydrodiuril (USA)), Cyclopenthiazid (Navidrex (BRD)).
41 Chlorthalidon (Hygroton (BRD)).　　42 Mefrusid (Baycaron (BRD)).

fast das Tausendfache unterscheiden, ist ihr maximaler natriuretischer Effekt annähernd der gleiche, ebenso wie die durch sie bedingte Verstärkung der Kaliurese.

Die *Wirkungsweise* dieser für die Hochdrucktherapie wichtigsten Saluretica ist in dem vorangehenden allgemeinen Kapitel über die Wirkung des Kochsalzentzuges auf die Hämodynamik bereits im Grundsatz besprochen. Es sollen nur einige Tatsachen zur *klinischen Pharmakologie* nachgetragen werden.

Die Thiazide schwächen den pressorischen Effekt der Catechinamine z. B. beim Phäochromocytom ab (Huvos u. Hollander, 1966). Die Ausscheidung von Catechinaminen bei Einnahme der aufrechten Position wird ebenfalls vermindert (Fine et al., 1968). Dies entspricht auch den Ergebnissen tierexperimenteller Studien (Preziosi et al., 1959; Bock u. Goss, 1960). Diese Effekte hängen nach Finnerty et al. (1968) ebenso wie die Blutdrucksenkung nicht von einer Verminderung des Plasmavolumens, sondern von der Negativität der Natriumbilanz ab. Die Autoren konnten zeigen, daß die volle Reaktivität des Gefäßsystems auf Noradrenalin nicht durch Plasmaexpansion mit Dextran, sondern nur durch 5% NaCl-Lösung wiederhergestellt werden kann.

Am Aortenstreifenpräparat fand Rubin (1963) eine Unterdrückung des Effektes von Noradrenalin, Angiotensin, Serotonin und Acetylcholin durch Thiazide, Acetazolamid, Aminoisotetradine und auch Quecksilberdiuretica. Am isolierten Muskel wirkt Chlorothiazid durch Änderung der transmembranen Ionengradienten. Es fördert die Natriumaufnahme, ohne einen gleichzeitigen Kaliumverlust zu erzeugen.

Beim *Wirkungsvergleich* von 150 mg Hydrochlorothiazid und 2 g Chlorothiazid fanden Meltzer et al. (1959) eine stärkere Wirkung von Hydrochlorothiazid auf die Hypertonie und auch eine ausgiebigere Salzelimination. Der Unterschied in dieser Studie liegt jedoch wahrscheinlich an der relativ höheren Dosierung von Hydrochlorothiazid. Grundsätzliche Wirkungsunterschiede ergaben sich bei späteren Vergleichen der Thiazidsaluretica nicht, wenn man die verschiedene Wirkungsdauer berücksichtigt (Orvis et al., 1964). Dies gilt besonders von dem in der Struktur abweichenden Chlorthalidon, welches das am längsten wirkende Salureticum ist, das wir zur Zeit kennen. Auch diese Verbindung zeigt, verglichen mit Hydrochlorothiazid, keine grundsätzlichen Unterschiede bei der Wirkung auf die arterielle Hypertonie, die praktisch wichtig wäre (Bryant et al., 1962; Cranston et al., 1963; Bowlus u. Langford, 1964).

Die Therapie der Hypertonie mit Saluretica kann zu *unerwünschten Erscheinungen* führen. Die Gefahr einer zu plötzlichen und zu starken *Entwässerung* besteht jedoch nur, wenn gleichzeitig Ödeme ausgeschwemmt werden; die Gefahr der *Hyponatriämie* und der *Exsikkose* mit *Azotämie* und *metabolischer Alkalose* ist bei der Therapie des Hochdrucks mit dieser

Gruppe der mäßig stark wirkenden Saluretica bei den Dosen, die allgemein in der Hochdrucktherapie verwandt werden, auch bei langfristiger Medikation nicht gegeben. Wie schon dargelegt, hört spätestens nach zwei Wochen die vermehrte Natrium- und Wasserelimination aus den Nieren auf. Die Kranken klagen lediglich manchmal über einen *trockenen Mund*, wobei allerdings oft nicht gesagt werden kann, ob nicht die gleichzeitig verordneten Antihypertonica dieses Symptom bedingen.

Der *Kaliumverlust* während der dauernden Anwendung von Saluretica ist bei den nicht ödematösen Hypertonikern geringer als bei Kranken, die wegen Ödembildung mit Saluretica behandelt werden. Bekanntlich werden im distalen Tubulus Natriumionen gegen Wasserstoff- und Kaliumionen ausgetauscht. Wird das distale Angebot von Natrium durch die Hemmung der Rückresorption im Tubulus gesteigert, werden vermehrt Kalium und Wasserstoff ausgeschieden, was zur Hypokaliämie und metabolischen Alkalose führt, wenn vorher viel Natrium retiniert worden ist (SANDØE u. OLESEN, 1962). Wenn beim nicht ödematösen Kranken die vermehrte Natriurese nach der ersten Woche der Anwendung aufhört, geht auch der Kaliumverlust zurück (TALSO u. CABALLO, 1960; GIFFORD et al., 1961).

Über den gesamten Kaliumverlust des Organismus bei langdauernder Anwendung von Saluretica beim nicht ödematösen Kranken sind die Aussagen der verschiedenen Untersucher widersprechend, was zum Teil mit den Schwierigkeiten zusammenhängt, das gesamte Körperkalium zu bestimmen.

GIFFORD (1961) hat keine Verminderung des austauschbaren Kaliums mit der Radioisotopenverdünnungsmethode (^{42}K) nach der ersten Woche der Anwendung gefunden; die Verluste der ersten Behandlungstage glichen sich trotz Fortsetzung der Therapie mit Thiaziden in Dosen bis zu 1500 mg Chlorothiazid und 150 mg Hydrochlorothiazid per die wieder ganz aus. MARONDE et al. (1969) fanden nach täglich 150 mg Hydrochlorothiazid bei 8 Hypertonikern mit normaler Nierenfunktion einen durchschnittlichen Tagesverlust von 295 mval Kalium bei einer durchschnittlichen Versuchsdauer von 40 Tagen. TALSO u. CABALLO (1960) sahen bei Dosen von 100 mg Hydrochlorothiazid oder 10 mg Benzhydroflumethiazid täglich über 28 Tage zwar eine Abnahme des Serumkaliums in 85% von 71 Patienten; das austauschbare Kalium, gemessen mit der Isotopenverdünnungsmethode, blieb jedoch gleich hoch, gleichgültig ob Kaliumchlorid (0,6 g täglich), Ammoniumchlorid (1 g täglich) oder Natriumchlorid (2,7 bzw. 4,5 g täglich) zugelegt wurde. Durch diese Zugaben wurde jedoch die bei der alleinigen Thiazidmedikation beobachtete Verminderung des Serumkalium und des Chlorid sowie der Anstieg des pH und des Bicarbonat im Serum verhindert. Ammoniumchlorid war in dieser Hinsicht am wirksamsten. Die Höhe des Serumkalium wird demnach u. a. entscheidend vom Serum-pH bestimmt.

Das Sinken des Kaliumspiegels zeigt also nach diesen Ergebnissen nur eine
Änderung der intermediären Verteilung des Kalium im Körper an, nicht
einen Verlust.

In diesem Zusammenhang ist es überhaupt interessant, daß die Untersuchung des austauschbaren Kalium mit der Verdünnungsmethode bei
verschiedenen Zuständen, z. B. auch der Niereninsuffizienz, zeigt, daß oft
keine Korrelation zwischen den Serumkaliumwerten und denen des austauschbaren Kalium besteht, was übrigens auch für Natrium gilt. Die Veränderungen der beiden Parameter können voneinander unabhängig, aber
auch entgegengesetzt sein (MOORE et al., 1954).

Neuerdings stehen auch Messungen des gesamten Körperkalium mit
Gesamtkörperzählern zur Verfügung (WILLIAMS u. HUGHES, 1966), die ein
etwas anderes Bild geben: die fortlaufende Medikation von 1 g Chlorothiazid über vier Wochen bringt bei Gesunden nach vier Wochen keine Abnahme
des gesamten Körperkalium (BLAGG, 1964). REMENCHIK u. JOHNSTON
(1966) prüften den gesamten Gehalt des Körpers an Kalium bei Hypertonikern, die täglich 200 mg Chlorthalidon, also eine hohe Dosis, erhalten
hatten und bereits 10 bis 24 Monate hypokaliämisch waren. Unter diesen
Versuchsbedingungen hatten die Patienten Muskelschwäche und -krämpfe in
den ersten 2—3 Wochen entwickelt, dann verschwanden die Symptome und
die Kranken fühlten sich wohl. Der Blutdruck (Mitteldruck) ging bei den
23 Kranken gegenüber der Placeboperiode um 32,8 ± 15,3 mm Hg zurück.
Neben der Hypokaliämie bestand eine Hypochlorämie und eine Vermehrung
des Serumbicarbonat. Der Blutharnstoffwert stieg nicht an. Das gesamte
Körperkalium war bei diesen Patienten, ohne daß irgendwelche subjektiven
Mißempfindungen bestanden, bei den Männern 42,2 mval/kg, bei den Frauen
42,6 mval/kg gegenüber 57,0 mval/kg bei normalen Personen. Diese Verluste traten auch auf, wenn das Blut-pH und der Bicarbonatgehalt des
Blutes unverändert blieben, was durch die Kombination von einem Salureticum, das eine metabolische Alkalose (50 mg Hydrochlorothiazid), und einem
anderen, das eine Acidose (50 mg Dichlorphenamid) bewirkt, erreicht
wurde. Damit glauben REMENCHIK et al. (1966), die oben wiedergegebene
Ansicht widerlegt zu haben, daß die Hypokaliämie nur Ausdruck einer
inneren Umverteilung des Kalium im Körper sein kann. Bei Untersuchungen der Muskelelektrolyte in Biopsiepräparaten nach allerdings nur einer
Woche Behandlung mit 150 mg Hydrochlorothiazid, 200 mg Chlorthalidon
oder 100 mg Furosemid fanden BERGSTRÖM u. HULTMAN (1966) eine deutliche Verminderung des Kaliumgehaltes.

Als praktische Folgerung aus diesen Studien ergibt sich **zusammenfassend,**
daß Kaliumverluste bisher bei langfristiger Anwendung nur bei sehr hohen
Dosen (150 mg Hydrochlorothiazid und 200 mg Chlorthalidon) nachgewiesen werden konnten. Bei den in der Hochdrucktherapie üblichen Dosen von
beispielsweise 50—100 mg Hydrochlorothiazid tgl. oder 100 mg Chlorthali-

don jeden 2. Tag ist ein wesentlicher Kaliumverlust noch nicht nachgewiesen worden und auch, wie die Untersuchungen von Talso u. Carballo (1960) zeigen, nicht wahrscheinlich. Bei diesen Dosen repräsentiert ein Sinken des Kaliumspiegels im Blut in der Regel nur intermediäre Verschiebungen des Körperkalium. Bei hohen Dosen entsprechend 100—150 mg Hydrochlorothiazid oder 200 mg Chlorthalidon, die in der Hochdrucktherapie nicht nötig sind, ist mit einem Verlust an Kalium zu rechnen. Er ist durch Zulagen von Kaliumchlorid oder kaliumretinierenden Medikamenten auszugleichen. Interessant ist, daß vom Organismus auch Kaliumverluste von $10^0/0$ des gesamten Körperkalium, wie sie die Patienten von Remenchik et al. (1966) aufwiesen, ohne subjektive und faßbare objektive Störungen vertragen werden können.

Eine medikamentöse Substitution von Kalium bei den oben genannten üblichen Dosen, besonders wenn sie in zweitägigen Intervallen gegeben werden, ist nicht nötig. Eine Kaliumsubstitution bei der Behandlung der Hypertonie mit kaliumausschwemmenden Saluretica ist jedoch geboten:

— wenn der Kaliumspiegel unter 3,5 mval/l sinkt,
— bei Digitalistherapie,
— bei Durchfällen und Erbrechen,
— bei Fieber,
— bei schweren Krankheiten,
— bei ungenügender Nahrungszufuhr, z. B. nach Operationen,
— bei Steroidtherapie.

Anstelle der Kaliumzulage kann auch ein kaliumretinierendes Medikament wie Triamteren [43], Amilorid [44] oder Spirolacton [45] gegeben werden (s. S. 116). Kaliumhaltige Präparate in Form von erst im Dünndarm sich lösenden Tabletten können Dünndarmgeschwüre erzeugen (Boley et al., 1967).

Nebenwirkungen bestehen bei allen Medikamenten in Form von allergischen Reaktionen: Dermatitis, Purpura, Thrombopenie, Anämie, Leukopenie. Außerdem klagen 10—$20^0/0$ der Behandelten anfänglich über Magen-Darm-Erscheinungen. Größere Bedeutung haben die

— Harnsäureretention,
— diabetogene Wirkung,
— Pankreatitiden.

Diese Nebenwirkungen kommen bei allen Saluretica aus der Sulfonamidgruppe, aber auch bei noch zu besprechenden Verbindungen mit anderer chemischer Konstitution, wie z. B. der Etacrynsäure, vor, nicht jedoch bei Triamteren, Amilorid und Spirolactonen. Der Mechanismus der vermehrten *Harnsäureretention*, die nur beim Disponierten zur manifesten Gicht führt,

---

43 Iatropur.   44 Moduretic.
45 Aldactone.

ist unklar. Es wird eine tubuläre Hemmung der Ausscheidung vermutet (REUTER u. SCHAUB, 1964; BRECKENRIDGE, 1966). HEIMSOTH u. HARTMANN (1965) fanden unter der Langzeitbehandlung von Hypertonikern mit Saluretica, daß die Hyperuricämie zunehmend seltener wird; nach 6 Monaten hatten 48%, nach 12 Monaten 17% und nach längerer Behandlung nur noch 9% eine Hyperuricämie. Die höchsten Gipfel, 8—9 mg-% bei 11 Patienten, lagen um den dritten Monat und sanken dann ab, wobei allerdings der Ausgangswert nicht erreicht wurde. Die Harnsäuresteigerung ist nicht dosisabhängig.

Gicht tritt in einem Prozentsatz von 5—10 auf (HOLLANDER u. WILKINS, 1966). Bei der Hälfte der betroffenen Patienten dieser Autoren war der Harnsäurespiegel schon vor der Thiazidtherapie hoch, 3/4 hatten eine Coronarerkrankung und einen hohen Cholesterolspiegel über 250 mg-%. Auf die große Häufigkeit der Hyperuricämie bei Hypertonikern überhaupt hat auch BRECKENRIDGE (1966) hingewiesen; er fand ohne Behandlung bei 27% erhöhte Harnsäurewerte. Auch er sah bei diesen Kranken eine Häufung von atherosklerotischen Komplikationen und auch eine Hypercholesterolämie. Bei der Gicht nach Saluretica sind Frauen sehr viel häufiger betroffen als bei der spontanen Form.

Ein *Diabetes mellitus* nach Chlorothiazid wurde zuerst gleichzeitig von FINNERTY (1959), FREIS (1959) und WILKINS (1959) beobachtet (s. a. GOLDNER et al., 1960; FERGUSON, 1961; HOLLIS, 1961; SUGAR, 1961; ZATUCHNI u. KORDASZ, 1961).

Danach wurde eine Reihe von Studien angesetzt, um die Häufigkeit dieser wichtigen Komplikation der Thiazidtherapie zu erfassen. Dabei stellte sich heraus (SHAPIRO et al., 1961), daß von 30 vor Beginn der Therapie untersuchten Patienten 15 einen „potentiellen" Diabetes hatten, was durch einen pathologischen Glucosetoleranztest und z. T. auch durch erbliche Belastung erwiesen wurde. Von diesen 15 Patienten zeigten 13 eine weitere Verschlechterung der Glucosetoleranz unter Thiaziden, die sich im Glucosetoleranz- und Tolbutamidtest äußerte. Bei 5 entwickelte sich ein manifester Diabetes mellitus zwischen dem 2. und 14. Monat nach Beginn der Therapie. Bei den 15 „nicht diabetischen" Patienten, die als Kontrolle geführt wurden, änderte die Thiazidtherapie an der Glukosetoleranz nichts. Der entstandene Diabetes ließ sich leicht beeinflussen, Insulin konnte nach 3 bis 8 Monaten abgesetzt werden. Bei 6 Patienten der Gruppe, bei denen nur eine Verschlechterung der Glucosetoleranz- oder Tolbutamidteste aufgetreten war, wurde die Therapie mit Thiaziden fortgeführt, nur bei 2 trat später dann auch eine Glykosurie auf. FREIS (1964) hat in einer Studie alle Patienten ausgeschlossen, die einen klinischen Diabetes mellitus oder einen Nüchternblutzucker über 120 mg-% hatten. Dann wurden 60 mit Placebo und 203 mit Chlorothiazid behandelt. Die beiden Gruppen waren nach Alter, Rasse und der familiären Belastung durch Diabetes mellitus identisch.

In der Placebogruppe traten nach drei Jahren 4,8%, in der behandelten Gruppe 3,1% Diabetes auf. Der Autor schließt die Publikation mit der Feststellung, daß die Entstehung eines Diabetes mellitus bei der langfristigen Therapie mit Chlorothiazid ein seltenes Ereignis sei, wenn man die häufige Kombination eines Altersdiabetes mit Hypertonie berücksichtigt, die übrigens schon BECHGAARD (1946) nachgewiesen hat. HEIMSOTH u. HARTMANN (1965) fanden unter 1092 Hypertonikern ohne saluretische Therapie 32,1% manifeste Diabetiker und 29,6% Patienten, bei denen ein pathologischer Tolbutamidtest auf einen subklinischen Diabetes mellitus hinwies. Von 113 systematisch bis zu 4 Jahren untersuchten Patienten mit und ohne Diabetes mellitus der manifesten und subklinischen Form zeigten 14 eine durch Saluretica verursachte Störung des Kohlenhydrathaushaltes; von 79 Stoffwechselgesunden trat bei drei ein Diabetes mellitus auf. Die diabetische Stoffwechselstörung nach Saluretica erwies sich als reversibel, wenn auch manchmal der Kohlenhydratstoffwechsel beeinträchtigt blieb. WOLFF et al. (1963) haben nachdrücklich vor der Anwendung der Thiazide bei jungen Hypertonikern und solchen mittleren Alters gewarnt, nachdem sie erhöhte Nüchternblutzuckerwerte und auch Fälle von Diabetes unter einer Chlorothiazidtherapie nachgewiesen hatten. Diese Untersuchung krankte daran, daß Blutzuckerbestimmungen vor Beginn der Behandlung fehlten. In einer späteren Publikation haben WOLFF u. LINDEMAN (1966) diese Untersuchungen ausgedehnt und gefunden, daß zwei Jahre nach Beginn der Therapie der Nüchternblutzucker und der Glucosetoleranztest durchschnittlich in der Thiazidgruppe höher waren als in der Placebogruppe; wurden die Gruppen ausgetauscht, war eine deutliche Abnahme der Glucosespiegel zwei Stunden nach Glucoseaufnahme und eine Besserung der Glucosetoleranztests zu sehen. Das umgekehrte trat ein, wenn die mit Placebo Behandelten auf Chlorothiazid umgesetzt und nach drei Monaten nachuntersucht wurden. In einer neueren Untersuchung an 40 Kranken fanden BRECKENRIDGE et al. (1967) nach dreijähriger Thiazidtherapie eine Glucosetoleranzkurve wie bei Diabetes mellitus in 12 = 30%, doppelt soviel, als in der Gruppe bei Berücksichtigung von Geschlecht und Alter zu erwarten gewesen wäre. Bei den 3 Kranken mit den höchsten Blutzuckerwerten wurde der Seruminsulinspiegel nach Glucosebelastung geprüft und ein nur sehr geringer Anstieg gefunden. Die Störung glich sich nach Absetzen der Thiazide aus.

Auch bei primär gesunden Patienten kommt nach Saluretica ein Diabetes mellitus vor. Die Entstehung ist nicht von der Dosis und nicht von der Dauer der Behandlung abhängig; hohe Dosen erhöhen jedoch die Häufigkeit (HEIMSOTH u. HARTMANN, 1965; BROWN u. BROWN, 1967).

Über die *Genese der Glucose- und Fettstoffwechselstörung* durch die verschiedenen Saluretica herrscht noch Unklarheit. Viele verschiedene Hypothesen wurden aufgestellt (HEIMSOTH et al., 1966; HARTMANN u. HEIMSOTH,

1966); die prinzipiellen Möglichkeiten sind in Tabelle 19 zusammengestellt. Auf eine eingehende Diskussion der Probleme um den Thiaziddiabetes muß in diesem Rahmen verzichtet werden (s. hierzu u. a. KÖNIGSTEIN, 1967; MEHNERT et al., 1967).

Tabelle 19. *Die wichtigsten Möglichkeiten der Einwirkung der Saluretica auf den Kohlenhydratstoffwechsel*

1. Störung der peripheren Glucoseutilisation
2. Störung des Glucosestoffwechsels in der Leber
3. Störung der Insulinbindung, -freisetzung oder -wirkung

Die Thiazide und auch die chemisch verwandten Präparate mit einer Sulfonamidgruppe können eine *akute Pankreatitis* auslösen (JOHNSTON u. CORNISH, 1959; CORNISH et al., 1961; WENGER u. GROSS, 1964; WILSON et al., 1967). Diese Komplikation tritt selten auf.

Nach **Auswertung aller bisher publizierten Erfahrungen** über die diabetogene Wirkung der Saluretica ergibt sich kein Anlaß, auf diese Präparate in der Therapie des Hochdrucks zu verzichten, auch nicht bei Diabetikern, vorausgesetzt, daß alle Patienten, ganz besonders die älteren, regelmäßig kontrolliert werden und daß möglichst bei allen Patienten vor Beginn der Therapie die Glucosetoleranz getestet wird, da latente und subklinische Formen besonders leicht unter Saluretica dekompensieren. *Kalium* sollte in genügender Menge zugeführt werden, meist genügt hierzu die Bevorzugung kaliumhaltiger Obstsäfte. — Es gibt Hinweise dafür, daß Kaliummangel die Wirkung der Thiazide auf den Kohlenhydratstoffwechsel verstärkt. Einer *Gewichtszunahme sollte vorgebeugt* werden. Die Saluretica sollten so knapp wie möglich dosiert und möglichst nur jeden zweiten Tag gegeben werden.

Stark und kurz wirkende Natriuretica

Im letzten Abschnitt wurden die für die Therapie der chronischen Hypertonie aus praktischen Gründen besonders geeigneten, mittellang bis lang wirkenden Saluretica besprochen. Die kurz wirkenden Saluretica haben grundsätzlich dieselben Wirkungen auf die Hämodynamik des Hypertonikers, wie sie eben für die Thiazide, Chlorthalidon und Mefrusid beschrieben wurden. Dies gilt im großen und ganzen auch für die Nebenwirkungen.

Etacrynsäure und Furosemid unterscheiden sich, was ihren Einfluß auf die renale Elimination von Natrium und die Nierengefäße angeht, in einigen Punkten von den mäßig stark und lang wirkenden Saluretica. Sie hemmen den Salztransport auch in dem ascendierenden Schenkel der Henleschen Schleife (BUCHBORN u. ANASTASAKIS, 1964; CANNON et al., 1965; DEETJEN, 1965) und können deshalb den Mechanismus der Harnkonzentration beeinflussen. Bei maximaler Wirkung potenzieren sie sich nicht gegenseitig, haben also trotz verschiedener chemischer Herkunft das gleiche Wirkungsmuster. Im Gegensatz zu den Thiaziden und Chlorthalidon ändern sie beide die Durchblutung der Nieren; es entsteht, soweit bisher bekannt, eine Verstärkung der Nierendurchblutung, besonders des Nierenmarks (BIRTCH et al., 1967), eine Eigenschaft, die wahrscheinlich ihre stärkere diuretische Wirksamkeit mitbedingt. Diese Saluretica vermindern die glomeruläre Filtration nicht, auch nicht bei Kranken mit chronischer Glomerulonephritis (REUBI, 1969). In hohen Dosen bewirken sie eine metabolische Alkalose mit Anstieg der Reninaktivität des Blutes und sekundärem Hyperaldosteronismus und damit auch eine starke Kaliurese (GIFFORD et al., 1961). Dazu wird die Ausscheidung von Calcium und Magnesium verstärkt. Deshalb sind auch die *unerwünschten Wirkungen* der Salurese bei dieser Gruppe oft besonders stark (s. S. 108).

In den folgenden Abschnitten sollen diese Präparate, die sich wegen ihrer kurzen Wirkdauer für die Therapie der chronischen Hypertonie weniger gut eignen, aber in der Therapie der hypertonen Krisen und der Hypertoniker mit Niereninsuffizienz sehr gutes leisten, kurz besprochen werden.

Etacrynsäure

Die Pharmakologie dieses hochwirksamen Salureticums (2,3-Dichloro-4-(2-methylenbutyril)-phenoxyacetessigsäure) [46] wurde von BAER et al. (1964) untersucht. Über die blutdrucksenkenden Eigenschaften bestanden ursprünglich verschiedene Ansichten. CANNON et al. (1965) und KAYSER (1964, 1967) haben keinen ausgeprägten Effekt bei Dosen bis zu 200 mg pro die gesehen (s. a. NASH et al., 1966). Bei Dosen bis zu 400 mg fanden BREST et al. (1965) einen deutlichen Effekt auf den Blutdruck. DOLLERY et al. (1964) verglichen in einer sorgfältig kontrollierten überkreuzten Studie über 6—8 Wochen die Wirksamkeit von 50 mg Hydrochlorothiazid und 100 mg Etacrynsäure und hatten den gleichen Effekt auf den Blutdruck (s. a. CONWAY u. LEONETTI, 1965; HUTCHISON, 1968). Die unterschiedlichen Angaben der verschiedenen Publikationen über die Wirkung auf den Blutdruck erklären sich wahrscheinlich durch die nicht äquivalente Dosierung und die verschiedene Wirkungsdauer der beiden Substanzen, die prinzipiell sicher den Blutdruck senken. Da Etacrynsäure nur 6—8 Std wirkt, muß zum Ausgleich des rebound-Effektes die Tagesdosis von 100 bis 200 mg in zwei bis drei Teilen verabreicht werden. Aus diesen Gründen bürgerte sich die Etacrynsäure für die Behandlung des Hypertonus nicht ein.

Das Präparat eignet sich dagegen sehr gut für die Behandlung der akuten Linksinsuffizienz bei Hypertonie und besonders auch von Hoch-

---

46 Hydromedin (BRD), Edecrin (England, USA).

8*

druckkrisen (s. S. 137). Bei Hypertonikern mit Niereninsuffizienz ist die Etacrynsäure wegen ihrer oben beschriebenen Wirkung auf die Nierendurchblutung wie Furosemid den Thiaziden vorzuziehen. Dabei kommen allerdings vorübergehende und dauernde Ertaubungen vor (PILLAY et al., 1969).

Furosemid

Diese Verbindung (4-Chlor-N-furfuryl-5 sulfamoyl-anthranilsäure) [47] hat, wie schon erwähnt, trotz der ganz anderen chemischen Konstitution eine ähnliche Wirkung auf die Nieren wie die Etacrynsäure. Dieses Natriureticum erhöht, i. v. gegeben, die Nierendurchblutung (PAH Clearance) um ca. 30%. Das Glomerulumfiltrat wird nicht vermindert, in einzelnen Fällen sogar erhöht (KAKAVIATOS et al., 1967; REUBI, 1969). Für die Brauchbarkeit dieses Salureticums in der Hochdrucktherapie gilt das gleiche wie das, was eben für die Etacrynsäure gesagt wurde. Furosemid wird bei Kranken mit Niereninsuffizienz in Dosen bis zu 2000 mg pro die angewandt. Über die Zweckmäßigkeit, so hohe Dosen zu geben, besteht noch keine einhellige Meinung. Ohne Zweifel kann diese hochdosierte Therapie mit Furosemid in einigen Fällen von Kranken mit einer Niereninsuffizienz sowohl eine vermehrte Diurese als auch eine Blutdrucksenkung bewirken, manchmal allerdings bezahlt mit dem Preis eines passageren Harnstoffanstiegs (REUBI, 1969; HEIMSOTH, 1970). Auch nach dieser Verbindung sahen wir eine vorübergehende Taubheit.

Antikaliuretisch wirkende Natriuretica

Diese Gruppe von Natriuretica unterscheidet sich von den bis jetzt besprochenen, die alle kaliuretisch wirken, durch eine antikaliuretische Wirkung. Triamteren und Amilorid hemmen den Austausch von Natrium gegen Kalium und Wasserstoff in den distalen Tubuli und wirken auch beim nebennierenlosen Tier. Beide haben sehr ähnliche Eigenschaften, sie führen zu einer Natriurese und einer Herabsetzung des Blut-pH. Amilorid scheint etwas stärker zu wirken. Spirolacton ist dagegen ein echter Aldosteronantagonist.

Triamteren

2,4,7-Triamino-6-phenyl-pteridine, Triamteren [48] hat eine kaliumretinierende Wirkung (WIEBELHAUS et al., 1961). Ursprünglich war Triamteren als Aldosteronantagonist angesehen worden (CROSLEY et al., 1961; LARAGH et al., 1961). Später zeigte sich, daß die Wirkung direkt auf die Austauschvorgänge im distalen Tubulus erfolgt (BALL u. GREENE, 1963). Es hat einen additiven Effekt zu Spirolacton und wirkt auch bei einer niedri-

---

47 Lasix (BRD), Lasax, Furosemide (USA), Lasilix (Frankreich).
48 Jatropur (BRD), Dyrenium (USA), Dytac (England), Teridin (Italien).

gen Aldosteronsekretion (Krück u. Hild, 1961; Baba et al., 1962; Catell
u. Harward, 1962; Shaldon u. Ryder, 1962). Die natriuretischen und
damit die blutdrucksenkenden Wirkungen von Triamteren sind schwach
(Cranston et al., 1965). Deshalb wird es nur in Kombination verordnet.
25 mg Hydrochlorothiazid + 50 mg Triamteren entsprechen der Wirkung
von 50 mg Hydrochlorothiazid[49], wobei dessen kaliuretischer Effekt durch
Triamteren aufgehoben wird (Heath u. Freis, 1963, Spiekerman et al.,
1966). Darüber hinaus hat Triamteren keine Bedeutung in der Hochdrucktherapie, es wirkt schwächer als Spirolacton. Lediglich wegen seines niedrigeren Preises könnte es diesem vorgezogen werden.

Die kaliumretinierende Wirkung von Triamteren führt bei zu hohen
Dosen zur Hyperkaliämie. Der Kaliumspiegel muß deshalb bei höheren
Dosen überwacht werden. Nebenwirkungen sind sonst nicht bekannt geworden. Die von Catell u. Harward (1962) beschriebene vermehrte Ausscheidung von Harnsäure haben Heath u. Freis (1963) nicht bestätigt.

Amilorid

Dieses Präparat (N-amidino-3-5-diamino-6-chloropyrazinamid) ist noch
als Versuchspräparat[50] in der klinischen Prüfung. Allein in Dosen von 15
bis 20 mg bei leichten Formen der Hypertonie verordnet, erzeugt es einen
Blutdruckabfall, der ungefähr gleich groß ist wie der von 50 mg Hydrochlorothiazid. Die Kombination beider Präparate in den eben genannten
Dosen wirkt nicht sicher stärker. Bei der Verordnung von 15 mg Amilorid
allein stieg der Kaliumgehalt des Blutes jedoch nicht höher als 5,3 mval/l.
In der Kombination von 15 mg Amilorid und 50 mg Hydrochlorothiazid
bleibt der Kaliumspiegel in dem Bereich vor der Behandlung. Amilorid ist
wegen seiner kaliumretinierenden Wirkung, die bei Dosen von 20 mg
pro die schon zu stark ausgeprägt ist, kein geeignetes Präparat zur Behandlung der Hypertonie. Es eignet sich wie Triamteren jedoch gut zur Kombination mit einem kaliuretisch wirkenden Salureticum. Die Harnsäurespiegel im Blut steigen unter der Behandlung nicht an (Gombos et al.,
1966; Pyörälä u. Rantanen, 1968; Bull u. Laragh, 1968; Paterson
et al., 1968). Amilorid erhöht auch den unter der Therapie mit Saluretica
verminderten intracellulären Kaliumbestand (Literatur siehe Wilkinson,
1969) (s. a. S. 109).

Spironolacton

Spironolacton[51] ist der wichtigste Vertreter der Gruppe von Verbindungen, die auf den Natrium- und Kaliumstoffwechsel durch kompetitive

---

49 Dytide H (BRD).
50 MK 870, Moduretic (in Deutschland noch nicht im Handel).
51 Aldactone.

Verdrängung von Aldosteron von seinem Angriffspunkt im Tubulus der Nieren wirken. Es wurde von CELLA u. KAJAWA (1960) synthetisiert. Wie die anderen Saluretica hat Spironolacton eine gesicherte blutdrucksenkende Wirkung (EDMONDS u. WILSON, 1960). Sie wurde von HOLLANDER et al. (1959) genauer untersucht (s. a. BACHAZ et al., 1962). Allein verordnet, wirkt Spironolacton schwach blutdrucksenkend. Seine Wirkung ist wie die der anderen Natriuretica zweiphasig und ähnlich wie bei Chlorothiaziden nicht durch Auffüllung des reduzierten Plasmavolumens aufzuheben (s. S. 103). Wie die Thiazide vermindert auch Spironolacton die Reaktivität der Gefäße auf Noradrenalin (MENDLOWITZ et al., 1968). Die Catechinaminausschüttung beim Übergang in die aufrechte Position wird ebenfalls wie bei den Thiaziden durch Spironolacton vermindert (FINE et al., 1968).

300 mg Spironolacton entsprechen etwa 750 mg Chlorothiazid in ihrer natriuretischen und blutdrucksenkenden Wirkung.

Eine selbständige Wirkung auf den Blutdruck wurde auch von JOHNSTON u. GRIEBLE (1967) erwiesen, die 50 Patienten mit 600 mg Spironolacton oder 150 mg der mikronisierten Form [52] drei Monate lang behandelt haben. Die durch doppelte Blindtechnik kontrollierte Studie brachte eine Senkung des Mitteldrucks um 7,1%. Die Wirkung ist, im ganzen gesehen, schwächer als die der Thiazide. In einzelnen Fällen war die Stärke der Wirkung jedoch ohne jede Beziehung zu der der Thiazide. Eine Untergruppe, bei der aus den Resultaten der Blutdrucksenkung ein Hyperaldosteronismus hätte geschlossen werden können, war statistisch jedoch nicht zu ermitteln. Die Wirkung von Spironolacton setzt langsamer (nach 48 Stunden) ein (s. a. FRIIS et al., 1966). Der Harnsäurespiegel wird durch Spironolacton nicht beeinflußt (HOLLANDER u. WILKINS, 1966) (s. a. die zusammenfassende Darstellung von KOCZOREK, 1961).

Die *Nebenwirkungen* sind gering. Muskelkrämpfe und allergische Hautreaktionen kommen vor. *Gynäkomastie* und *Cyclusstörungen* kommen besonders bei hohen Dosen vor. Besonders bei Patienten mit Niereninsuffizienz entsteht als *unerwünschte Wirkung* eine *Hyperkaliämie* bei hohen Dosen (GRIEBLE et al., 1962). Bei Niereninsuffizienz ist Spironolacton deshalb kontraindiziert; tödliche schlaffe Lähmungen sind beschrieben (ERZSEBET u. RADO, 1965).

Spironolacton sollte therapeutisch beim primären Hyperaldosteronismus (Connsyndrom) und auch bei maligner Hypertonie angewandt werden, bei der oft ein sekundärer Hyperaldosteronismus besteht. Beim primären Hyperaldosteronismus kann dieser Aldosteronantagonist, *probatorisch* (400 mg tgl. 3—5 Wochen) gegeben, die Vermutungsdiagnose erhärten (SPARK u. MELBY, 1968). Bei längerdauernder Therapie muß der Kaliumspiegel kontrolliert werden (s. S. 146).

----

52 Aldactone A.

Bedeutung der Saluretica in der medikamentösen Hochdrucktherapie

Es wurde dargelegt, daß die Saluretica grundsätzlich zwei verschiedene Wirkungen haben: eine renal bedingte und eine extrarenale (s. S. 103).

Die renale führt durch vermehrte Elimination von Natrium zu einer *Verminderung des Natriumbestandes im extracellulären Raum.* Dies bedingt eine Abnahme des Plasmavolumens und damit des Herzzeitvolumens.

Die extrarenale, eine von der Gesamtbilanz des Natriumstoffwechsels unabhängige Wirkung, besteht in einer gegenläufigen *Verschiebung von Natrium und Kalium zwischen dem extracellulären und dem intracellulären Raum.* Die Folge ist eine Verminderung des Tonus und der Reaktivität ders Gefäßmuskelzelle auf Noradrenalin, was den peripheren arteriellen Widerstand vermindert.

Diese beiden Wirkungen der Saluretica addieren sich mit denen der sympathicuswirksamen Hypotensiva. Die Blutdrucksenkung wird bei der Kombination der beiden Wirkungsprinzipien jedoch noch zusätzlich verstärkt, weil

— ein vermindertes Plasmavolumen durch einen erhöhten Sympathicustonus ausgeglichen wird; die meisten Hypotensiva wirken jedoch bei höheren Impulsfrequenzen stärker;

— die Saluretica die Natrium- und Wasserretention verhindern, die von den Antihypertonica ausgelöst wird, wenn sie die Gefäßkapazität erhöhen.

Die *Bedeutung der Saluretica für die Hochdrucktherapie* ist unbestritten. Sie wirken, wie eben dargelegt, selbständig, wenn auch schwach, blutdrucksenkend. Meist muß deshalb ein anderes Antihypertensivum dazugegeben werden. In der Kombination mit den sympathicuswirksamen Antihypertonica sind die Saluretica unentbehrlich, sie verstärken, wie eben dargelegt, die Blutdrucksenkung aller bisher bekannten Antihypertensiva. Die zur Blutdrucksenkung nötigen Dosen können deshalb erheblich reduziert werden, was auch eine deutliche Verminderung der Nebenwirkungen mit sich bringt.

Auch bei den Thiaziden verzichten wir auf die komplette Wiedergabe aller Prüfungsberichte: Chlorothiazid wurde als erstes Salureticum aus der Sulfonamidgruppe von NOVELLO u. SPRAGUE (1957) synthetisiert und von HOLLANDER u. WILKINS (1957) und FREIS u. WILSON (1957) in die Hochdrucktherapie eingeführt. Es folgten in den nächsten Jahren eine große Zahl von Arbeiten, die diese ersten Mitteilungen bestätigten (u. a. DUSTAN et al., 1959; HOLLANDER et al., 1959; FINNERTY et al., 1959; SMIRK et al., 1960; GIFFORD, 1961). Bei großangelegten kontrollierten Studien bestätigte sich die Wirksamkeit der Saluretica erneut (SMITH et al., 1964; FINNERTY et al., 1965). In der doppelten Blindstudie der Veterans Administration in den USA (FREIS, 1962) wirkte Chlorothiazid für sich allein in einer Dosis von 500 mg 2mal täglich gegenüber keiner Veränderung bei Therapie mit Placebo mit einer durchschnittlichen Blutdrucksenkung von 7,9/3,8 mm Hg. Die Wirkung von Reserpin, das allein mit $2 \times 0,25$ mg eine durchschnittliche Blutdrucksenkung von 5/6 mm Hg erzielte, wurde bei zusätzlicher Gabe von Chlorothiazid auf 14/11 mm Hg gesteigert. Diese erzielten Senkungen des Blutdrucks sind geringer als bei der Studie von SMITH et al. (1964), da sich hier die Vorbehandlungsperiode auf zu Hause selbst gemessene Werte bezog, die durchschnittlich 12/5 mm Hg höher liegen als die bei stationärer Behandlung im Krankenhaus, die in der von FREIS (1962) geleiteten Studie als Vergleichswerte herangezogen wurden.

Anhang: Diazoxide

Dieses Präparat (3-methyl-7-chloro-1,2,4-benzothiadiazindioxyd) [53] wird im Anschluß an das Kapitel über die Saluretica behandelt, obwohl es keine natriuretischen Eigenschaften besitzt. Die Substanz wurde erstmals von RUBIN et al. (1961) hinsichtlich ihrer hypotensiven Wirkung untersucht. Sie erwies sich bei oraler Gabe als ein schwaches, bei schneller intravenöser Injektion jedoch als ein starkes Antihypertensivum.

RUBIN et al. (1962) (s. a. RUBIN, 1963) machten durch Tierversuche an Hunden und Katzen wahrscheinlich, daß es sich bei der blutdrucksenkenden Wirkung um einen „direkten" vasculotropen Effekt handelt. Sie fanden am isolierten Präparat in situ eine deutliche periphere Widerstandsverminderung an den Mesenterialarterien und auch am isolierten Aortenpräparat die 100fache Wirkung gegenüber Trichlormethiazid hinsichtlich der Unterdrückung des Noradrenalineffektes. Die Blutdrucksenkung ist mit einer kurzfristigen Erhöhung des Druckes im rechten Vorhof verbunden, was dafür spricht, daß Diazoxid die Venomotorik nicht lähmt. Die Blutdrucksenkung wird bei leichter Erhöhung des Herzzeitvolumens und des Schlagvolumens nur durch eine Verminderung des peripheren Widerstandes bewirkt (ZITOWITZ u. RUBIN, 1962; RUBIN et al., 1963).

Diazoxid erzeugt (HAMBY et al., 1968) im Gegensatz zu den Sulfamylderivaten eine *Natrium- und Wasserretention*. Wie diese zustande kommt, ist noch ungeklärt. Die *PAH-Clearance* geht unmittelbar nach der i. v. Injektion von Diazoxid zurück. Es wird jedoch vermutet, daß es sich um eine vom Blutdruck und der filtrierten Natriummenge unabhängige, direkte Aktion auf den Tubulus handelt (TAYLOR, 1963), wo vermehrt Natrium resorbiert wird (HAMBY et al., 1968). Die *Hyperglykämie* und die Steigerung des Gehaltes an freien Fettsäuren im Blut wird auf eine Catechinaminfreisetzung zurückgeführt (TABACHNIK et al., 1965).

---

53 Hyperstat.

HUTCHEON et al. (1962) haben mit 2×75 mg pro die oral 10 Hypertoniker behandelt. Der durchschnittliche Blutdruck ging von 184/102 mm Hg auf 156/92 mm Hg nach vierwöchiger Behandlung zurück. Dabei nahm das Kollektiv durchschnittlich 2,45 kg zu. Bei Zugabe von 8 mg Trichlormethiazide fehlt die Gewichtszunahme, der Blutdruck sank dabei um 7/7 mm Hg zusätzlich. Das Auftreten von Hyperglykämie verbietet die langfristige Anwendung.

Nebenwirkungen von Diazoxid sind, neben dieser bei allen über längere Zeit behandelten Patienten auftretenden Hyperglykämie, Herzrhythmusstörungen wie z. B. supraventrikuläre Tachykardie. Anorexie tritt bei der Hälfte der behandelten Patienten auf. Vermehrter Tränenfluß wurde beschrieben (HUTCHEON u. BARTHALAMUS, 1962; THOMSON et al., 1962).

Diese starken und schwerwiegenden Nebenwirkungen verbieten eine dauernde Anwendung von Diazoxid in der Hochdrucktherapie (LOCKWOOD et al., 1963; OKUN et al., 1963). Trotzdem wird Diazoxid in bestimmten Indikationen verwandt. Im kurzfristigen Versuch eignet sich das Medikament besonders zur Bekämpfung von *Hochdruckkrisen,* wenn es in Dosen von 300 mg schnell intravenös injiziert wird (FINNERTY et al., 1963; SELLERS u. ITSKOWITZ, 1963). Eine orthostatische Hypotension tritt nicht auf, was nach dem oben geschilderten Wirkungsmechanismus nicht verwundert (THOMSON et al., 1962). Eine weitere Möglichkeit der Anwendung für Diazoxid haben FINNERTY et al. (1967) entdeckt, die gegen die konventionelle Hochdrucktherapie *resistent werdenden schweren Formen der Hypertonie:*

Von 16 Patienten, die bei einem Blutdruck von durchschnittlich 230/140 mm Hg resistent geworden waren, reagierten 14 auf eine bis zu 20 Tagen dauernde, manchmal mehrmals täglich intravenös in 15—30 sec injizierte Menge von 300 mg Diazoxid. Es trat, neben einer Blutdrucksenkung und Verbesserung des Fundusbildes, eine Verkleinerung des Herzens ein, bei einzelnen Kranken auch eine Besserung der Herzinsuffizienz. Die Therapie wurde dann mit einer Kombination von Reserpin und Chlorthalidon fortgesetzt, in einzelnen Fällen war die Zulage von Methyldopa oder Hydralazin notwendig, um den Erfolg zu erhalten. Nach 30 Monaten war der arterielle Mitteldruck 123 ± 6,7 gegenüber 112,5 ± 11,7 unmittelbar nach der Diazoxidtherapie. Zu diesem Zeitpunkt war die Retinopathie bei allen Patienten verschwunden, die Herzgröße reduziert. Um die Verminderung der Natriumelimination durch die Nieren auszugleichen, geben die Autoren zu 300 mg Diazoxid jeweils 120 mg Furosemid. Diese Ergebnisse sind inzwischen von HAMBY et al., (1968) bestätigt worden. Bei 32 Hypertonikern wurde der arterielle Mitteldruck um 26% gesenkt, durchschnittlich 16 Std lang. Es entstand keine Resistenz. Die Nierenfunktion blieb trotz Senkung des Blutdrucks auf beinahe normale Werte unverändert. Ebenso blieb die Urinmenge unverändert, die Glomerulumfiltration und die effektive Nierendurchblutung nahmen sogar zu. In Versuchen in unserer Klinik gelang es, durch gleichzeitige Anwendung von Clonidin eine Verhinderung der sehr lästigen Tachykardie und eine Verstärkung der Blutdrucksenkung zu erzielen (MERGUET et al., 1970).

Die Wirkung der Antihypertonica auf die Hämodynamik des Hypertonikers

Es besteht kein Zweifel mehr daran, daß bei der stabilen chronischen arteriellen Hypertonie die Ursache der Blutdrucksteigerung allein in einer Erhöhung des gesamten peripheren Widerstandes zu suchen ist. Das Herzzeitvolumen und Blutvolumen sind, auch mit den genaueren neuen Methoden gemessen, normal. Nur bei den labilen Formen des Hochdrucks, besonders bei jungen Menschen, kann ein hohes Herzzeitvolumen gefunden werden, das mit dem Verschwinden der hypertonen Regulationsstörung wieder zur Norm zurückgeht. Bleibt jedoch die Hypertonie bestehen, geht der Volumenhochdruck nach einigen Jahren in einen Widerstandshochdruck über (EICH et al., 1966) (s. a. S. 30). Auch fanden einige Autoren, daß im Tierversuch bei der renovasculären Hypertonie ein erhöhtes Herzzeitvolumen bestehen kann (LEDINGHAM, 1953, 1966; LEDINGHAM u. COHEN, 1964; FLOYER, 1965; WILSON, 1966). Auf die Dauer entwickelt sich jedoch auch bei diesen Tieren dann ein Widerstandshochdruck.

Diese Umschaltung in der Regelung des Blutdrucks wird auf einen noch nicht genügend aufgeklärten Mechanismus einer Autoregulation zurückgeführt, die in den verschiedenen Organen, mit Ausnahme der Haut und vielleicht auch der Nieren, durch örtliche Änderung des Gefäßwiderstandes die Durchblutung bei wechselndem Perfusionsdruck konstant erhält (s. a. S. 94). Deshalb wird auch immer wieder über eine Rolle des Herzens als Initiator einer chronischen Hypertonie diskutiert (s. hierzu DICKINSON, 1968).

Das *Wesen der Störung* in der Hämodynamik der Hypertonie ist jedoch nicht, daß eine Steigerung des Herzzeitvolumens oder des peripheren Widerstandes besteht, sondern daß die Erhöhung des Blutdruckes nicht durch eine Gegenregulation ausgeglichen werden kann, wie dies beim Gesunden der Fall ist, wenn sich eine der den Blutdruck bestimmenden hämodynamischen Größen aus irgendeinem Grund verändert.

Die Erhöhung des peripheren Widerstandes ist nach allem, was bis heute darüber bekannt geworden ist, bei der chronischen arteriellen Hypertonie primär *nicht durch eine Erhöhung des Sympathicustonus bedingt* (BAUM u. SHROPSHIRE, 1967). Nach der bis heute verfügbaren experimentellen Evidenz ist die Annahme einer „Kontraktur" der Arteriolen, eines funktionellen, reversiblen Zustandes, die attraktivste Hypothese (SHORT u. THOMSON, 1959; SHORT, 1966). Der Entwicklung einer Arteriolenkontraktur könnte dann allerdings eine Verstellung des Blutdruckregelsystems als perpetuierender Faktor nachfolgen.

Wenn man diesen Hypothesen folgt, wäre das Therapeuticum das geeignetste, welches das Lumen der Arteriolen und kleinen Arterien — die Widerstandsgefäße des arteriellen Kreislaufs — vergrößert, ohne die Kreislaufregulation als ganzes zu beeinflussen, was bei jeder Einwirkung auf die Gefäßwände über das sympathische Nervensystem zwangsläufig erfolgt. Praktisch verwendbare Verbindungen dieser Art stehen noch nicht zur Verfügung; Diazoxid z. B., das wahrscheinlich eine „direkte" arteriolotrope Wirkung hat, ist zu toxisch, als daß es auf lange Zeit gegeben werden könnte (s. S. 120). Auch die Hydralazine haben u. a. solche Effekte, ihre Wirkung ist jedoch zu schwach. Außerdem entwickelt sich schnell eine Resistenz gegen sie.

Deshalb bleibt z. Z. nichts anderes übrig, als symptomatisch den Blutdruck durch Einwirkung auf den Sympathicustonus zu senken, wobei, wie gesagt, der Nachteil in Kauf genommen werden muß, daß die Regulation des Kreislaufs im ganzen stark beeinträchtigt werden kann. In psychischen Grenzsituationen, bei langem Stehen, körperlicher Arbeit und anderen Belastungen kann unter sympathicushemmenden Präparaten die Regulation versagen, wobei die Durchblutung einzelner Organe unzureichend werden und der Sauerstofftransport als ganzes gestört sein kann (JOHNSON u. JONES, 1967).

Alle bis heute bekannten sympathicuswirksamen Antihypertonica haben, teils zentral, teils peripher, verschiedene Angriffspunkte. In jeweils verschieden starkem Ausmaß wird der Blutdruck gesenkt durch:
— Verminderung des Arteriolentonus,
— Verminderung des Herzzeitvolumens durch
  — Verminderung des Schlagvolumens,
  — Verlangsamung der Herzfrequenz,
  — Einwirkung auf die Kontraktilität des Herzen.

Wir bevorzugen Präparate, die vorwiegend auf den peripheren arteriellen Widerstand wirken; eine ausschließliche Wirkung auf die Arteriolen finden wir bei dieser Gruppe jedoch nicht.

Immer wird noch die Frage diskutiert, ob eine *Blutdrucksenkung durch Verminderung des Herzzeitvolumens* für den Patienten mit Hypertonie ungünstig ist. Dies ist sicher der Fall, wenn die Verminderung des Herzzeitvolumens so stark wird, daß Störungen der Durchblutung und des Sauerstofftransportes auftreten. Die Diskussion dieser Frage ist dadurch etwas verworren, weil oft bei diesen Erörterungen nicht genügend berücksichtigt wird, daß die Aussage des akuten Versuches nach intravenöser Injektion oder bei kurzfristiger oraler Verabreichung einerseits und die Wirkung über lange Zeiträume andererseits ganz verschieden beurteilt werden müssen. Die Parameter der zentralen Hämodynamik, das Herzzeitvolumen und der

errechnete periphere Widerstand, ändern sich im Laufe der Zeit, so daß am
Ende bei der langfristigen Medikation mit den heute verwendeten Präparaten die Verminderung des peripheren Widerstandes den entscheidenden
Anteil an der Blutdrucksenkung hat, gleichgültig, wie das hämodynamische
Wirkungsmuster zu Beginn der Therapie oder in einem akuten Vorversuch
nach intravenöser Injektion war (s. hierzu REUBI, 1966). Es ist also ein
ähnliches Verhalten bei allen Hypotensiva anzunehmen, wie es für die
Saluretica erwiesen ist (s. S. 103).

Zweifel über die Richtigkeit dieser Vorstellungen kommen auf, wenn
man die hämodynamischen Studien nach einer langfristigen Blutdrucksenkung mit β-Receptorenblockern berücksichtigt, die kürzlich von FROHLICH
et al. (1968) mitgeteilt wurden (s. S. 94). Nach durchschnittlich 10 Monaten zeigten die Kranken eine deutliche Blutdrucksenkung *allein* durch Frequenzminderung des Herzens. Das Schlagvolumen und der periphere
arterielle Widerstand blieben normal, in der Mehrzahl der Fälle war der
periphere Widerstand gegenüber der Vorbehandlungsperiode sogar erhöht.
Trotz ausgiebiger Blutdrucksenkung hatte also weder eine Verstellung des
Reglersystems stattgefunden noch eine adaptive myogene Dilatation der
Arteriolen. Diese Beobachtung zeigt, daß uns noch entscheidende Fakten
zum Verständnis der Autoregulation der Organdurchblutung fehlen, die
den Fluß in den Organen dem Blutdruck angleicht.

Trotz dieser Überlegungen bevorzugt man heute praktisch, sicher zu
Recht, die Präparate, die ihren überwiegenden blutdrucksenkenden Angriff
an den Widerstandsgefäßen haben, also Reserpin, Methyldopa, Clonidin,
weil diese Präparate die adrenergen Kreislaufreflexe nicht so stark hemmen
wie die adrenergen Neuronenhemmer vom Typ des Guanethidin.

Im klinischen Versuch machen sich die Unterschiede im Angriffspunkt
bei den verschiedenen Antihypertonica in der Stärke der Blutdrucksenkung
im Stehen so bemerkbar, daß alle den Venentonus und das Plasmavolumen
beeinflussenden Präparate eine starke orthostatische Blutdrucksenkung verursachen (s. S. 131). β-Receptorenblocker verursachen dagegen überhaupt
keine orthostatische Hypotonie, da sie wahrscheinlich, wenn man von den
Behandlungsversuchen mit extremen Dosen absieht, durch Verminderung
des Herzzeitvolumens den Blutdruck senken und die Gefäßkapazität und
das Plasmavolumen unbeeinflußt lassen.

Bei diesen Überlegungen ist auch das Verhalten des Hypertonikers bei
körperlicher Arbeit zu berücksichtigen. Beim untrainierten Hypertoniker
steigt dabei bekanntlich der Blutdruck steil an, und zwar stärker als der
Zunahme des Minutenvolumens entspricht (CONRAD, 1965). SANNERSTEDT
et al. (1966) haben sich mit diesem Problem besonders befaßt und gefunden,
daß bei Ergometerversuchen nach ca. 8tägiger Therapie alle Typen von
Antihypertonica den Blutdruckanstieg vermindern. Dies geschah bei den
Saluretica fast nur durch Verminderung des Schlagvolumens, während

α-Methyldopa die Herzfrequenz und den peripheren Widerstand verminderte und ein β-Receptorenblocker (Nethalid) den Blutdruckanstieg bei Arbeit allein durch Verminderung der Frequenz beeinflußte. Ein adrenerger α-Receptorenblocker (Acetabuton) erzeugte dagegen bei diesem Versuch eine starke Verminderung des peripheren Widerstandes. Diese Eigenschaften der verschiedenen Hypotensiva sind für die Bewährung in der Praxis von großer Bedeutung (s. S. 130).

Alle Änderungen der *Gefäßkapazität* und der *Plasmamenge* haben eine Auswirkung auf den arteriellen Blutdruck. Dies gilt besonders für Menschen, die unter der Wirkung eines den Sympathicus hemmenden Medikamentes stehen, das die homoiostatische Anpassung des Gefäßquerschnittes an die Blutmenge beeinträchtigt. Hier wirken sich schon Veränderungen des Blutvolumens um 2—4% stark auf den Blutdruck aus (FREIS et al., 1951). Darüber hinaus ist ein funktionierendes sympathisches Nervensystem nötig, um die volumenregulierende Funktion der Niere mit der Blutdruckregulation zu koordinieren (WAGNER, 1957).

In diesem Sinn werden auch die *Saluretica* in ihrer die Hypotensiva unterstützenden Funktion wirksam. Sie verhindern sowohl den Anstieg des Plasmavolumens zu verschiedenen Zeiten des Tageslaufes oder bei Diätfehlern als auch die homoiostatisch zu verstehende Natrium- oder Wasserretention, die einsetzt, wenn sich unter der Einwirkung der Hypotensiva die Gefäßkapazität erhöht. Dies bringt allerdings den Nachteil einer Verstärkung der orthostatischen Hypotonie, die besonders stark in Erscheinung tritt, wenn das Plasmavolumen und der extracelluläre Flüssigkeitsraum an sich schon vermindert ist, wie z. B. am Morgen oder nach krankhaften Wasserverlusten.

Zusammenfassend wären deshalb für die hypotensive Therapie die optimalen Eigenschaften einer hypotensiven Medikation:

— Senkung des sympathicusabhängigen *und* des „autonomen" Arteriolentonus,

— Verminderung des Plasmavolumens,

— Senkung der Herzfrequenz.

Eine Verminderung des Herzzeitvolumens durch Erhöhung der Kapazität des venösen Systems ist dagegen nicht erwünscht.

Keines der heute bekannten Präparate vereinigt alle drei dieser geforderten Eigenschaften in einem, zumindest nicht in ausreichendem Maße. Deshalb ist die Therapie des Hochdrucks noch eine *Kombinationstherapie*, deren Wirkung entscheidend gesteigert werden könnte, wenn zusätzlich eine neue Stoffgruppe gefunden würde, die die arterioläre Konstriktion direkt beeinflußt und die zu schwache Wirkung der den Sympathicus hemmenden Präparate auf den Gefäßquerschnitt unterstützt. Dem sympathicushemmenden Präparat käme dann vorzüglich die Aufgabe zu, die Gegenwirkung des auf einen erhöhten Druck eingestellten Regelsystems zu verhindern. Nach den bis heute bekannten Untersuchungen über die Wirkung der sympathischen β-Blocker könnte diese Art von Sympathicushemmung sich dafür am besten eignen.

Die Beurteilung blutdrucksenkender Präparate im klinischen Versuch

In der Anfangszeit der Chemotherapie des Hochdrucks sind eine Unzahl von Publikationen erschienen, die wegen einer ungenügenden Methodenkritik wertlos waren (s. S. 97). Dadurch haben eine Reihe von Präparaten einen ephemeren Ruf als Antihypertonica erhalten. Bei der Prüfung von neuen Präparaten müssen bestimmte Voraussetzungen berücksichtigt werden, die für eine wissenschaftliche Aussage über die Wertigkeit des Präparates unerläßlich sind. Wichtige Faktoren, die unabhängig von pharmakologischen Wirkungen eines Präparates den Blutdruck beeinflussen, sind (SHAPIRO, 1956):

1. Hospitalisation,
2. psychische Wirkung der Medikation an sich,
3. Voreingenommenheit des Therapeuten, der ein bestimmtes Ergebnis erhofft,
4. psychische Umstände in der Vergangenheit und der Gegenwart des Patienten.

Um diese Einflüsse so weit wie möglich auszuschalten, wurde die sog. Doppelblindmethode entwickelt. Die Bedeutung dieser Methode wurde von SELIGMANN et al. (1953) zuerst für die Hochdrucktherapie am Beispiel der Prüfung der blutdrucksenkenden Wirkung von Alkaloiden der Chinarinde demonstriert. Nicht in allen Fällen ist für die kritische Prüfung eines Medikamentes eine Doppelblindstudie nötig; z. B. kann ein Medikament bei Einhaltung einer Vorbeobachtungsperiode von mindestens 2 Wochen im *klinischen Versuch* mit Auslaßversuchen mit genügender Sicherheit geprüft werden, wenn mindestens ein objektiv zu prüfender Parameter erfaßt werden kann. Bei Untersuchungen am Krankengut der *Sprechstunde* ist allerdings die Kontrolle an einem gleichartigen Kollektiv, das mit Scheinmedikamenten behandelt wird, notwendig, weil äußere Umstände und psychische Belastungen das Ergebnis der Prüfung stark verfälschen können (GRENFELL et al., 1961, 1962, 1964). Solche Prüfungen wurden von FREIS (1960, 1962) für die USA Veterans Administration und von SMITH et al. (1964) für den US Public Health Service mit Reserpin, Hydralazin, Chlorothiazid und anderen Medikamenten in großem Stil durchgeführt. Eine weitere Verbesserung der Methode ist die überkreuzte Kontrolle, bei der die Kollektive nach einigen Monaten ausgetauscht werden. Auch dieses Verfahren ist bei der Prüfung von Hypotensiva in der Hochdrucktherapie schon angewandt worden (z. B. WOLFF u. LINDEMAN, 1966).

Methode der medikamentösen Therapie bei chronischer Hypertonie

Dosierung

Die Dosis eines Medikamentes bei oraler Anwendung hängt bekanntlich ab:
1. von der Resorption,
2. von der Verweildauer im Organismus.

Die üblichen Dosen der heute gebräuchlichen, den Sympathicus beeinflussenden Hypotensiva sind in Tabelle 20 zusammengestellt:

Tabelle 20. *Dosen, Resorption und Wirkungsdauer der sympathicushemmenden Hypotensiva*

	Tagesdosis oral (mg)	Resorption	Wirkungsdauer (Std)
Reserpin (Serpasil, Sedaraupin)	0,25—0,50	75%	ca. 120
Clonidin (Catapresan)	0,15—3,6	gut	3—6
α-Methyldopa (Aldometil, Presinol, Sembrina)	500—2000	30—50%	3—6
Guanaclin (Leron)	30—180	schlecht	22—36
Bethanidin (Esbatal)	20—120	100%	10—12
Guanethidin (Ismelin)	10—200	schlecht	ca. 160
Propranolol (Trasicor)	40—600	gut	2—4
Oxprenolol (Trasicor)	50—600	gut	2—4
Alprenolol (Aptin)	50—600	gut	2—4

In der Regel wählt man eine aufsteigende Dosierung und beginnt mit den in Tabelle 20 aufgeführten Mindestmengen. Bei Präparaten mit kurzer Wirkungsdauer muß die Tagesdosis auf 3—4 Einzelgaben verteilt werden. Bei Verbindungen, die länger als 24 Std wirken, genügt eine Tagesdosis, die am besten abends gegeben wird. Bei Präparaten wie α-Methyldopa, Clonidin kann die Steigerung schnell von Tag zu Tag vorgenommen werden; bei langwirkenden dagegen, wie z. B. Guanethidin, sind die Intervalle zwischen den Dosissteigerungen länger, etwa 4—6 Tage, zu wählen.

Die *Saluretica*, die sich in der Hochdrucktherapie besonders bewähren, sind die von mittlerer und langer Wirkungsdauer. Die nur wenige Stunden wirkenden Präparate wie Etacrynsäure oder Furosamid müssen mindestens zweimal täglich verordnet werden. Die langwirkenden Präparate haben auch den Vorzug, ohne Einbuße der Wirkung in Intervallen von 1—3 Tagen gegeben werden zu können, wodurch Störungen des Mineralhaushaltes und eine Verschlechterung der Nierenfunktion vermieden werden und die Resistenz gegen das Präparat hinausgeschoben oder ganz verhindert werden kann.

Die Dosen und die Wirkungsdauer der Saluretica sind in Tabelle 21 zusammengestellt (KRÜCK, 1968). Es ist in der Hochdrucktherapie nicht zweckmäßig, die Tagesdosis um mehr als das Doppelte der dort angegebenen Minimaldosis zu erhöhen, da dadurch die Kaliurese zu stark zunehmen und sich die Gefahr der Harnstoffretention erhöhen würde. Dazu sollte eine Kost mit 3—6 g Kochsalz pro die gegeben werden. Eine gleichzeitige streng kochsalzarme Kost erhöht die Kaliumverluste. Zu hohe Kochsalzzufuhr, über 15 g pro die, hebt den Effekt der Saluretica auf.

In der Regel dosiert man aufsteigend, d. h., es wird bei einer konstanten Dosis der Saluretica die der sympathicuswirksamen Substanzen in der oben beschriebenen Weise erhöht, bis der Normbereich des Blutdrucks erreicht ist. Bei diesem Verfahren tritt keine *Resistenz* durch Wasserretention auf. Der limitierende Faktor weiterer Dosissteigerung ist meist eine orthostatische Hypotonie. (Über das Verhalten bei Eintreten einer Resistenz gegen die Hypotensiva s. S. 132.)

Tabelle 21 a. *Einzeldosis und Dosisbereich, Wirkungsmaximum, Wirkungsdauer einiger Saluretica*

	Einzeldosis oral (mg)	Tagesdosis (mg)	Max. Wirkung (Std)	Wirkungsdauer (Std)
Hydrochlorothiazid (Esidrix)	25	25—100	4—6	10—12
Cyclopenthiazid (Navidrex)	0,5	0,25—2	4—6	10—12
Chlorthalidon (Hygroton)	100	50—200	2—20	60—72
Mefrusid (Baycaron)	25	50—100	6—12	12
Etacrynsäure (Hydromedin)	50	50—200	$1/_2$	6—8
Furosemid (Lasix)	40	40—160	1	4—6

Tabelle 21 b. *Dosierung der antikaliuretisch wirkenden Saluretica*

	Einzeldosis oral (mg)	Tagesdosis (mg)	Wirkungsmax. (Std)	Wirkungsdauer (Std)
Triamteren (Jatropur)	50	50—100	2	12
Amilorid	5	5— 10	2—8	8—10
Spironolacton (Aldactone A)	50	100—300	3—6	1—2 Tage

Die blutdrucksenkenden Medikamente sollten so hoch dosiert werden, daß das Blutdruckniveau möglichst dem Normbereich angenähert wird. Dieses Ideal ist oft nicht zu erreichen. Wir müssen uns deshalb in vielen Fällen damit begnügen, den Blutdruck wenigstens im Stehen in den Normbereich zu bringen. Weitere Einzelheiten über die Altersnorm des Blutdrucks und die Klassifizierung sind in einem früheren Kapitel zu finden (s. S. 25).

Eine Unterbrechung der Therapie, unregelmäßige Verabreichung oder unnötiger Wechsel der Medikamente fördern die Neigung zur Resistenz gegen die Behandlung.

Die Prognose bei Hypertonikern schweren Grades, die die *Therapie abbrechen*, ist extrem schlecht. MOYER u. BREST (1966) haben 21 Fälle zusammengestellt, die vor der Therapie einen diastolischen Blutdruck von mehr als 130 mm Hg hatten und einer intensiven Behandlung bedurften. Nach dem Absetzen der Therapie waren nach ½ Jahr 6, nach 1 Jahr 8, nach 3 Jahren 12 und nach 5 Jahren 15 dieser 21 Patienten an den Folgen des Hochdrucks gestorben.

Die Therapie des Hochdrucks mit Hypotensiva setzt meistens eine *lebenslängliche Medikation* voraus. Wenn auch in einzelnen Fällen nach längerer intensiver Therapie der Blutdruck nach Absetzen der Medikamente im normalen Bereich bleiben kann, wie dies vielfach beschrieben worden ist (THURM u. SMITH, 1967), ist in der Regel eine dauernde Behandlung nötig, wenn auch vielfach die Dosis vermindert oder ein Medikament aus der Kombination weggelassen werden kann.

DUSTAN et al. (1968) haben die Frage der „Heilung“ einer chronischen Hypertonie genau untersucht und festgestellt, daß von ihren im Jahr 1962 beschriebenen 9 Kranken, die keine Medikamente mehr brauchten (PAGE u. DUSTAN, 1962), im Laufe der Zeit 6 doch wieder mit Hypotensiva eingestellt werden mußten; bei einem waren die Werte so schwankend, daß eine zureichend sichere Beurteilung des Auslaßversuches nicht möglich war. In der jetzt publizierten Serie von Auslaßversuchen bei 65 langfristig behandelten Hypertonikern konnte bei 60 das Blutdruckniveau nach dem Absetzen der Therapie ausreichend beurteilt werden: Bei 21 kehrte der Blutdruck auf den Wert vor dem Beginn der Therapie zurück; bei 37 stieg er an, ohne den Kontrollwert zu erreichen; nur in 2 Fällen blieb der Blutdruck, über 8 Jahre kontrolliert, normal. Das Ausmaß des Wiederanstiegs war abhängig von der Höhe des Ausgangsblutdrucks und der Schwere der Gefäßerkrankung sowie dem Typ der Hypertonie. Bei den malignen Formen und bei 6 von 9 Kranken mit renovasculärer Hypertonie stieg der Blutdruck prompt wieder an. Bei den Fällen mit primärer Hypertonie war die Dauer der normotonen Periode im Auslaßversuch abhängig von der Höhe des Blutdrucks vor Beginn der Therapie.

Reihenfolge der Anwendung und Kombination der verschiedenen Medikamente

Von bedrohlichen Blutdrucksteigerungen abgesehen, auf die in einem besonderen Abschnitt (s. S. 137) eingegangen werden soll, wählen wir die anzuwendenden Pharmaka nach einer Reihenfolge aus, die bestimmt ist

— von der Schwere der Hypertonie,
— durch die Häufigkeit und Schwere von Nebenwirkungen,
— durch den Preis des Arzneimittels.

Bei leichten labilen Formen der Hypertonie ist es deshalb am zweckmäßigsten, mit Reserpin zu beginnen. Nur bei sehr leicht beeinflußbaren Formen kommt man allein damit zum Ziel. Man wird deshalb meist bald mit einem lang bis mittellang wirkenden Salureticum behandeln, wie z. B. mit Chlorthalidon [54] oder Mefrusid [55] oder auch Hydrochlorothiazid [56] oder Cyclopenthiazid [57], um nur einzelne Saluretica in der Reihenfolge der längeren oder kürzeren Wirkungsdauer zu nennen. Mit dieser Kombination sind bei einer großen Zahl von Hypertonikern befriedigende Erfolge zu erzielen. BRYANT et al. (1965) z. B. fanden bei 58% von 100 ambulant behandelten Hypertonikern eine Normotonie nach Chlorthalidon + Reserpin; bei 40% mußte ein weiteres Medikament angewendet werden (s. S. 66, 119). Die Quote der Erfolge kann durch Zulage von Hydralazin [58] noch etwas erhöht werden.

Führt die Kombination Reserpin + Salureticum nicht zum Ziel, ist es zweckmäßig, Reserpin durch Präparate mit stärkerer Wirkung zu ersetzen. Dabei werden Verbindungen bevorzugt, die keine zu starke orthostatische Hypotonie bewirken. In Tabelle 22 sind die heute üblichen Antihypertonica unter diesem Gesichtspunkt zusammengestellt. α-Methyldopa [59] und Clonidin [60] sind in dieser Hinsicht am besten geeignet. Die Kombination Salureticum + α-Methyldopa bewährt sich gut und ist in der Regel wirksamer als die Kombination Reserpin + Salureticum, sie ist ähnlich stark wie die von Clonidin + Salureticum. Clonidin hat gegenüber α-Methyldopa den Vorzug, daß die Dosissteigerung über den üblichen Bereich oft noch einen Erfolg bringt, der bei α-Methyldopa über 2 g meist ausbleibt. Die Nebenwirkungen von Clonidin sind in höheren Dosisbereichen jedoch stärker.

Erst wenn diese Kombinationen nicht ausreichen, sollte man auf die adrenergen Neuronenhemmer vom Typ des Guanethidin [61] übergehen bzw. die bisherige Medikation damit kombinieren (s. S. 88).

---

54 Hygroton.   58 Adelphan-Esidrix.
55 Baycaron.   59 Aldometil, Presinol, Sembrina.
56 Esidrix.   60 Catapresan.
57 Navidrex.   61 Guanethidin = Ismelin.

Tabelle 22. *Stärke des orthostatischen Effekts üblicher oraler Dosen einiger Antihypertonica auf den Blutdruck*

Reserpin	(+)
Hydralazin	(+)
Thiazide	(+)
Clonidin [a]	+
α-Methyldopa	+ +
Guanethidin [b]	+ + +
Guanaclin [c]	+ + +
Bethanidin [d]	+ + +

[a] Catapresan.   [b] Ismelin.   [c] Leron.   [d] Esbatal

Die orthostatische Wirkung dieser Gruppe von Antihypertonica ist stärker als die von α-Methyldopa und Clonidin. Dies nützt man aus, um den Blutdruck im Stehen noch zusätzlich zu senken. Das soll nicht heißen, daß bei hoher Dosierung der Blutdruck im Liegen durch Guanethidin nicht gesenkt werden könnte. Die orthostatische Hypotension verbietet jedoch meist eine Dosissteigerung in den Bereich, der nötig ist, um den Blutdruck auch im Liegen ausreichend zu beeinflussen. Deshalb ist es bei der schweren Hypertonie besser, den adrenergen Neuronenblocker in Kombination mit Saluretica und α-Methyldopa oder Clonidin zu verordnen; dadurch kann man mit niedrigeren Dosen des Blockers auskommen. Bei der mittelschweren Hypertonie sind die adrenergen Neuronenhemmer nicht geeignet. Es gelingt zwar bei diesen Kranken meist gut, den Blutdruck zu senken; oft sind jedoch die Differenzen zwischen dem Liegeblutdruck und dem Blutdruck im Stehen und damit auch die Gefahr der orthostatischen Hypotonie zu groß. Deshalb ist es zweckmäßig, nach dem in Abb. 2 aufgezeichneten Stufenschema der Therapie zu verfahren, das eine Anwendung der Antihypertonica nach dem Ausmaß der orthostatischen Blutdrucksenkung und der Zunahme von Nebenwirkungen vorsieht.

Verbietet bei noch nicht ausreichender Senkung des Liegedruckes eine zu starke orthostatische Hypotonie eine weitere Dosissteigerung des verwendeten Präparates, sollte versucht werden, mit einem β-Receptorenblocker allein (z. B. 40—400 mg Propranolol [62]) oder in Kombination mit der bisherigen Medikation den Blutdruck zu senken. Dabei kann allerdings die Herzfrequenz zu stark (d. h. unter 50 pro min) sinken, besonders bei der Kombination von Digitalis, Clonidin und einem β-Receptorenblocker ist dies oft der Fall.

Die kaliuretische Wirkung der Saluretica muß bei manchen Hypertonikern ausgeglichen werden, wenn die diätetischen Kaliumzulagen mit Obstsäften, getrockneten Früchten etc. nicht ausreichen. Dazu bieten sich die

---

62 Dociton.

9*

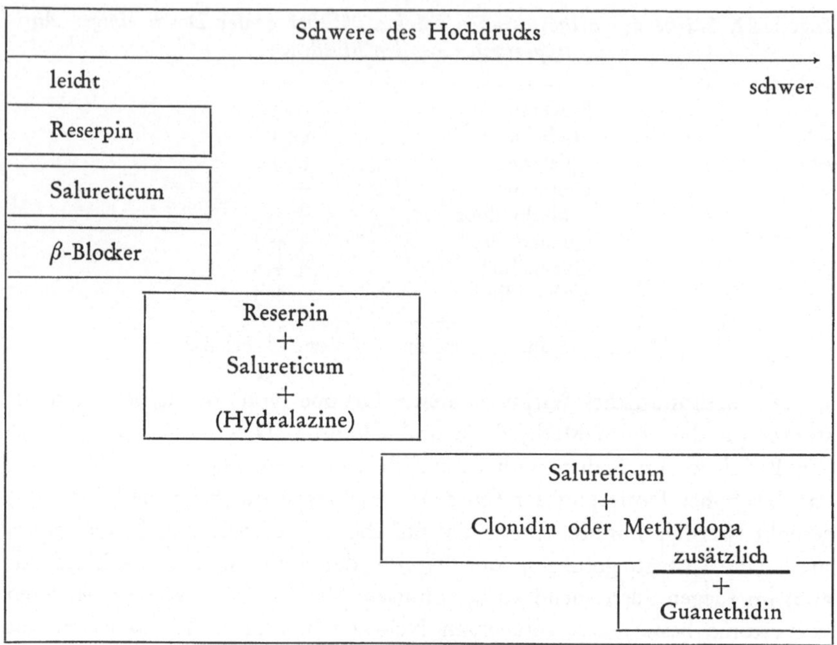

Abb. 2

natriuretischen und gleichzeitig kaliumretinierenden Saluretica wie Triamteren [63], Amilorid [64] und Spironolacton [65] an. Sie haben die Eigenschaft, bei
zusätzlicher Natriurese den Kaliumgehalt des Organismus ausgeglichen zu
halten (s. S. 116). Bei einer in Verbindung mit einem sekundären Hyperaldosteronismus, also ohne Saluretica, auftretenden Hypokaliämie ist
Spironolacton das beste zusätzliche Salureticum.

Bei schweren Formen der Hypertonie entwickelt sich oft eine *Resistenz*
gegen die angewandten Medikamente. Was unter diesem Begriff zu verstehen ist, wurde früher erläutert (s. S. 70). Sie kann eine Natrium- und
Wasserretention als Ursache haben; dann ist sie durch Zulage eines Salureticum zu beseitigen.

Bei Fällen schwerer Hypertonie entwickelt sich jedoch manchmal trotz
hoher Dosen der Antihypertensiva eine *Resistenz aus anderen Gründen,*
vielleicht weil die die Hypertonie perpetuierenden Faktoren, wie die
Arteriolenkontraktur nach den Vorstellungen von SHORT (1966) oder die
Verstellung der Blutdruckregelkreise durch Verminderung der Empfindlichkeit der Fühler (McCUBBIN et al., 1956), den Blutdruck immer wieder auf

---

63 Jatropur.   64 Moduretic.   65 Aldactone A.

sein früheres Niveau zurückbringen. Diese Art von Resistenz kann manchmal durchbrochen werden, wenn einige Zeit (etwa 2—3 Wochen lang) durch hohe Dosen eines adrenergen Neuronenblockers ohne Rücksicht auf die orthostatische Hypotension, z. B. Guanethidin (PAGE et al., 1961; LEISHMAN u. SANDER, 1965) oder Diazoxide 300 g mehrmals täglich (FINNERTY et al., 1967; HAMBY et al., 1968), ein normaler Blutdruck erzwungen wird (s. S. 120). Unter adrenergen Neuronenblockern kann die Resistenz auch durch eine Sensibilisierung gegen körpereigenes Noradrenalin entstehen. Diese kann durch einen α-Receptorenblocker wie Phenoxybenzamin [66] (20 bis 50 mg pro die) überwunden werden (SANDLER et al., 1968).

Die heutige medikamentöse Hochdrucktherapie ist, da das ideale blutdrucksenkende Präparat noch nicht zur Verfügung steht, eine *Kombinationstherapie*. Sie hat den Sinn, synergistische Effekte auszunutzen und damit die Dosen der einzelnen Medikamente klein zu halten und die Nebenwirkungen zu verringern (BREST, 1966). Bei manchen Kombinationen ist im Tierversuch ein potenzierter Effekt nachzuweisen (STOEPEL et al., 1969). Allerdings eignen sich nicht alle Medikamente zur Kombination. Die Kombination von Guanethidin mit Reserpin ist, theoretisch gesehen, unzweckmäßig, da beide eine Catechinaminverarmung bewirken. Eine Addition der Wirkung ist nicht wahrscheinlich, wohl aber der Nebenwirkungen. Allerdings kommt man wegen der so verschiedenen Wirkungsstärke selten in die Lage, diese beiden Präparate zu kombinieren. Theoretisch gesehen ist auch die Kombination Reserpin + α-Methyldopa unzweckmäßig, da Reserpin α-Methylnoradrenalin, das nach Gabe von α-Methyldopa Noradrenalin zum Teil ersetzt, sehr viel schwerer freisetzt (s. S. 67). In der Praxis der Hochdrucktherapie sieht man jedoch zumindest additive Effekte, im Tierversuch sogar superadditive (STOEPEL et al., 1969). Die Kombination eines Monoaminooxydasehemmers mit einer akut Catechinamine freisetzenden Verbindung, wie z. B. Guanethidin, kann Hochdruckkrisen bewirken.

Die Kombination von Saluretica vom Typ der Thiazide, die oft eine Verminderung des Glomerulusfiltrates bewirken, mit einem ebenfalls ungünstig auf die Nierendurchblutung wirkenden Präparat wie postganglionäre Neuronenblocker, Guanethidin oder Pargylin sollte in den Fällen möglichst vermieden werden, die mit der Nierenfunktion an der Grenze der Kompensation liegen. An deren Stelle ist α-Methyldopa oder Clonidin, die beide die Nierenfunktion nicht beeinträchtigen, für die Kombination besser geeignet; sie sollten zumindest bei solchen Fällen Teil der Kombinationsbehandlung sein, bei denen auf einen postganglionären Neuronenblocker nicht verzichtet werden kann.

---

66 Phenoxybenzamin (BRD), Dibenzyline (USA).

Kontrolle und Beurteilung des Behandlungserfolges

Die Kontrolle des Blutdrucks bei Kranken in der Sprechstundenbehandlung ist schwierig. JULIUS et al. (1964) haben erst kürzlich darauf hingewiesen, daß schon bei Probanden mit normalem Blutdruck entscheidende Unterschiede in der Höhe des Blutdrucks bei häuslicher Selbstmessung, den Messungen in der Sprechstunde und deren Kontrollen bei späteren Besuchen beobachtet werden, eine Erfahrung, die jeder Arzt täglich machen kann. Die Höhe des Blutdrucks in der Sprechstunde sinkt von der ersten bis zur dritten Visite mit dem wachsenden Vertrautsein des Patienten mit seinem Arzt (DUNNE, 1969). Die Tagesschwankungen des Hypertonikers sind bekanntlich größer als die des Normalen, sie erhöhen sich noch bei bestimmten Hypotensiva wie z. B. Guanethidin und anderen adrenergen Neuronenhemmern, die gegen das endogene Noradrenalin sensibilisieren. Das gleiche gilt für die Saluretica, die die Wirkung äußerer Ursachen wie z. B. Hitze, Wasserverluste usw. (s. Tab. 11, S. 62) auf die Kreislaufregulation verstärken. Aus diesen Gründen macht die richtige Beurteilung und die richtige Dosierung der Hypotensiva bei Kranken mit Hypertonie in der Sprechstunde Schwierigkeiten; es ist oft nicht möglich, vergleichbare Blutdruckwerte zu erhalten. Über die Problematik des Begriffs „Basisdruck" wurde bereits gesprochen (s. S. 25). Man ist deshalb dazu übergegangen, die schwer einstellbaren Hypertoniker in der Selbstmessung des Blutdrucks zu unterrichten oder durch Angehörige den Blutdruck messen zu lassen, um den Wert in der Unbefangenheit der häuslichen Situation zu erhalten. Die Methode wurde erstmals von BROWN (1930), später systematisch von AMAN u. GOLDSHINE (1940, 1941) erprobt und von FREIS (1954) übernommen (s. a. SCHROEDER, 1954 und DUSTAN et al., 1955). Alle bisher dagegen — besonders in Deutschland — vorgebrachten Bedenken, daß z. B. durch die mit dieser Methode verbundene starke Beschäftigung des Kranken mit seiner Krankheit eine Neurose gezüchtet werde, hat die Erfahrung widerlegt. Im Gegenteil, viele von der Hypertonie unabhängige psychogene Beschwerden, die sonst zu unbegründeten Sorgen Anlaß gaben, werden durch die selbständige Blutdruckmessung richtig verstanden und damit meist auch abgebaut. Bei richtiger Instruktion sind die Messungen zureichend genau (JULIUS et al., 1964). Beim Hypertoniker sollte vor und während der Therapie im Liegen und Stehen der Blutdruck gemessen werden. Nach längerem Stehen kann man im Liegen Werte erhalten, die dem „Basaldruck" gleichen (s. hierzu die Darlegungen über den Basisdruck S. 25). Es ist wichtig, daran zu erinnern, daß der Blutdruck im Stehen sehr häufig auch beim nicht behandelten Hypertoniker niedriger ist als im Liegen; bei manchen, besonders älteren Patienten kommen sogar Zustände von orthostatischer Hypotension mit cerebraler Mangeldurchblutung vor (JOHNSON et al., 1965; SUCHAN u. HUSHMAN, 1967). Bei Patienten mit schwerer Hypertonie beobachtete demgegenüber STEWART (1965) kurze ohnmachtsartige Zustände meist nach dem Aufstehen morgens, die mit einer plötzlichen Blutdrucksteigerung verbunden waren. Sie verschwanden nach einer blutdrucksenkenden Therapie.

Bei gut einzustellenden Kranken genügt eine Kontrolle alle 8—14 Tage in der Sprechstunde. Schwer einstellbare Kranke sollten zur häuslichen Kontrolle angehalten werden, wobei der Blutdruck morgens nach dem Aufstehen und nach der Rückkehr von der Arbeit nachmittags gemessen werden muß, die Ergebnisse aufgeschrieben und dem Arzt vorgelegt werden sollten. Bei intelligenten Patienten kann man noch weiter gehen und die Dosierung des wichtigeren Medikamentes selbst variieren lassen.

Daß neben der Blutdruckkontrolle beim Hypertoniker der gesamte Befund regelmäßig überprüft werden muß, ist selbstverständlich. Dabei ist besonders wichtig, auf die bekannten Nebenwirkungen des einzelnen Präparates zu achten, wie z. B. Kontrolle des Kaliumspiegels, des Kohlenhydratstoffwechsels, der Harnsäure bei Therapie mit Saluretica, des Coombstestes nach 6—12 Monaten bei α-Methyldopa. β-Receptorenblokker verursachen eine auf Digitalis ansprechende Herzinsuffizienz.

Die *Beurteilung des Behandlungserfolges* über die Senkung des Blutdrucks hinaus ist leicht bei der malignen Verlaufsform. Hier erlaubt das Beschwerdebild, der Fundus oculi, die Nierenfunktion, das Verhalten des Herzens schon nach etwa 2—3 Monaten ein Urteil darüber, ob die Blutdrucksenkung auch einen Rückgang in der Schwere der Komplikationen gebracht hat. Bei der benignen Verlaufsform ist die Beurteilung schwierig; die Erfolge der Therapie sind nur bei langer Verlaufsbeurteilung am Verhalten des Herzens (EKG, Herzgröße, Dekompensationszeichen) abzulesen; die Nierenfunktion ändert sich meist nicht, auch der Fundus gibt nur Hinweise, wenn schwere Veränderungen wie Herde und Blutungen bestanden haben. Da bei der benignen Hypertonie die therapeutische Blutdrucksenkung heute zunehmend aus prophylaktischer Indikation erfolgt, ist eine Beurteilung des Therapieerfolges nur statistisch an großen Kollektiven möglich (s. hierzu S. 20).

Antihypertensiva vor Operationen

Vom theoretischen Aspekt aus sind die vielfach geäußerten Besorgnisse verständlich, daß bei Narkose und Operationen die Sympathicushemmung durch Antihypertensiva das Risiko erhöhe (GARNIER u. GERTSCH, 1963; LEROY CRANDELL, 1964); deletäre Zustände von Hypotonie sind besonders bei Patienten zu befürchten, die während der Operation eine Beatmung mit positiven Drucken benötigen. Die Rauwolfiaalkaloide bzw. Reserpin können 10—14 Tage lang über die Medikation hinaus die Catechinaminspeicher im Herzen, dem Gehirn und den Nebennieren entleeren, außerdem wird der Carotissinusreflex gestört. Methyldopa verstärkt den hypotensiven Effekt der Anästhesie und erhöht die Wirksamkeit von Halothan (MILLER u. WAY, 1968). Guanethidin führt zur Hemmung der Freisetzung der Catechinamine und zu einer Catechinaminverarmung im Herzen. Diese Wirkung bleibt nach Absetzen der Medikation für 5—7 Tage bestehen. Thiazide vermindern die Reaktivität des Gefäßsystems gegen Noradrenalin. Eine Kaliumverarmung führt zu Störungen der Kontraktilität des Herzens und Zunahme des toxischen Effektes der Digitalis. Monoaminooxydasehemmer potenzieren die Wirkung von Barbituraten, Morphin, Atropin und Anästhetica.

Es wurden deshalb einige *Tests* entwickelt, nach denen eine Voraussage darüber möglich sein soll, ob Komplikationen bei der Operation durch die Sympathicushemmung zu befürchten sind. Der Valsalvaversuch gibt Hinweise auf das Verhalten bei positiver Druckbeatmung. Der Blutdruckanstieg nach 10 mg Ephedrin i. v. (normal mindestens 20 mm Hg Druckanstieg und Pulsfrequenzanstieg um 10 Schläge pro min) gibt einen Hinweis auf das Ausmaß der Catechinaminverarmung des sympathischen Nervensystems. Fehlt die durch Ausschüttung von Noradrenalin und Adrenalin bedingte Reaktion nach Ephedrin, soll eine Anästhesie, sei sie allgemein, spinal oder epidural, verschoben werden.

Wenn es verantwortet werden kann, also bei leichteren Formen der Hypertonie, sollten die Hypotensiva vor der Operation abgesetzt werden: 3 Wochen bei Reserpin und Guanethidin, ca. 6 Tage bei α-Methyldopa und Clonidin, 3—4 Tage bei Saluretica.

In vielen Fällen schwerer Hypertonie wäre jedoch das Absetzen der Hochdrucktherapie das größere Risiko für den Kranken. Da die moderne Narkosetechnik über genügende Möglichkeiten verfügt, hypotensive Krisen zu überwinden, sollte nach Absprache mit dem Narkosearzt in den schweren Fällen von Hypertonie die Medikation weitergeführt werden. Präparate vom Typ der Monoaminooxydasehemmer, z. B. Pargylin [67], sollten dagegen auf jeden Fall vor einer Operation abgesetzt werden.

Die Operation und die Narkose bringen jedoch nicht nur das Risiko hypotensiver Zustände mit sich. Beim Aussetzen der Chemotherapie des Hochdrucks können beim schweren Hypertoniker durch verschiedene Muskelrelaxantien und den Vorgang der Intubation, der Laryngoskopie oder durch die Irritation peripherer Nerven gefährliche Hochdruckkrisen entstehen (HEITMANN u. ZINDLER, 1967).

Besonderheiten der medikamentösen Therapie bei besonderen Krankheitsbildern mit Hypertonie

Maligne Verlaufsform der Hypertonie

Die maligne Verlaufsform, über deren Prognose bereits ausführlich berichtet wurde (s. S. 19), ist als Notfall anzusehen. Mit der medikamen-

---

67 Eutonyl.

tösen Behandlung wird begonnen, bevor die Untersuchungen zur Klärung der Genese abgelaufen sind. Die Behandlung ist um so dringender, je mehr Symptome (Kopfschmerzen, Sehstörungen, Fundus) auf eine drohende Encephalopathie hinweisen. Im Gegensatz zu dem Vorgehen bei der benignen Hypertonie beginnt man nicht mit dem üblichen Stufenschema von milden zu stark wirkenden Medikamenten, sondern setzt sofort stark wirkende Präparate in Kombination mit einem Salureticum ein, wie z. B. α-Methyldopa oder Clonidin. In kritischen Zuständen von Hochdruckencephalopathie, die bei der malignen Hypertonie nicht selten vorkommt, muß mit schnell parenteral wirkenden Präparaten begonnen werden, wie es im nächsten Abschnitt beschrieben wird. Nach wenigen Tagen wird, wenn die Medikation keine Normalisierung des Blutdrucks erzielt, mit einem adrenergen Neuronenhemmer kombiniert, wobei die orthostatische Blutdrucksenkung in einem am Kopfteil erhöhten Bett oder in einem sog. Herzbett, in dem der Patient sitzt, ausgenutzt werden kann. Bei der malignen Hypertonie kommt es darauf an, in möglichst kurzer Zeit einen möglichst der Altersnorm angenäherten systolischen Blutdruck zu erreichen. Dabei muß die Nierenfunktion regelmäßig kontrolliert werden.

Blutdruckkrisen

Die im letzten Abschnitt schon erwähnte Encephalopathie kommt nicht nur bei der malignen Hypertonie, sondern auch bei der Schwangerschaftstoxikose und der akuten Nephritis vor. Der Begriff wurde von OPPENHEIMER u. FISHBERG (1928) für die cerebralen Komplikationen der akuten Glomerulonephritis, der Schwangerschaftstoxikose und der akuten Bleivergiftung geprägt. Es handelt sich um eine diffuse Hirnschädigung, deren Genese nicht ganz klar ist.

Es besteht als entscheidender pathogenetischer Faktor ein Hirnödem, ein Spasmus der Arteriolen mit Thrombosen und Mikroinfarkten kann mitwirken. Dafür sprechen Untersuchungen an Ratten von BYROM (1954), der ein experimentelles Modell der Encephalopathia hypertonica entwickelte. Die ödematöse Schwellung des Gehirns führt zu einer zusätzlichen Blutdrucksteigerung. *Klinische Symptome* sind Kopfschmerz, meist occipital lokalisiert, Verwirrungszustände, Störungen des Bewußtseins bis zum Koma und Krampfanfälle. Der Babinskireflex wird nachweisbar, Nystagmus tritt auf, oft auch eine passagere herdförmige Symptomatik. Sicher ist, daß es sich bei der Encephalopathia hypertonica um eine direkt hochdruckabhängig entstehende Komplikation handelt; sie bildet sich nach therapeutischer Blutdrucksenkung schnell zurück (s. S. 11).

Die in der oralen Therapie verwendeten Hypotensiva sind bei parenteraler Injektion nicht gleich gut geeignet (MERGUET et al., 1969) (s. Tab. 23).

Tabelle 23. *Parenterale Anwendung von Antihypertensiva*

Name	Inj.-Art	Dosis (mg)	Beginn d. Wirkg.	Dauer d. Wirkg.	Antidot	Nebenerscheinungen
Reserpin (Serpasil)	i. v. i. m.	0,25—2 0,5 —3	¹/₂—1 Std	2—8 Std	Noradrenalin Tropfinfusion	Somnolenz, Kongestion d. Schleimhäute, Bradykardie
α-Methyldopa (Aldometil, Presinol)	i. v.	250—1000	2—4 Std	6—12 Std	Noradrenalin Tropfinfusion	Somnolenz, trockener Mund
Clonidin (Catapresan)	i. v. i. m.	0,15—0,3	10—20 min	3—6 Std	Tolazolin (Priscol) 30 mg i. v.	Benommenheit, trockener Mund, Bradykardie
Guanethidin (Ismelin)	s. c. i. m.	10—20	30—60 min	6—24 Std	Noradrenalin Tropfinfusion	Diarrhoe, Bradykardie
Trimetaphan (Arfonad)	i. v. (als Infusion)	1—15 mg/min	sofort	—	—	Ileus, Bradykardie, trockener Mund, Tachykardie
Furosemid (Lasix)	i. v.	40—80—120	sofort	15—20 min	—	Hypokaliämie, Hypochlorämie, Alkalose, Dehydratation
Etacrynsäure (Hydromedin)	i. v.	25—50—100	sofort	30 min	—	

Reserpin ist immer noch das am häufigsten verwendete Präparat für diese Indikation. Die Dosis ist 1—2 mg i. v. oder 1—3 mg i. m., wobei mit weiteren Dosen von 1—3 mg in 6- bis 12stündigen Abständen die Wirkung erhalten werden kann. Dieses an sich mäßig den Blutdruck senkende Präparat wirkt parenteral um so stärker, je höher der Ausgangsblutdruck ist. Da einzelne Patienten gegenüber Reserpin besonders empfindlich sind, sollte die erste Gabe i. v. 0,25 mg und 0,5 mg i. m. nicht übersteigen. Die Therapie mit Reserpin hat den Nachteil, daß die Blutdrucksenkung erst nach 1/2—1 Std eintritt und erst nach 2 Std auf dem Höhepunkt ist. Deshalb kann man ein schnell und kurz wirkendes Hypotensivum mit Reserpin zusammen geben.

Den gleichen Nachteil hat *α-Methyldopa*, das noch später, 2—4 Std nach intravenöser Injektion, wirkt, auch wenn 250—1000 mg in einer Dosis gegeben werden. Es ist also für Notfallsituationen wie die Hochdruckencephalopathie als erstes Medikament unbrauchbar.

Schnell wirkt dagegen *Clonidin*, das i. v. oder i. m. in Dosen von 0,15 bis 0,3 mg nach 10—20 min den Blutdruck senkt. (Antidot ist *Tolazolin* [68], 30 mg heben die Wirkung von 0,3 mg Clonidin auf.)

Guanethidin (10—15 mg i. m.) hat den Nachteil, allerdings nur bei intravenöser Injektion, Blutdrucksteigerungen bis zu 15 min zu verursachen. Bei intramuskulärer Injektion setzt die Blutdrucksenkung nach 30—60 min ein und dauert 6—24 Std. Sie kann nach 1—2 Std wiederholt werden. Die Wirkung ist besonders gut, wenn die orthostatische Wirkung mit ausgenutzt wird, d. h. das Bett am Kopfteil erhöht oder ein sog. Herzbett verwendet wird (s. S. 85). In Fällen von Überdosierung kann durch Hochlagern der Beine und Kopftieflagerung der Blutdruckabfall überwunden werden.

Ist keine Herzinsuffizienz vorhanden und keine Coronarsklerose zu vermuten, ist auch die Anwendung von *Hydralazin* i. v. möglich. Es wird in Dosen von 10—20 mg injiziert. Die starke periphere Gefäßerweiterung führt zu Tachykardie und pektanginösen Beschwerden mit Herzklopfen. Dieses Präparat wird, da es die Nierendurchblutung steigert, besonders bei der Schwangerschaftstoxikose und hypertonen Krisen bei *Niereninsuffizienz* empfohlen. Diese Frage wird im nächsten Kapitel besprochen.

Bei Kranken mit Niereninsuffizienz sollten adrenerge Neuronenhemmer und Saluretica erst in zweiter Linie verwendet werden.

Ganglienblocker, z. B. Trimetaphan [69], werden nur noch ausnahmsweise angewandt. Sie haben den Vorzug, sofort zu wirken, der dem neuerdings eingeführten Clonidin bei viel weniger Nebenwirkungen allerdings auch zukommt.

---

68 Priscol.   69 Arfonad.

Zur Bekämpfung von cerebralen Hochdruckkrisen eignet sich besonders auch *Diazoxide*, 300 mg i. v. in 15 sec injiziert (FINNERTY et al., 1963; s. a. S. 120).

Zusätzlich sollte, besonders wenn Lungenödem droht, durch ein parenteral gegebenes Salureticum eine starke Natriurese erzeugt werden; dazu eignen sich besonders Furosemid, 40—120 mg i. v., oder Etacrynsäure, 25—50 mg i. v. Da sie die Nierendurchblutung steigern, können diese beiden Präparate auch bei Hypertonikern mit Niereninsuffizienz gegeben werden. Wegen der Gefahr der Elektrolytstörung und der Exsikkose sollte nach Überwindung der kritischen Situation auf orale Therapie mit mittellang wirkenden Saluretica übergegangen werden (s. S. 107). Anstelle oder in Kombination mit Saluretica kann auch mit einem osmotisch wirkenden Diureticum, z. B. 250 ml einer 20% Mannitlösung [70], in diesen Zuständen die cerebrale Krise schnell beeinflußt werden (BOCK, 1966).

Gleichzeitig sollte Strophanthin in Dosen von 0,25—0,5 mg gegeben werden. Aderlässe sind problematisch und bei den heute zur Verfügung stehenden medikamentösen Möglichkeiten überflüssig. Eine Lumbalpunktion zur Entlastung des oft hohen Liquordruckes ist als unterstützende Maßnahme in besonders schweren Fällen manchmal zweckmäßig.

Bei der parenteralen Therapie mit Hypotensiva ist eine regelmäßige Blutdruckkontrolle in kurzen zeitlichen Abständen unerläßlich. Besonders große Sorgfalt ist am Platz, wenn die Patienten aufstehen, da bei der parenteralen Anwendung alle blutdrucksenkenden Präparate eine orthostatische Hypotonie bewirken.

Niereninsuffizienz

In Tabelle 24 sind die Besonderheiten der Hypertonie bei Niereninsuffizienz zusammengefaßt (s. a. S. 15). Bei einer Niereninsuffizienz kann die therapeutische Blutdrucksenkung zu einer zusätzlichen Steigerung des Harnstoffs und des Kreatinin und auch zur Wasserretention führen, wenn die Nierenfunktion schon um mehr als 50% eingeschränkt ist (ONESTI, 1966). In den Fällen mit sog. kompensierter Retention, d. h. bei einer auf erhöhtem Niveau von 60—100 mg % Harnstoff-N stabilisierten Azotämie, kann der Blutdruck unbedenklich gesenkt werden. Ein kritischer Wert für den Harnstoff-N, der eine blutdrucksenkende Therapie verbieten würde, kann nicht angegeben werden. Nur durch eine sorgfältige Kontrolle der Nierenfunktion kann entschieden werden, ob die medikamentöse Blutdrucksenkung sich günstig oder ungünstig auf die Nierenleistung auswirkt.

Von den *Hydralazinen* ist bekannt, daß sie die Nierendurchblutung steigern, allerdings nur in dem Maß, in dem sie das Herzzeitvolumen erhöhen (s. S. 91). Von den heute bekannten Präparaten ist *α-Methyldopa* aus

---

70 Osmofundin.

zwei Gründen das am meisten geeignete Medikament zur Blutdrucksenkung bei Hypertonikern mit Niereninsuffizienz: es senkt das Glomerulumfiltrat und die Durchblutung nicht (s. S. 70) und ist in großen Dosen relativ untoxisch, so daß eine Retention auch größerer Mengen ohne große Bedeutung ist (DOLLERY, 1965; ONESTI, 1966). Auch *Clonidin* bewährt sich in dieser Indikation ausgezeichnet.

Wenn allerdings die blutdrucksenkende Wirkung von Reserpin, α-Methyldopa oder Clonidin nicht ausreicht, kann, besonders auch bei bettlägerigen Kranken, ein postganglionärer Neuronenblocker wie z. B. Guanethidin zusätzlich angewendet werden (s. a. SARRE u. OECHSLEN, 1967). Die Verminderung der Nierendurchblutung tritt bei diesen Präparaten im Liegen weniger stark auf als im Stehen.

BRITTINGER et al. (1969) beschrieben eine sehr günstige blutdrucksenkende Wirkung von Verapamil [71] bei Hochdruckkrisen, die bei Nierenkranken mit den üblichen Antihypertonica nicht zu beeinflussen waren. Der Blutdruck sank nach 5 mg Verapamil um 31 bzw. 22% des systolischen

Tabelle 24. *Spezielle Aspekte der Hypertonie bei Niereninsuffizienz*

1. Verstärkte Neigung zur Hochdruckkrise
2. Schnellerer und häufigerer Übergang in die maligne Verlaufsform
3. Störung des Salz-Wasserhaushaltes
4. Häufung metabolischer Störungen (Glucose-, Fett-, Harnsäurestoffwechsel)
5. Kumulation von Pharmaka
6. Verschlechterung der Niereninsuffizienz unter Hochdruckbehandlung?

Tabelle 25. *Prinzipien der Hochdruckbehandlung bei Niereninsuffizienz*

Notfalltherapie	Langzeittherapie
1. Antihypertonica	1. Natriumrestriktion
2. Antihypertonica + kurzwirk. Saluretica	2. Antihypertonica

3. Dialyse	3. Antihypertonica + Saluretica
	  a) Thiazide
	    Chlorthalidon bei $c_{In} > 60$ ml/min/1,73 m²
	  b) Furosemid
	    Etacrynsäure bei $c_{In} < 60$ ml/min/1,73 m²

	4. Dialyse (130 mval/L Na$^+$) evtl. mit Antihypertonica
	5. Bilaterale Nephrektomie?

71 Isoptin.

und diastolischen Ausgangswertes. Zur Erhaltung der Blutdrucksenkung genügte dann die Infusion von 5 mg pro Std (s. a. BENDER, 1968).

Eine *Synopsis* der Maßnahmen bei der Hypertonie von Kranken mit Niereninsuffizienz findet sich in Tabelle 25.

Saluretica mit mittellanger und langer Wirkungsdauer sind bei Hypertonikern mit Niereninsuffizienz meist wirkungslos. Sie verschlechtern die Funktion oft zusätzlich, da sie das Glomerulumfiltrat vermindern, auch wenn sie nicht blutdrucksenkend wirken. In dieser Indikation bewähren sich jedoch die stark und kurz wirkenden Saluretica vom Wirkungstyp des Furosemid [72] und der Etacrynsäure [73] (s. S. 115, 116). Nach eigenen Erfahrungen können 40—300 mg Furosemid, in besonderen Fällen sind auch noch höhere Dosen möglich, eine zusätzliche Natriurese erzeugen, ohne daß die Harnstoff-N- und Kreatininwerte steigen.

Die blutdrucksenkende Therapie bei Kranken mit Niereninsuffizienz kann nur in der Klinik bei regelmäßiger Kontrolle des Gewichtes und der Werte für Natrium, Kalium und Harnstoff im Blut verantwortet werden. Erst wenn der Kranke so mit seinem Blutdruck eingestellt ist, daß die Azotämie trotz der Blutdrucksenkung kompensiert bleibt, kann er in häusliche Weiterbehandlung entlassen werden. Viele Kranke können dabei später auch wieder ihre berufliche Tätigkeit aufnehmen.

Hochdruck in der Schwangerschaft

In verschiedenen Phasen der Gestation kann eine Hypertonie neu entstehen oder eine bestehende verschlimmert werden. Wir unterscheiden eine autochthone Gestose und eine sog. Aufpfropfgestose. Letztere kann entstehen, wenn eine Patientin mit primärer oder sekundärer Hypertonie schwanger wird (s. hierzu ARNOLD, 1960, 1965; MORRIS, 1966; McCARTNEY, 1969).

Die *fetale Sterblichkeit* soll durch eine medikamentöse blutdrucksenkende Therapie nicht beeinflußt werden (MORRIS, 1966). Grundsätzlich kann nur eine Wirkung auf die perinatale Sterblichkeit erwartet werden, wenn die Placenta noch nicht geschädigt ist.

Zweckmäßig unterscheidet man bei der Behandlung der Hypertonie in der Schwangerschaft

— die Behandlung der primären Hypertonie der Schwangeren,
— die Behandlung der Hochdruckkrisen in der Schwangerschaft,
— die Prophylaxe der Toxikose,
— die Beratung vor einer Schwangerschaft.

Um Schäden bei der Mutter und dem Kind zu begegnen, fordert MORRIS (1966) zu Recht eine *Behandlung der primären Hypertonie*, wenn diese überhaupt behandlungsbedürftig ist, schon vor der Konzeption als Voraussetzung für die Schwangerschaft.

---

72 Lasix.   73 Hydromedin.

Die *Hypertonie* in der Schwangerschaft kann mit Reserpin oder α-Methyldopa eingestellt werden. Es ist dabei zu bedenken, daß die Hypertonie durch die Schwangerschaft vorübergehend gebessert werden, ja sogar verschwinden kann; meist bleibt sie jedoch unverändert.

KINCAID-SMITH et al. (1966) haben mit α-Methyldopa 32 Frauen mit schwerer Hypertonie z. T. während der ganzen Schwangerschaft behandelt. Nachteilige Folgen für die Feten wurden nicht beobachtet. Nur 3 Frauen hatten Aborte. Die Autoren fordern eine blutdrucksenkende Therapie, wenn 2 Blutdruckmessungen über 135/85 mm Hg liegen. Wie weit sich Clonidin für diese Indikation eignet, d. h. für den Fetus unschädlich ist, bleibt weiteren Studien überlassen. Die postganglionären Neuronenblocker sind für die Behandlung von Schwangeren ungeeignet, da die an sich schon bestehende Neigung zur orthostatischen Hypotension durch diese Präparate noch weiter verstärkt wird. Die antihypertensive Therapie kann durch Saluretica unterstützt werden, wie dies in der Hochdrucktherapie auch sonst üblich ist.

Wie eben gesagt, hat die Therapie keinen Einfluß auf die choriodeciduale Durchblutung. Nach einer Studie von LEATHER et al. (1968) konnte eine kombinierte Therapie mit α-Methyldopa und einem Salureticum einen günstigen Einfluß auf die Schwangerschaft nur ausüben, wenn sie früh genug einsetzte. Der Erfolg der Therapie wurde nach Dauer der Schwangerschaft, Geburtsgewicht und Zahl der Totgeburten beurteilt. In der späten Schwangerschaft fand sich nur ein Erfolg bei den Frauen ohne Proteinurie. War diese vorhanden, wirkte sich die Therapie eher ungünstig aus. Für die Prognose war die Proteinurie ein besseres Kriterium als der diastolische Blutdruck.

Bei der akuten Verschlimmerung der Hypertonie im Verlauf der Schwangerschaftstoxikose sollte zur Überwindung der *Hochdruckkrise* im Rahmen der sonstigen Behandlung der Präeklampsie und der Eklampsie stets ein blutdrucksenkendes Präparat angewandt werden. Man geht wie bei anderen Hochdruckkrisen vor. Hierzu eignen sich alle bei parenteraler Gabe schnell wirkenden Antihypertonica wie z. B. Hydralazine, Diazoxide und wahrscheinlich, obwohl noch keine Berichte darüber vorliegen, auch Clonidin. Einzelheiten zur Dosierung wurden schon früher besprochen. Bei drohender Blutdruckkrise in der Präeklampsie kann auch Reserpin angewendet werden, und zwar in der Dosis von 2—3 mg intramuskulär 2—3mal täglich. Die antihypertensive Therapie in der Präeklampsie mit drohender Blutdruckkrise wird durch die i. v. anwendbaren, schnell wirkenden Saluretica wie Furosemid und Etacrynsäure unterstützt (s. Therapie der Blutdruckkrisen, S. 137).

Die *Prophylaxe der Toxikose* mit Saluretica ist noch umstritten. TATUM u. WATERMAN (1961) haben dadurch die Häufigkeit der Toxikose von 4,1 auf 1,8% gesenkt. Auch FINNERTY (1961) fordert die prophylaktische Therapie. FINNERTY u. BEBKO (1966) fanden einen dramatischen Rückgang der fetalen und mütterlichen Letalität, wenn bei drohender Toxikose und bei jungen Erstgebärenden mit Saluretica behandelt wurde (s. Tab. 26). FALLIS et al. (1964) wiesen bei 80 mit Thiaziden resp. Placebo kontrollierten Schwangeren nach, daß bei der Placebogruppe 18 von 40 eine Präeklampsie entwickelten gegenüber 4 von 34 der mit Thiaziden behandelten. Am günstigsten verhielten sich die Patientinnen, die mehr als 120/70 mm Hg Blutdruck hatten. Gegensätzliche Beurteilungen publizierten MORRIS (1960) und FLOWERS et al. (1962). WESLEY u. DOUGLAS (1962) sahen bei Frauen mit starken Ödemen keinen prophylaktischen Effekt. Dagegen empfehlen sie, bei schon bestehender Toxikose Saluretica zu geben.

Dieser prophylaktischen Anwendung von Saluretica widersprechen die bis heute nicht widerlegten Beobachtungen von ROBINSON (1958), die bei 2000 Frauen zeigen konnten, daß eine Diät mit hohem Salzgehalt die Häufigkeit der Präeklampsie und der perinatalen Sterblichkeit gegenüber einer Vergleichsserie von mit salzarmer Kost behandelten Schwangeren deutlich verminderte.

Tabelle 26. *Ergebnisse der prophylaktischen Therapie der Schwangerschaftstoxikose mit Saluretica.* (Nach FINNERTY u. BEBKO, 1966)

	Zahl der Fälle an			Perinatale Sterblichkeit (%)
	Tot-geburten	Tod nach Geburt	Früh-geburten	
Unbehandelt (1743)	53	11	223	5,0
Behandelt (1340)	0	4	34	0,3

Nach einer Schwangerschaftstoxikose stellt sich für Arzt und Patientin stets die *Frage einer weiteren Gravidität.* Hier soll nur das Verhalten nach Aufpfropfgestose besprochen werden. Die Schwangerschaftstoxikose hat die Eigenschaft, zu recurrieren, und zwar mit um so größerer Sicherheit, je häufiger sie schon aufgetreten war. Dies gilt in besonderem Maße für die Toxikose auf der Grundlage einer primären oder sekundären Hypertonie. Die Antwort kann deshalb nur nach eingehender Untersuchung gegeben werden. Besteht mit Sicherheit eine *primäre Hypertonie* und sind schwere Schäden am Gefäßsystem, den Nieren und dem Herzen ausgeschlossen, kann einer weiteren Schwangerschaft zugestimmt werden, vorausgesetzt, daß eine sorgfältige Kontrolle während des gesamten Schwangerschaftsverlaufes gewährleistet ist. Die Prognose für Mutter und Kind wird vorwiegend vom Ausmaß der Nierenbeteiligung bestimmt. Diabetes mellitus, auch in seinen Vorstadien, endokrine Störungen anderer Art verschlechtern die Aussicht auf einen ungestörten Schwangerschaftsverlauf. Bei maligner Verlaufsform der Hypertonie ist eine Schwangerschaft absolut kontraindiziert. Bei der *sekundären Hypertonie* nach Glomerulonephritis, Pyelonephritis, Cystenniere ist bei jeder Schwangerschaft eine Toxikose zu befürchten; ergeben sich Hinweise auf eine Nierenfunktionsstörung, besteht eine absolute Kontraindikation.

Phäochromocytom

Das Ziel der Behandlung des Phäochromocytoms ist die operative Entfernung. Vor der Operation soll bei Patienten, die eine persistierende Hypertonie haben, nach Ansicht einiger Autoren die Hypertonie medikamentös behandelt werden (s. S. 38). Nicht alle Autoren befürworten diese präoperative Behandlung mit sympathicolytischen Medikamenten. So günstig diese Therapie für die Operation an sich sei, verhindere sie das Auffinden der atypisch liegenden Tumoren, die oft erst durch die Blutdruckkrisen nach der Manipulation bei der Operation erkannt werden. Deshalb empfehlen POUTASSE u. GIFFORD (1965) die Operation ohne Vorbehandlung, die bei guter Zusammenarbeit von Chirurg und Internist auch ohne Zwischenfälle möglich sei.

Hochdruckkrisen werden am besten mit Injektionen oder Infusionen von Phentolamin [74] abgefangen. Man gibt 5—10 mg langsam intravenös oder intramuskulär, bei ungenügendem Effekt wird die Dosis verdoppelt. Wenn die Blockade der α-Receptoren nicht ausreicht, ergänzt man die Behandlung mit einem die β-Receptoren blockierenden Präparat. Dies ist stets nötig, wenn die Tachykardie durch die α-Blockade nicht beeinflußt wird. Zur Zeit verwendet man hierzu meist Propranolol [75] in Dosen von 40 mg per os und wiederholt bei nicht ausreichender Wirkung nach 2 Std die Dosis bis zu einer 24-Std-Dosis von 120—160 mg.

Eine langdauernde Behandlung wird zuweilen zur Operationsvorbereitung, z. B. bei der malignen Hypertonie durch Phäochromocytom, und bei dem nicht operablen oder *malignen Phäochromocytom* notwendig. Dafür bewährt sich das oral anwendbare α-Sympathicolyticum Phenoxybenzamin [76] in Kapseln, das in Dosen von 2—3mal 10 mg gegeben werden kann; die Dosis sollte langsam in 4- bis 7tägigen Intervallen gesteigert werden, bis der Blutdruck gut eingestellt ist. Man kommt meist mit 20—60 mg pro die aus. Überdosierung führt zu orthostatischer Hypotension (ENGELMAN u. SJOERDSMA, 1964). Bei metastasierenden Phäochromocytomen soll sich auch in Einzelfällen α-Methyldopa bewähren. Bei einem Patienten blieben die Hochdruckkrisen aus, nachdem 2 g α-Methyldopa gegeben worden waren. Histamin verursachte keine Krisen mehr. Bei einem anderen Patienten blieben unter α-Methyldopa die Krisen bestehen, obgleich der

---

74 Regitin.
75 Dociton.
76 Phenoxybenzamin (BRD), Dibenzyline (USA).

Druck in den Intervallen so niedrig war, daß der Patient im Liegen ohnmächtig wurde (SHEPS et al., 1964). α-Methyl-p-tyrosin scheint sich noch besser zur Suppression der Catechinaminsynthese zu eignen. Diese Verbindung hemmt die Tyrosinhydroxylase (SJOERDSMA et al., 1965). Unter 6—8mal 250 mg sinkt der Blutdruck, die Ausscheidung von Noradrenalin und Vanillinmandelsäure geht zurück. Im Harn nimmt die Dopamin- und die Homovanillinmandelsäureausscheidung zu, α-Methyldopamin und α-Methyl-Noradrenalin treten auf (JONES et al., 1968; AMERY et al., 1969).

Wichtig ist, daß Patienten mit Phäochromocytom auf einige Pharmaka, wie z. B. Guanethidin, paradox mit exzessiver Blutdrucksteigerung reagieren können, da diese Präparate die Endorgane des Sympathicus gegen Catechinamine sensibilisieren. Auch Monoaminooxydasehemmer können zu Blutdruckkrisen bei hohem Catechinaminspiegel führen.

Hypercorticismus

Die medikamentöse Therapie des *Cushing-Syndromes* ist noch in den Anfängen. Drei Substanzen haben in letzter Zeit Interesse gefunden. Aminoglutethimid [77] ist ein direkt an den Nebennieren angreifender Hemmstoff der Steroidgenese und wird vorläufig noch experimentell bei inoperablen Adenomen und Carcinomen angewandt (SCHTEINGART et al., 1966; DEXTER et al., 1967; FISHMAN et al., 1967). Beim Nebennierenrindencarcinom wird vielfach auch o,p' DDD angewandt (BERGENSTAL et al., 1960).

Zur Hemmung der hypophysären Aktivität bei Nebennierenhyperplasie wird neuerdings 6-Dehydro-16-methylenhydrocortison (St 407 [78]) verwendet, ein Steroid mit einer schwachen antiphlogistischen Wirkung, die, verglichen mit der des Prednison, dem Verhältnis 1 : 6 entspricht (RAUSCH-STROOMANN et al., 1967, 1968). Überzeugende, anhaltende Besserungen konnten noch nicht erzielt werden.

Beim *primären Hyperaldosteronismus* und den anderen *Mineralocorticoidsyndromen* verschiedener Genese ist Spironolacton [79] gut *symptomatisch* wirksam, die Serumelektrolyte werden normal, der erhöhte Blutdruck sinkt bei den meisten Kranken erheblich — BROWN et al. (1969) sahen bei langfristiger Therapie mit Spironolacton einen ähnlich guten Effekt wie nach Exstirpation des Adenoms. Die Tagesdosen liegen bei dieser Indikation bei 300—400 mg pro die. Wegen der oft unbefriedigenden Ergebnisse der operativen Therapie gewinnt die medikamentöse Therapie zunehmend Anhänger. Bei bilateraler Hyperplasie der Zona glomerulosa, die auf Enzymdefekten beruht, ist eine Cortisolsubstitution mit 25—30 mg pro die die *kausale* Therapie (s. S. 41).

---

77 Elipten.   78 E. Merck AG., Darmstadt.   79 Aldactone A.

Allgemeine Maßnahmen in der Hochdrucktherapie

Die großen Fortschritte in der medikamentösen Therapie der chronischen Hypertonie lassen vielfach die bewährten Maßnahmen in Vergessenheit geraten, mit denen schon vor der Ära der Chemotherapie die Hypertonie durch Beeinflussung des Lebensstiles, der Lebensgewohnheiten, der psychischen Situation wirksam behandelt werden konnte. Jeder Arzt weiß, wie oft Fehler in dieser Hinsicht oder auch Änderungen im Lebensmilieu des Kranken eine bisher erfolgreiche medikamentöse Therapie plötzlich unwirksam werden lassen.

Diät

Die Beziehung Fettsucht : Hypertonie ist, pathogenetisch gesehen, noch unklar. Auf jeden Fall wirkt sich die Kombination Adipositas : Hypertonie ungünstig aus, weil durch die Fettsucht die Herzarbeit zusätzlich vermehrt wird. Dies wird leicht verständlich, wenn man daran denkt, daß bei Fettsüchtigen sowohl der Sauerstoffverbrauch als auch das Herzzeitvolumen erhöht ist. Zur erhöhten Druckarbeit kommt also noch eine vermehrte Volumenbelastung.

Epidemiologische Studien machen eine causale Beziehung zwischen beiden Krankheiten nicht wahrscheinlich (siehe hierzu die Zusammenfassung von CHIANG et al., 1969).

Als sehr schwierig erwies sich bei derartigen Feldstudien die Frage der Fehlerbreite der indirekten Blutdruckmessung bei stark vergrößertem Oberarmumfang. Nachdem RAGAN u. BORDLEY (1941) eine Korrekturtabelle für die indirekten Messungen erarbeitet hatten, die das Problem zu lösen schien, ist durch neuere Untersuchungen erwiesen, daß diese Art der Korrektur unzulässig ist. HOLLAND u. HUMERFELT (1964) und RAFTERY u. WARD (1968) konnten diese Unterschiede zwischen direkter und indirekter Messung nicht bestätigen. Sie fanden dagegen eine signifikante Korrelation zwischen Armumfang und direkt gemessenem Blutdruck. ALEXANDER u. DENNIS (1959) maßen zu hohe, aber auch zu niedrige Werte bei stark Fettsüchtigen mit der indirekten Methode, was bekanntlich auch bei Normalgewichtigen festzustellen ist. Die Ursachen der Differenzen zwischen der direkten und indirekten Messung sind vielfältig. Der Armumfang ist nur ein Faktor von mehreren möglichen. Von der Korrektur nach dem Armumfang wird deshalb abgeraten (ROSE et al., 1964). Sie könne die sicher erwiesene Korrelation zwischen Fettsucht und Bluthochdruck verwischen.

Die Hypertonie der Fetten ist also kein meßtechnisches Artefakt, wie zeitweise vermutet wurde. Damit sind ältere Untersuchungen wieder bestätigt, die nachwiesen, daß Fettsüchtige häufiger eine chronische arterielle Hypertonie haben und daß mit der Gewichtszunahme der Blutdruck kontinuierlich steigt. Die Zahl der Komplikationen, besonders im Gehirn (KANNEL et al., 1965) und am Herzen, steigt mit dem Körpergewicht ebenso wie die Letalität (LEVY et al., 1964; s. a. STAMLER, 1967). Eine therapeutische Gewichtsreduktion kann die Blutdruckhöhe vermindern, wenn auch von Fall zu Fall in verschieden starkem Ausmaß; die Untersuchungsergebnisse widersprechen sich zum Teil (MARTIN, 1952; FLETCHER, 1954). Bei allen Hypertonikern mit Übergewicht ist, obwohl der blutdrucksenkende Effekt der Abmagerung noch nicht restlos gesichert ist, schon wegen der zusätzlichen hämodynamischen und metabolischen Belastung des Hypertonikers durch die Fettsucht eine *Gewichtsreduktion durch Diät* ebenso wichtig wie eine medikamentöse Therapie.

Bei der *Zusammensetzung der Diät* des Hypertonikers sind folgende wichtige Gesichtspunkte zu beachten:

Das Übergewicht ist mit einer den Bedarf nicht deckenden Kost, die der körperlichen Belastung des Patienten angepaßt ist, zu bekämpfen.

Da große *Eiweißmengen*, eine normale Nierenfunktion vorausgesetzt, für den Hypertoniker unschädlich sind, kann diese Kost viel Protein enthalten.

Die Menge der *Kohlenhydrate* sollte begrenzt werden, wenn Hinweise auf einen subklinischen Diabetes mellitus oder eine kohlenhydratinduzierte Hyperlipämie bestehen.

Die *Fettzufuhr* soll 1—1,5 g pro kg Körpergewicht nicht übersteigen. Eine strenge Entziehung des Fettes ist nur bei den seltenen Fällen der fettinduzierten Formen der Hyperlipämie angezeigt.

Der *Kochsalzgehalt* soll zwischen 3—8 g liegen. Die therapeutische Kochsalzentziehung bei der Hypertonie wird wegen ihrer praktischen Schwierigkeiten kaum noch geübt und ist fast ganz durch die Behandlung mit Saluretica ersetzt worden. Diese Medikation erlaubt jedoch keine freizügige Kochsalzzufuhr, Mengen über 15 g in der Diät werden durch die Saluretica nicht mehr eliminiert. Eine strengere Kochsalzbeschränkung auf Mengen unter 3 g ist bei gleichzeitiger Therapie mit Saluretica ebenfalls gefährlich, da dabei große Verluste an Kalium auftreten können. Praktisch verfährt man am besten so, daß die Kost nicht zusätzlich gesalzen wird und alle bei der Herstellung scharf gesalzenen Nahrungsmittel in der Kost vermieden werden.

Bei jugendlichen Hypertonikern mit labiler Hypertonie kann, wenn es psychologisch und praktisch möglich ist, versucht werden, in einer längeren Periode mit *strenger diätetischer Kochsalzentziehung* den Blutdruck zu normalisieren. Die Diät darf in dieser Indikation allerdings nicht mehr als 1 g Kochsalz pro 24 Std enthalten. Es spricht sehr viel dafür, daß bei einem Teil der Hypertoniker die hohe Kochsalzzufuhr, die in unserer Zivilisation allgemein üblich ist, bei starker genetischer Disposition als Manifestationsfaktor wirksam wird (s. hierzu S. 102). Diese streng kochsalzarme Kost ist sonst nur noch indiziert, wenn sich aus irgendeinem Grund die Medikation mit Saluretica verbietet oder eine Nierenerkrankung besteht. Gewürze sind erlaubt und sollen in reichem Maß dazu verwendet werden, den Geschmackswert der Speisen zu verbessern.

Genußmittel sind in vernünftigen Mengen erlaubt. Dies gilt für Tee und Kaffee ebenso wie für Alkohol, für den nur bei einem Abusus oder einer Hepatopathie oder einer Kardiopathie strikte Verbote ausgesprochen werden sollten.

Bei den sowieso oft zu einem kompulsiven Verhalten neigenden Hypertonikern muß jede Gängelung mit überflüssigen Verboten unterbleiben. Es ist sicher schädlich, unnütze Zwänge zu induzieren, deren Nutzen fragwürdig ist. Die Motive, den Kranken zur Askese zu zwingen, liegen oft mehr in der psychologischen Struktur des Arztes als in seiner wissenschaftlichen Überzeugung. Deshalb ist bei starken Rauchern eine liberale Haltung oft günstiger als ein Verbot, das bei den unvermeidlichen Rückfällen zu belastenden Schuldgefühlen Anlaß gibt. Bei einem Abusus ist jedoch stets eine Reduktion zu versuchen. Ein Verbot des Rauchens ist nur bei der Thrombangitis obliterans unbedingt nötig.

Diese diätetischen Vorschriften über die Hauptnahrungsmittel gelten, wie schon erwähnt, nur für den Hypertoniker mit normaler Nierenfunktion. Ist eine dauernde *Steigerung des Harnstoffstickstoffs* vorhanden, muß die Proteinmenge auf 1 g pro kg Körpergewicht begrenzt werden. Dann sind allerdings Einschränkungen der Kohlenhydrate und der Fette im Interesse der Erhaltung einer ausreichenden Kalorienzufuhr meist nicht mehr möglich. Über die Kochsalzmenge in der Kost kann nur im Einzelfall entschieden werden. Besteht eine Hypertonie oder sind starke Ödeme vorhanden, muß eine strenge kochsalzarme Kost mit Beschränkung auf weniger als 1 g pro die verordnet werden. Eine kochsalzarme Kost kann allerdings auch bei Nierenkranken mit vermehrter Natriurese oder extrarenalen Natriumverlusten zur Hyponatriaemie und zur Verstärkung der Niereninsuffizienz führen. Auch hängt die Kochsalzzufuhr davon ab, ob die Kranken noch mit Saluretica behandelt werden können oder nicht.

Für intelligente Kranke empfiehlt es sich, zur Ergänzung der ärztlichen Ratschläge ein für Laien verfaßtes Diätbuch zu lesen [80].

Lebensführung

Der Kranke mit einer chronischen Blutdrucksteigerung sollte neben den eben besprochenen diätetischen Einschränkungen, die besonders auf eine Vermeidung der Gewichtszunahme oder, wenn nötig, auch auf eine -ab-

---

[80] z. B.: H. J. HOLTMEIER: „Kochsalzarme Voll- und Schonkost". Thieme, Stuttgart 1960. KLUTHE-QUIRIN: „Diätbuch für Nierenkranke". Thieme, Stuttgart 1968.

nahme, orientiert sind (häufige Gewichtskontrollen!), ein möglichst spannungsfreies, körperlich aktives Leben führen. Die körperliche Betätigung muß selbstverständlich der Konstitution und der Leistungsfähigkeit angepaßt werden. Sportliche Betätigung ist erwünscht, Leistungssport jedoch zu untersagen. Besonders sollten plötzliche Überanstrengungen und auch große Dauerleistungen vermieden werden. Schwimmen ist erwünscht; es sollte jedoch gewährleistet sein, daß Hilfe zur Verfügung steht, wenn irgendwelche Störungen auftreten. Dies gilt besonders für die Kranken, die unter einer antihypertensiven Therapie stehen.

Wichtig ist eine vernünftige Gestaltung des Urlaubs. Der Hypertoniker sollte möglichst zweimal im Jahr 3—4 Wochen Urlaub in einer geruhsamen Atmosphäre machen. Große Höhen, über 1000 m, werden oft schlecht vertragen, das gleiche gilt für die Überwindung großer Höhenunterschiede mit Bergbahnen und besonders Flugzeugen, deren Druckausgleich nur bis 1500 m geht. Badekuren und Trinkkuren sind sinnlos.

Der Arzt kann sich bei der Beratung der Patienten über die Lebensführung viel Zeit und Mühe sparen, wenn er ihm eine geeignete Lektüre über seine Krankheit in die Hand gibt, die jetzt für viele Krankheitsgruppen schon existiert [81].

Psychotherapie

So bedeutsam die kleine Psychotherapie des Hypertonikers ist, so entscheidend sie in Verbindung mit Psychopharmaka in Lebenskrisen des Kranken auch für die Prognose sein kann — bekanntlich kommt der Umschlag einer benignen Hypertonie in die maligne Verlaufsform häufig bei einer Bedrohung der inneren oder äußeren Existenz vor —, so wenig hat die große Psychotherapie mit tiefenpsychologischen Methoden bisher zu überzeugenden Erfolgen geführt. Ihr zeitlicher und finanzieller Aufwand lohnt in der Regel nicht.

Die entscheidende Aufgabe des Arztes beschränkt sich deshalb meist darauf, neben einer rationellen medikamentösen oder gut überlegten operativen Therapie den Kranken davon zu überzeugen, daß er ein möglichst unbekümmertes Leben im Beruf und in seiner privaten Sphäre führen muß. Viel kann in dieser Hinsicht durch Gespräche mit dem Ehepartner und anderen Angehörigen erreicht werden. Dazu gehört, neben einer vernünftigen Orientierung über die Krankheit und ihre Prognose, auf die noch genauer eingegangen werden soll, der Abbau von übertriebenen Aspirationen aller Art, die Einleitung der Pensionierung zur rechten Zeit, die Hilfe bei Ehekrisen, der Ausgleich eines einseitig cerebralen Engagements durch körperliche Betätigung in Sport, Gartenarbeit, Wanderungen. Unter

---

81 z. B.: K. D. Bock: ABC für Hochdruckkranke. Thieme, Stuttgart 1966.

dieser Art von Behandlung wird oft eine Verminderung der zur Einstellung der Hypertonie notwendigen Dosen der Antihypertensiva möglich.

Schwierig ist manchmal für den Arzt die Frage zu beantworten, wie weit es richtig ist, den Kranken über die Prognose zu informieren. Dies muß selbstverständlich um so nachdrücklicher erfolgen, je gefährdeter der Kranke ist. Den Kranken mit labiler Hypertonie sollte man beruhigen und lediglich darauf achten, daß der Blutdruck häufiger kontrolliert wird. Oft handelt es sich, besonders bei Jugendlichen, um eine vorübergehende Störung. Bei den Formen der Hypertonie, bei denen eine verkürzte Lebenserwartung zu befürchten ist, sollte eine der Persönlichkeit angepaßte Aufklärung über alle Gefahren erfolgen. Sehr oft erlebt man, daß auch bei ängstlichen Kranken dadurch das Verhältnis zur Krankheit viel rationaler wird. Auch hierbei kann ein für Laien gut geschriebenes Buch über seine Krankheit sehr nützlich sein [81]. Immer wieder sollte dem Kranken klargemacht werden, daß viele der Gefahren einer chronischen Hypertonie durch konsequente Behandlung, an der er sich aktiv beteiligen muß, und eine vernünftige Lebensführung abgewendet werden können. Bei chronisch Kranken dieser Art kann nur ein dauernder Erfolg erzielt werden, wenn zwischen Arzt und Patient sich das richtige Verhältnis entwickelt, zu dem jeder seinen Teil beiträgt. Die autoritäre Haltung des Arztes aus der klassischen Zeit, die den Kranken kommandierte, versagt bei den Kranken unserer Zeit häufig. Bei den oft sehr gut informierten und kritischen Patienten muß sich die Therapie in einer bipersonalen Beziehung zwischen Arzt und Patient vollziehen, in der beide Seiten die Position des anderen erkennen und respektieren. Nur so läßt sich ein therapeutischer Plan über Jahre und Jahrzehnte konsequent verwirklichen, was die wichtigste Voraussetzung für jede Art Therapie bei chronischen Erkrankungen ist.

Literatur

ABBOUD, F. M., ECKSTEIN, J. W., PEREDA, F. M.: Acute hemodynamic responses to intravenous and intraarterial guanethidine. Amer. J. Physiol. 201, 462 (1961).

ABLAD, B., JOHNSSON, G., HENNING, M.: The effects of hydralazine administered into brachial artery on adrenergic vasoconstrictor stimuli in the hand. Acta pharmacol. toxicol. (Kbh.) 19, 165 (1962).

ABRAHAMSEN, A. M., HUMERFELT, S., SIGSTAD, H.: Combined guanethidine and hydrochlorothiazide therapy in hypertension. Acta med. scand. 173, 155 (1963).

ACHESON, G. H., MOE, G. K.: The action of tetraethylammonium ion on the mammalian circulation. J. Pharmacol. exp. Ther. 87, 220 (1946).

ACHOR, R. W., HANSON, N. O., GIFFORD, R. W., JR.: Hypertension treated with rauwolfia serpentina and with reserpine. J. Amer. med. Ass. 159, 841 (1955).

ADAMS, G. F.: Prospects for patients with strokes, with special reference to the hypertensive hemiplegic. Brit. med. J. 1965 I, 253.

ADAMS, R. D.: Pathology of cerebral vascular diseases. In: Cerebral vascular diseases. Eds.: J. S. WRIGHT and E. H. LUCKY. New York: Grune & Stratton 1955, p. 26.

ALARCON-SEGOVIA, D., WORTHINGTON, J. W., WARD, L. E., WAKIM, K. G.: Lupus diathesis and the hydralazine syndrome. New. Engl. J. Med. 272, 462 (1965).

ALELLA, A., WILLIAMS, F. L., BOLENNE-WILLIAMS, W. C., KATZ, L. N.: Interrelation between cardiac oxygen consumption and coronary blood flow. Amer. J. Physiol. 183, 570 (1955).

ALEXANDER, J. K., DENNIS, E. W.: Circulatory dynamics in extreme obesity. Circulation 20, 662 (1959).

ALLEN, F. M.: Arterial hypertension. J. Amer. med. Ass. 71, 652 (1920).

— SHERRILL, J. W.: The treatment of arterial hypertension. J. metab. Res. 2, 429 (1922).

AMBARD, L., BEAUJARD, E.: La rétention chlorurée sèche. Sem. méd. (Paris) 25, 133 (1905).

AMERY, A., MOERMAN, E. J., BOSSAERT, H., SCHAEPDRYVER, A. F.: α-Methyl-p-Tyrosine in malignant pheochromocytoma. Pharmacol. Clin. (Berl.) 1, 174 (1969).

ANLAUF, M., HEIMSOTH, V., ULRYCH, M., BOCK, K. D.: Vergleichende Untersuchungen von zwei β-Rezeptorenblockern auf den erhöhten Blutdruck und die Nierenfunktion. Verh. dtsch. Ges. Inn. Med. 75, 169 (1969).

— MERGUET, P., SCHLEY, G., WINDECKER, CH.: Die antihypertensive Wirkung der β-Rezeptorenblocker Propranolol und Oxyprenolol in Abhängigkeit von der Schwere der Hypertonie und der Tagesdosis. Verh. dtsch. Ges. Inn. Med. 76 (1970) — im Druck).

ARKENBOUT, P. M., DE GRAEFF, J., TE RIJDT, A. J.: A histological investigation of kidney biopsies in Cushing syndrome. Acta med. scand. 173, 369 (1963).

ARNOLD, O. H.: Herz- und Kreislaufstörungen in der Schwangerschaft. In: Handbuch der inneren Medizin, Bd. IX/4, 4. Aufl. Heidelberg: Springer 1960, S. 480.

ARNOLD, O. H.: Die Therapie der malignen Hypertonie. Verh. dtsch. Ges. Kreisl.-Forsch. **28**, 197 (1962).
— Die Bedeutung des Guanethidins für die moderne Hochdrucktherapie. Chemotherapie (Basel) **4**, 589 (1962).
— Die Bedeutung des Alpha-Methyldopa für die Behandlung der chronischen Hypertonie. Dtsch. med. Wschr. **87**, 844 (1962).
— Alpha-Methyldopa; Wirkungen und Nebenwirkungen bei der Therapie des Hochdrucks. Dtsch. med. Wschr. **87**, 2288 (1962).
— Der heutige Stand der medikamentösen Hochdrucktherapie. Münch. med. Wschr. **106**, 1969 (1964).
— Einfluß der Therapie auf die Prognose der Hochdruckerkrankungen. In: Hochdruckforschung. Hrsg.: L. HEILMEYER u. H. J. HOLTMEIER. Stuttgart: Thieme 1965, S. 195.
— Erfolge und Mißerfolge der medikamentösen Blutdrucksenkung. Dtsch. med. Wschr. **90**, 549 (1965).
— Die Schwangerschaftstoxikose aus interner Sicht. Tägl. Prax. **6**, 299 (1965).
— Klinik der modernen Hochdrucktherapie. In: Hochdrucktherapie. Hrsg.: L. HEILMEYER, H. J. HOLTMEIER u. E. F. PFEIFFER. Stuttgart: Thieme 1968, S. 110.
— Zur Behandlung der Hypertonie mit Diuretica. In: Renaler Transport und Diuretica. Hrsg.: K. THURAU u. H. JAHRMÄRKER. Berlin, Heidelberg, New York: Springer 1969, S. 337.
— BOCK, K. D.: Neuere Ergebnisse über die medikamentöse Behandlung der arteriellen Hypertonie. Dtsch. med. Wschr. **78**, 565 und 879 (1953).
— KAISER, K.: Die Behandlung schwerer Formen von arterieller Hypertonie mit Guanethidin. Dtsch. med. Wschr. **85**, 1236 (1960).
— OERTEL, N.: Weitere Untersuchungen zur Therapie der arteriellen Hypertonie mit der Rauwolfia. Z. Kreisl.-Forsch. **44**, 310 (1955).
AURELL, M., HOOD, B.: Cerebral hemorrhage in a population after a decade of active antihypertensive treatment. Acta med. scand. **176**, 377 (1964).
AYMAN, D., GOLDSHINE, A. D.: Blood pressure determinations by patients with essential hypertension. I.: The difference between clinic and home readings before treatment. Amer. J. med. Sci. **200**, 465 (1940).
— GOLDSHINE, A. D.: Blood pressure determinations by patients with essential hypertension. II.: The difference between home and clinic readings during and after treatment. Amer. J. med. Sci. **201**, 157 (1941).
BABA, W. J., TUDHOPE, G. R., WILSON, G. M.: Triamterene, a new diuretic. I.: Studies in normal men and in adrenalectomized rats. Brit. med. J. **1962 II**, 756.
BAER, J. E., MICHAELSON, J. K., McKINSTORY, D. N., BYER, K. H.: A new class of diuretic saluretic agents, the α,β-unsaturated ketone derivates of aryloxyacetic acids. Proc. Soc. exp. Biol. (N. Y.) **115**, 87 (1964).
BAKER, A. B., IANNONE, A.: The large arteries of the circle of Willis. Neurology (Minneap.) **9**, 321 (1959).
— RESCH, J. A., LOEWENSON, R. B.: Hypertension and cerebral artherosclerosis. Circulation **39**, 701 (1969).
BALDOLI, E., BIANCHI, G., MAFFII, G.: Selection of two strains of rats with inherited hypertension. Preliminary studies with some hypotensive drugs. Brit. J. Pharmacol. **34**, 680 (1968).
BALL, G. M., GREENE, J. A., JR.: Localization of the site of action of triamterene diuretic. Proc. Soc. exp. Biol. (N. Y.) **113**, 326 (1963).
BARKER, N. W., WALTERS, W.: Hypertension associated with unilateral chronic atrophic pyelonephritis: Treatment by nephrectomy. Proc. Mayo Clin. **13**, 118 (1938).

BARLOW, R. B., ING, H. R.: Curarelike action of polymethylene bisquaternary ammonium salts. Brit. J. Pharmacol. 3, 298 (1948).

BARNETT, A. J., CANTOR, S.: Observations on the hypotensive action of "Catapres" (ST 155) in man. Med. J. Aust. 551, 87 (1968).

BARRET, W. E., POVALSKI, H., RUTLEDGE, R.: A hypothesis concerning the mechanism of action of hydralazine HCl. Fed. Proc. 24, 712 (1965).

BAUM, P.: Experimentelle Untersuchungen zur Nierenhämodynamik und zum Verhalten der Elektrolyte nach einmaliger Verabreichung von 2-(2,6-Dichlor-phenylamino)-2-imidazolinhydrochlorid. Arzneimittel-Forsch. 16, 1162 (1966).

BAUM, T., SHROPSHIRE, A. T.: Vasoconstriction induced by sympathetic stimulation during development of hypertension. Amer. J. Physiol. 212, 1020 (1967).

BAYLISS, R. I. S., HARVEY-SMITH, E. A.: Methyldopa in the treatment of hypertension. Lancet 1962 I, 763.

BECHGAARD, P.: Arterial hypertension: A follow-up of 1000 hypertonics. Acta med. scand. 125, Suppl. 172, 358 (1946).

— Der Spontanverlauf der benignen Hypertonie. In: Essentielle Hypertonie. Ein internationales Symposion. Hrsg.: K. D. BOCK u. P. COTTIER. Berlin-Göttingen-Heidelberg: Springer 1960, S. 219.

— KOPP, H., NIELSEN, J.: One thousand hypertensive patients followed from 16 to 22 years. Acta med. scand. Suppl. 312, 175 (1956).

BEEM, J. H.: Hypertension. In: The First Hahnemann Symposium on Hypertensive disease. Ed.: J. H. MOYER. Philadelphia: W. B. Saunders Co. 1959.

BEIN, H. J.: Significance of selected central mechanisms for the analysis of the action of reserpine. Ann. N. Y. Acad. Sci. 61, 4 (1955).

— Reserpine. Pharmacol. Rev. (Baltimore) 8, 435 (1956).

— GROSS, F., TRIPOD, J., MEIER, R.: Experimentelle Untersuchungen über die Kreislaufwirkung der blutdrucksenkenden Hydrazinophthalazine Apresolin und Nepresol. Schweiz. med. Wschr. 83, 1 (1953).

— — — — Experimentelle Untersuchungen über Serpasil (Reserpin), ein neues, sehr wirksames Rauwolfiaalkaloid mit neuartiger zentraler Wirkung. Schweiz. med. Wschr. 83, 1007 (1953).

BELLE, M. S., MAS, J. R.: Methyldopa and positive coombstest. J. Amer. med. Ass. 200, 900 (1967).

BELLO, C. T., SEVY, R. W., HARAKAL, C.: Varying hemodynamic patterns in essential hypertension. Amer. J. med. Sci. 250, 24 (1965).

— TURNER, L. W.: Reserpine as an antihypertensive in the outpatient clinic. A double blind clinical study. Amer. J. med. Sci. 232, 194 (1956).

BENDER, F.: Die medikamentöse Behandlung von Herzrhythmusstörungen. Therapiewoche 18, 1803 (1968 II).

BERGENSTAL, D. M., HERTZ, R., LIPSETT, M. B., MOY, R. H.: Chemotherapy of adrenocortical cancer with o,p' DDD. Ann. intern. Med. 53, 672 (1960).

BERGSTRÖM, J., HULTMAN, E.: The effect of thiazides, chlorthalidone and furosemide on muscle electrolytes and muscle glycogen in normal subjects. Acta med. scand. 180, 363 (1966).

BERNHEIMER, H., BIRKMAYER, O., HORNYKIEWICZ, O.: Zur Biochemie des Parkinsonsyndroms des Menschen. Klin. Wschr. 41, 465 (1963).

BESSMAN, A. N., ALMAN, R. W., FAZEKAS, J. F.: Effect of acute hypotension on cerebral hemodynamics and metabolism of elderly patients. Arch. intern. Med. 89, 893 (1952).

BEZOLD, A. VON, HIRT, L.: Über die physiologischen Wirkungen des essigsauren Veratrins. Unters. physiol. Lab. Würzburg 1, 73 (1867).

BIER, A.: Über die Ursachen der Herzhypertrophie bei Nierenkrankheiten. Münch. med. Wschr. 47 I, 527 (1900).

BIGLIERI, E. G., HERRON, M. A., BRUST, N.: 17-hydroxylation deficiency in man. J. clin. Invest. 45, 1946 (1966).
— SLATON, P. E., SCHAMBELAN, M., KRONFIELD, S. J.: Hypermineralocorticoidism. Amer. J. Med. 45, 170 (1968).
BILGUTAY, A. M., LILLEHEI, C. W.: A new concept in the treatment of hypertension utilizing an implantable electronic device: Baropacer. J. Amer. med. Ass. 188, 448 (1964).
— LILLEHEI, C. W.: Treatment of hypertension with an implantable electronic device. J. Amer. med. Ass. 191, 649 (1965).
BIRKENHÄGER, W. H., ES, L. A., VAN, HOUWING, A., MULDER, A. H.: Studies on the lability of hypertension in man. Clin. Sci. 35, 445 (1968).
BIRTCH, A. G., ZAKHEIM, R. M., IONES, L. G., BARGER, A. C.: Redistribution of renal blood flow produced by furosemid and etacrynic acid. Circulat. Res. 21, 869 (1967).
BJÖRK, S., SANNERSTEDT, R., ANGERVALL, G., HOOD, B.: Treatment and prognosis in malignant hypertension. Clinical follow-up study of 93 patients on modern medical treatment. Acta med. scand. 166, 175 (1960).
BLACKWELL, B.: Hypertensive crisis due to monoaminooxydase inhibitors. Lancet 1963 II, 894.
BLAGG, C. R.: 1964 (zit. n. WILLIAMS and HUGHES 1966).
BLAIR, D. W., BRANWOOD, A. W.: Pheochromocytoma of the urinary bladder. Brit. J. Urol. 35, 293 (1963).
BOARDMAN, P. L., ROBINSON, K. C., HART, F. D.: Guanoxan and systemic lupus erythematosus. Brit. med. J. 1967 I, 111.
BOCK, K. D.: Der heutige Stand der Therapie der essentiellen Hypertonie. Münch. med. Wschr. 104, 1262 (1962).
— Diskussionsbemerkung. In: Antihypertensive Therapy. Ed.: F. GROSS. Berlin-Heidelberg-New York: Springer 1966, p. 205.
— Die Behandlung der hypertonischen Krise. Dtsch. med. Wschr. 91, 2036 (1966).
— DEBUSMANN, E. R., MESSER, B.: Konservative Behandlung des Hochdrucks bei Nierenarterienstenose. Arch. klin. Med. 215, 229 (1968).
— GROSS, F.: Abschwächung pressorischer Wirkungen durch Sali-Diuretica. Naunyn-Schmiedebergs Arch. exp. Path. Pharmak. 238, 339 (1960).
— HEIMSOTH, V.: Persistierende orthostatische Hypotonie nach Behandlung mit Guanacline. Dtsch. med. Wschr. 94, 265 (1969).
— — MERGUET, P., SCHÖNERMARK, J.: Klinische und experimentelle Untersuchungen mit einer neuen blutdrucksenkenden Substanz: Dichlorphenylaminoimidazolin. Dtsch. med. Wschr. 91, 1761 (1966).
— KREUZENBECK, W.: Spontaneous blood pressure variations in hypertension. In: Antihypertensive Therapy. Ed. F. GROSS. Berlin-Heidelberg-New York: Springer 1966, p. 224.
— MERGUET, P., MURATA, T., HEIMSOTH, V.: Klinisch-experimentelle Untersuchungen über die Wirkungen von Dichlorphenylaminoimidazolin. In: Hochdrucktherapie. Hrsg.: L. HEILMEYER, H. J. HOLTMEIER u. E. F. PFEIFFER. Stuttgart: Thieme 1968, S. 28.
BØE, J., HUMERFELT, S., WEDERVANG, F.: The blood pressure in a population. Acta med. Scand. Suppl. 321 (1957).
BOHR, D. F., BRODIE, D. C., CHEN, D. H.: Effect of electrolytes on arterial muscle contraction. Circulation 17, 746 (1958).
BOLEY, S. J., SCHULTZ, L., SCHWARTZ, S., KATZ, A., ALLEN, A. C.: Potassium citrate and potassium gluconate versus potassium chloride; Experimental evaluation of relative intestinal toxicity. J. Amer. med. Ass. 199, 215 (1967).

Borst, J. G. G., Borst-De Geus, A.: Hypertension explained by Starling's theory of circulatory homoeostasis. Lancet **1963 I**, 677.

Boura, A. L. A., Green, A. F.: Adrenergic neurone blockade and other acute effects caused by N-benzyl-N′ N″-dimethylguanidine and its orthochloroderivative. Brit. J. Pharmacol. **20**, 36 (1963).

Bowlus, W. E., Langford, H. G.: A comparison of the antihypertensive effect of chlorthalidone and hydrochlorothiazide. Clin. Pharmacol. Ther. **5**, 708 (1964).

Boyd, C. H., Lewis, L. G.: Nephrectomy for arterial hypertension. Preliminary report. J. Urol. (Baltimore) **39**, 627 (1938).

Bracharz, H., Laas, H., Betzien, G.: Über die Wirkung von Aldosteronantagonisten auf den erhöhten Blutdruck. Med. Klin. **57**, 233 (1962).

Braunwald, E., Chidsey, C. A., Harrison, D. C., Gaffney, T. E., Kahler, R. L.: Studies on the function of adrenergic nerveendings in the heart. Circulation **28**, 958 (1963).

Breakstone, J. L.: Hypertensive reaction in two monoamine oxidase inhibitors. Amer. J. Psychiat. **122**, 104 (1965).

Breckenridge, A.: Hypertension and hyperuricaemia. Lancet **1966 I**, 15.

— Dollery, C. T., Worlledge, S. M., Holborow, E. J., Johnson, G. D.: Positive direct Coombs test and antinuclear factor in patients treated with methyldopa. Lancet **1967 II**, 1265.

— Preger, L., Dollery, C. T., Laws, J. W.: Hypertension in the young. Quart. J. Med. **36**, 549 (1967).

— Welborn, T. A., Dollery, C. T., Fraser, R.: Glucose tolerance in hypertensive patients on long-term diuretic therapy. Lancet **1967 I**, 61.

Breslin, D. J., Gifford, R. W., Jr., Fairbairn II, J. F.: Essential hypertension. A twenty-year follow-up study. Circulation **33**, 87 (1966).

Brest, A. N.: Advantages and disadvantages of combining drug treatment. In: Antihypertensive Therapy, Hrsg.: F. Gross. Heidelberg: Springer 1966, p. 302.

— Kim, K. E., Onesti, G., Cangiano, J. L., Swartz, C. D.: Hemodynamic and clinical effects of a new antihypertensive drug (Catapres). Circulation **36,4/** Suppl. II, 76 (1967).

— Nowack, P., Kasparian, H., Moyer, J. H.: Guanethidine. Dis. Chest **42**, 359 ((1962).

— Onesti, G., Seller, R., Ramirez, R., Heider, C., Moyer, J. H.: Pharmacodynamic effects of a new diuretic drug, ethacrynic acid. Amer. J. Cardiol. **16**, 99 (1965).

Brittinger, D. W., Strauch, M., Huber, W., Koch, W. D., Henning, G. E., v., Wittenmeier, K. W., Twittendorff, W. D.: Iproveratril als Antihypertonikum bei krisenhafter renaler Hypertonie. Dtsch. med. Wschr. **94**, 945 (1969).

Brodie, B. B.: Recent views on mechanism for lowering sympathetic tone. Circulation **28**, 970 (1963).

— Chang, C. C., Costa, E.: On the mechanism of action of guanethidine and bretylium. Brit. J. Pharmacol. **25**, 171 (1965).

— Pletscher, A., Shore, P. A.: Serotonin release as a possible mechanism of reserpine action. J. Pharmacol. exp. Ther. **116**, 9(1956).

Brodnicke, O. F.: Untersuchungen zur Pathogenese des Myokardinfarktes unter besonderer Berücksichtigung des Blutdrucks. Inaug. Diss. Bochum (Klinikum Essen) 1970.

Brown, G. E.: Daily and monthly rhythm in the blood pressure of a man with hypertension: A three-year study. Ann. intern. Med. **3**, 1177 (1930).

Brown, J. J., Chinn, R. H., Duesterdieck, G., Fraser, R., Lever, A. F., Robertson, J. I. S., Tree, M.: Estimation of plasma potassium, renin and aldosterone in the diagnosis of primary hyperaldosteronism; the role of spironolactone in the treatment of this syndrome. J. Endocr. **43,** Proc. of the Society for Endocrinology IV (1969).

BROWN, W. R., JR., BROWN, F. K.: Thiazide-induced alterations of carbohydrate tolerance in normal men. Curr. ther. Res. **9,** 200 (1967).

BRUCK, J. F., GERSTENBRAND, F., PROSENZ, P.: Klinische Erfahrungen mit 1-α-Methyldopa in der Behandlung extrapyramidaler Hyperkinesen. Schweiz. Rundsch. **52,** 1517 (1963).

BRUNJES, S., JOHNS, V., JR., CRANE, M. A.: Pheochromocytoma; postoperative shock and blood volume. New Engl. J. Med. **262,** 393 (1960).

BRYANT, J. M.: Mebutamate as an antihypertensive agent. J. Amer. med. Ass. **182,** 67 (1962).

— FLETSCHER, L., JR., SCHVARTZ, N., FERTIG, H., QUAN, R. B. F.: The role of postganglionic sympathetic blockade in antihypertensive therapy. J. Amer. med. Ass. **193,** 105 and 1021 (1965).

— SCHVARTZ, N., TOROSDAG, S., FLETCHER, L., JR., FERTIG, H., SCHWARTZ, M. S., QUAN, R. B. F., McDERMOTT, J. J., SPENCER, T. B.: The antihypertensive effects of chlorthalidone. A comparative analysis with benzothiazide compounds. Circulation **25,** 522 (1962).

BRYANT, R. D., FLEMING, J. C.: Veratrum viride in the treatment of eclampsia. J. Amer. med. Ass. **155,** 1333 (1940).

BUCH, J.: Clinical observations on the use of a combination of Pargyline Hydrochloride and Methyclothiazide in the treatment of hypertension. Clin. Med. **76,** 26 (1969).

BUCHBORN, E., ANASTASAKIS, S.: Angriffspunkte und Wirkungsmechanismus von Furosemid am distalen Nephron des Menschen. Klin. Wschr. **42,** 1127 (1964).

BULL, M. C., LARAGH, J. H.: Amiloride: A potassium-sparing natriuretic agent. Circulation **37,** 45 (1968).

BURKARD, W. P., GEY, K. F., PLETCHER, A.: Inhibition of the hydroxylation of tryptophane and phenylalanine by α-methyldopa and similar compounds. Life Sci. **3,** 27 (1964).

BURN, J. H.: A new view of adrenergic nerve fibres, explaining the action of reserpine, bretylium, and guanethidine. Brit. med. J. **1961 I,** 1623.

— DALE, H. H.: The action of certain quaternary ammonium bases. J. Pharmacol. exp. Ther. **6,** 417 (1915).

— RAND, M. J.: Noradrenaline in artery walls and its dispersal by reserpine. Brit. med. J. **1958 I,** 903.

BUTLER, A. M.: Chronic pyelonephritis and arterial hypertension. J. clin. Invest. **16,** 889 (1937).

BUTTERFIELD, J. L., RICHARDSON, J. A.: Acute effects of guanethidine on myocardial contractility and catecholamine levels. Proc. Soc. exp. Biol (N. Y.) **106,** 259 (1961).

BYROM, F. B.: The pathogenesis of hypertensive encephalopathy and its relation to the malignant phase of hypertension (experimental evidence from the hypertensive rat). Lancet **1954 II,** 201.

CALESNICK, B., SHEPPARD, H., BOWEN, N., KAMDAR, J.: Direct comparison of ^{14}C-guanethidine (Ismelin) excretion following oral and subcutaneous administration. Biochem. Pharmacol. **8,** 49 (1961).

CAMPBELL, A., ROBERTSON, E.: Treatment of severe hypertension with hexamethonium bromide. Brit. med. J. **150 II,** 804.

CANNON, P. J., HEINEMANN, H. O., STASON, W. B., LARAGH, J. H.: Ethacrynic acid: effectiveness and mode of diuretic action in man. Circulation **31,** 5 (1965).

CARLSSON, A., LINDQUIST, M.: In-vivo decarboxylation of α-methyldopa and α-methylmetatyrosine. Acta physiol. scand. **54**, 87 (1962).

CARSTAIRS, K. C., BRECKENRIDGE, A., DOLLERY, C. T., WORLLEDGE, S. M.: Incidence of a positive direct coombstest in patients on α-methyldopa. Lancet **1966 II**, 133.

CARTER, A. B.: Hypotensive therapy in stroke survivors. Lancet **1970 I**, 485.

CASS, R., KUNTZMAN, R., BRODIE, B. B.: Norepinephrine depletion as a possible mechanism of action of guanethidine (SU 5864), a new hypotensive agent. Proc. Soc. exp. Biol. (N. Y.) **103**, 871 (1961).

— SPRIGGS, T. L. B.: Tissue amine levels and sympathetic blockade after guanethidine and bretylium. Brit. J. Pharmacol. **17**, 442 (1961).

CATELL, W. R., HAVARD, C. W. H.: Diuretic action of triamterene in man. Brit. med. J. **1962 II**, 1362.

CELLA, J. A., KAGAWA, C. M.: Steroidal lactones. J. Amer. chem. Soc. **79**, 4808 (1957).

CHAMBERLAIN, D. A., HOWARD, J.: Guanethidine and methyldopa: A hemodynamic study. Brit. Heart J. **26**, 528 (1964).

CHAMBERLAIN, M. J., GLEESON, J. A.: Aortography in the investigation of hypertension. Lancet **1965 I**, 619.

CHANNICK, B. J., ADLIN, E. V., MARKS, A. D.: Suppressed plasma renin activity in hypertension. Arch. intern. Med. **123**, 131 (1969).

CHARCOT, J. M., BOUCHARD, C.: Arch. physiol. norm. path. **1**, 110, 643, 725 (1868) (zit. n. ROSS RUSSELL 1963).

CHIANG, B. N., PERLMAN, L. V., EPSTEIN, F. H.: Overweight and hypertension. Circulation **39**, 403 (1969).

CHIDSEY, C. A., FRYE, R. L., KAHLER, R. L., BRAUNWALD, E.: Influence of syringopine on cardiovascular response to acute hypoxemia and exercise. Circulat. Res. **9**, 989 (1961).

CHOPRA, R. N., BOSE, B. C., GUPTA, J. C., CHOPRA, J. C.: Alkaloids of rauwolfia serpentina: A comparative study of their role in experimental hypertension. Indian J. med. Res. **30**, 319 (1942).

CHRISTY, N. P., LARAGH, J. H.: Pathogenesis of hypokaliemic alkalosis in Cushing syndrome. New Eng. J. Med. **265**, 1083 (1961).

CLARK, TH. E., CROSS, CH. J.: Clinical effectiveness of four hypotensive preparations. Angiology **16**, 238 (1965).

CLAWSON, B. J.: Incidence of types of heart disease among 30 265 autopsies, with special reference to age and sex. Amer. Heart J. **22**, 607 (1941).

— The heart in essential hypertension. In: Hypertension. Ed.: E. T. BELL. Minneapolis: Univ. of Minn. Press 1951, p. 239.

COHEN, A., MAXMEN, I. S., RAGHEB, M., BALLIRON, H., ZALESKI, E. I., BING, R. I.: Effects of α-methyldopa on myocardial blood flow, utilizing the coincidence counting method. J. clin. Pharmacol. **7**, 77 (1967).

COHN, J. N., LIPTAK, T. E., FREIS, E. D.: Hemodynamic effects of guanethidine in man. Circulat. Res. **12**, 298 (1963).

COLWILL, J. M., DUTTON, A. M., MORRISSEY, J., YU, P. N.: Alpha-methyldopa and hydrochlorothiazide. A controlled study of their comparative effectiveness as antihypertensive agents. New Engl. J. Med. **271**, 696 (1964).

CONN, J. W.: Primary aldosteronism, a new clinical syndrome. J. Lab. clin. Med. **45**, 3 (1955).

— Plasma renin activity in primary aldosteronism. Importance in differential diagnosis and in research of essential hypertension. J. Amer. med. Ass. **190**, 222 (1964).

Conn, J. W.: Hypertension, the potassium ion and impaired carbohydrate. New. Engl. J. Med. 273, 1135 (1965).
— Cohen, E. L., Rovner, D. R., Nesbit, R. M.: Normokaliemic primary aldosteronism. A detectable cause of curable "essential" hypertension. J. Amer. med. Ass. 193, 200 (1965).
— Rovner, D. R., Cohen, E. L., Nesbit, R. M.: Normokaliemic primary aldosteronism. Its masquerade as "essential" hypertension. J. Amer. med. Ass. 195, 21 (1966).
Conrad, H.: Die Arbeitskapazität der Hypertoniker vor und nach antihypertensiver Therapie. Helv. med. Acta 32, 210 (1965).
Constantine, J. W., McShane, W. K.: Analysis of the cardiovascular effects of 2-(2,6-dichlorphenylamino)-2-imidazoline hydrochloride (Catapres). Europ. J. Pharmacol. 4, 109 (1968).
Conway, J., Lauwers, P.: Hemodynamic and hypotensive effects of long-term therapy with chlorothiazide. Circulation 21, 21 (1960).
— Leonetti, G.: Hypotensive effect of ethacrynic acid. Circulation 31, 661 (1965).
— Palmero, H.: The vascular effect of the thiazide diuretics. Arch. intern. Med. 111, 203 (1963).
Corcoran, A. C., Loyke, H. F.: Mebutamate as antihypertensive agent in hospital outpatients. J. Amer. med. Ass. 181, 1043 (1962).
Cornish, A. L., McClellan, J. T., Johnston, D. H.: Effects of chlorothiazide on pancreas. New. Engl. J. Med. 265, 673 (1961).
Cottier, P.: Renale Hämodynamik, Wasser- und Elektrolytausscheidung bei Hypertonie. Helv. med. Acta 27, Suppl. 39 (1960).
— Zur Wahl hypotensiver Medikamente mit Berücksichtigung ihrer kardialen Wirkung. Schweiz. med. Wschr. 97, 1768 (1967).
Cotton, S. G., Montuschi, E.: Guanoxan. Brit. med. J. 1967 III, 174.
Crane, M. G., Harris, J. J.: Desoxycorticosteron secretion rates in hyperadrenocorticism. New Engl. J. Med. 273, 1135 (1965).
Cranston, W. J.: Diurnal variations in plasma volume in normal and hypertensive subjects. Amer. J. 68, 427 (1964).
— Juel-Jensen, B. E., Semmence, A. M., Jones, R. P. C. H., Forbes, I. A., Mutch, L. M. M.: Effects of oral diuretics on raised arterial pressure. Lancet 1963 II, 966.
— Semmence, A. M., Richardson, D. W., Barnett, C. F.: Effect of triamterene on elevated arterial pressure. Amer. Heart J. 70, 455 (1965).
Crosley, A. P., Jr., Ronquillo, L. M., Alexander, F.: Studies on a nonsteroidal aldosterone antagonist (SKF 8542) in man. Fed. Proc. 20, 410 (1961).
Crout, J. R.: Substitute adrenergic transmitters, a newly appreciated mechanism of action of antihypertensive drugs. Circulat. Res. 18 et 19, Suppl. 1, 120 (1966).
— Catecholamine metabolism in pheochromocytoma and essential hypertension. Ed.: W. M. Manger. Springfield: C. C. Thomas 1966, p. 3.
— Pisano, J. J., Sjoerdsma, A.: Urinary excretion of catecholamines and their metabolites. Amer. Heart J. 61, 375 (1961).
Dahl, L. K.: Possible role of salt intake in the development of essential hypertension. In: Essential Hypertension Eds.: K. D. Bock and P. Cottier. Berlin-Göttingen-Heidelberg: Springer 1960, p. 53.
— Effects of chronic excess salt ingestion — Experimental hypertension in the rat: Correlation with human hypertension. In: The Epidemiology of Hypertension. Eds.: J. Stamler, R. Stamler and T. N. Pullman. New York: Grune and Stratton 1967, p. 218.

Dahl, L. K., Lax, L. C., Young, C. R., Schackow, E., Knudsen, K. D.: Failure to confirm a prolongation of the biological half-life of ^{22}Na in hypertensive patients. Circulat. Res. 19, 750 (1966).

Dameshek, W., Jandl, J. H., LoBuglio, A. F.: Alpha-methyldopa red-cell antibody: Cross-reaction for forbidden clones? New Engl. J. Med. 276, 1382 (1967).

Davey, M. J., Reinert, H.: Pharmacology of the antihypertensive guanoxan. Brit. J. Pharmacol. 24, 29 (1965).

Davidov, M., Kakaviatos, N., Finnerty, F. A., Jr.: The antihypertensive effects of an imidazoline compound (Catapres). A preliminary clinical and hemodynamic evaluation in man. Clin. Pharmacol. Ther. 8, 810 (1967).

Davis, D., Klainer, M. J.: Studies in hypertensive heart disease. Amer. Heart J. 19, 185 (1940).

Dawber, T. R., Kannel, W. B.: The Framingham study: An epidemiological approach to coronary heart disease. Circulation 34, 553 (1966).

— — Kagan, A., Donabedian, R. K., McNamara, P. M., Pearson, G.: Environmental factors in hypertension. In: The Epidemiology of Hypertension. Eds.: J. Stamler, R. Stamler, and T. N. Pullman. New York: Grune & Stratton 1967, p. 255.

Dawson, A. A., Palmer, K. N. V.: Treatment of hypertension with methyldopa. Brit. med. J. 1966 I, 356.

Day, M. D., Rand, M. J.: A hypothesis for the mode of action of alpha-methyldopa in relieving hypertension. J. Pharm. Pharmacol. 15, 221 (1963).

— — Mode of action of methyldopa. J. Pharm. Pharmacol. 19, 359 (1967).

Dayani, K., Coppage, W. S., Jr., Way, C. W., van, Anderson, W. J., Oates, J. A.: The effect of antihypertensive therapy on renin and aldosterone hypersecretion in malignant hypertension. Circulation 38, Suppl. 6, 63 (1968).

Deetjen, P.: Mikropunktionsuntersuchungen zur Wirkung von Furosemid. Pflügers Arch. 284, 184 (1965).

Defazio, V., Christensen, R. C., Regan, T. J., Baer, L. V., Morita, Y., Hellems, K. C.: Circulatory changes in acute glomerulonephritis. Circulation 20, 190 (1959).

Dewar, H. A., Peaston, M. T.: Guanethidine toxicity in hypertension. Brit. med. J. 1964 II, 609.

Dexter, R. N., Fishman, L. M., Ney R. L., Liddle, G. W.: Inhibition of adrenal corticosteroid synthesis by aminoglutethimide: Studies of the mechanism of action. J. clin. Endocr. 27, 473 (1967).

Dickinson, C. J.: The heart in hypertension. Lancet 1968 I, 855.

Diehl, H. S., Hesdorffer, M. B.: Changes in blood pressure of young men over a seven year period. Arch. intern. Med. 52, 948 (1933).

Dixit, B. N., Gulati, O. D., Gokhale, S. D.: Action of bretylium and guanethidine at the neuromuscular junction. Brit. J. Pharmacol. 17, 372 (1961).

Dollery, C. T.: Methyldopa in treatment of hypertension. Progr. Cardiovasc. Dis. 8, 278 (1965).

— Emslie-Smith, D., Milne, M. D.: Clinical and pharmacological studies with guanethidine in the treatment of hypertension. Lancet 1960 II, 381.

— — Shillingford, J. P.: Hemodynamic effects of guanethidine. Lancet 1961 II, 331.

— Harington, M.: Methyldopa in hypertension: Clinical and pharmacological studies. Lancet 1962 I, 759.

— — Hodge, J. V.: Hemodynamic studies with methyldopa: Effect on cardiac output and response to pressor amines. Brit. Heart J. 25, 670 (1963).

DOLLERY, C. T., PARRY, E. H. O., YOUNG, D. S.: Diuretic and hypotensive properties of ethacrynic acid: A comparison with hydrochlorothiazide. Lancet **1964 II**, 947.

DONALD, K.: Exercise studies in heart disease. Mod. Conc. cardiov. Dis. **28**, 529 (1959).

DORPH, S., BINDER, CH.: Evaluation of the hypotensive effect of beta-adrenergic blockade in hypertension. Acta med. scand. **185**, 443 (1969).

DOUGLAS, B. H., CARRIER, O., JR., GARRET, L.: Electrolyte changes in aortas of hypertensive pregnant and nonpregnant animals. Amer. J. Obstet. Gynec. **97**, 1092 (1967).

DOYLE, A. E., KILPATRICK, J. A.: Methonium compounds in the angina of hypertension. Lancet **1954 I**, 905.

— SMIRK, F. H.: Hypotensive action of reserpine. Lancet **1954 I**, 1096.

DUBOIS, E. L., KATZ, Y. J., FREEMAN, V., GARBACK, F.: Chronic toxicity studies of hydralazine (Apresoline) in dogs with particular reference to the production of the "hydralazine syndrome". J. Lab. clin. Med. **50**, 119 (1957).

DUHM, B., MAUL, H., MEDENWALD, H., PATZSCHKE, K., WEGNER, L. A.: Tierexperimentelle Untersuchungen mit α-Methyldopa-^{14}C unter besonderer Berücksichtigung der optischen Isomeren. Z. Naturforsch. (B) **226**, 70 (1967) (s. a. Hochdruckforschung. Hrsg.: L. HEILMEYER und H. J. HOLTMEIER. Stuttgart: Thieme 1965, S. 41).

DUNNE, J. F.: Variation of blood pressure in untreated hypertensive patients. Lancet **1969 I**, 391

DUSTAN, H. P.: Some aspects of occlusive renal arterial disease in man. Circulat. Res. **11**, 221 (1962).

— CORCORAN, A. C., SCHNECKLOTH, R. E., PAGE, I. H.: Combination therapy of severe hypertension with ganglion blockers and reserpine. Circulation **12**, 698 (1955).

— CUNNING, G. R., CORCORAN, A. C., PAGE, I. H.: A mechanism of chlorothiazide-enhanced effectiveness of hypertensive ganglioplegic drugs. Circulation **19**, 360 (1959).

— HUMPHRIES, A. W., WOLFE, V. G., DE, PAGE, I. H.: Normal arterial pressure in patients with arterial stenosis. J. Amer. med. Ass. **187**, 1028 (1964).

— MEANY, T. F., PAGE, I. H.: Conservative treatment of renovascular hypertension. In: Antihypertensive Therapy. Ed.: F. GROSS. Berlin-Heidelberg-New York: Springer 1966.

— PAGE, I. H., POUTASSE, E. F., WILSON, L.: An evaluation of treatment of arterial hypertension associated with occlusive arterial disease. Circulation **27**, 1018 (1963).

— — TARAZI, R. C., FROHLICH, E. D.: Arterial pressure responses to discontinuing antihypertensive drugs. Circulation **37**, 370 (1968).

— SCHNECKLOTH, R. E., CORCORAN, A. C., PAGE, I. H.: The effectiveness of long-term treatment of malignant hypertension. Circulation **18**, 644 (1958).

— TAYLOR, R. D., CORCORAN, A. C., PAGE, I. H.: Rheumatic and febrile syndrome during prolonged hydralazine treatment. J. Amer. med. Ass. **154**, 23 (1954).

EARLE, D. P.: Hypertension in parenchymal renal disease. Progr. cardiovasc. Dis. **8**, 195 (1965).

EARLEY, L. E., FRIEDLER, R. M.: Renal tubular effects of ethacrynic acid. J. clin. Invest. **43**, 1495 (1964).

EDMONDS, C. J., WILSON, G. M.: The action of hydroflumethiazide in relation to adrenal steroids and potassium loss. Lancet **1960 I**, 505.

EICH, R. H., CUDDY, R. P., SMULYANH, H., LYONS, R. H.: Hemodynamics in labile hypertension. Circulation **34**, 299 (1966).

EICH, R. H., PETERS, R. J., CUDDY, R. P., SMULYANH, H., LYONS, R. H.: The hemodynamics in labile hypertension. Amer. Heart J. **63**, 188 (1962).

EIGLER, F. W.: Chirurgische Behandlung des renovaskulären Hochdrucks. Dtsch. med. Wschr. **92**, 117 (1967).

ENGELMAN, K., SJOERDSMA, A.: A new test for pheochromocytoma: Pressor responsiveness to tyramine. J. Amer. med. Ass. **189**, 107 (1964 a).

— — Chronic medical therapy for pheochromocytoma. Ann. intern. Med. **61**, 229 (1964 b).

ERICKSON, J. G., HINES, E. A., JR., PEASE, G. L., BRUNSTING, L. A.: Rheumatoid and lupus erythematosus-like syndromes: Complications of hydralazine (Apresoline) therapy for hypertension. Arch. Derm. (Chicago) **74**, 640 (1956).

ERZSEBET, H., RADO, J.: Fatal hyperkaliemic paralysis associated with spironolactone. Arch. Neurol. (Chicago) **15**, 74 (1965).

ESBENSHADE, J. H., JR., FEWELL, J. W., FRANKS, W. S., SUTNICK, A. I., TURNER, L. W.: A long-term evaluation of pargyline hydrochloride in hypertension. Amer. J. med. Sci. **251**, 81 (1966).

EVELYN, K. A.: The role of surgery in the modern treatment of hypertension. Med. Clin. N. Amer. **45**, 453 (1961).

— SINGH, M. M., CHAPMAN, W. P., PERERA, G. A., THALER, H.: Effect of thoracolumbar sympathectomy on the clinical course of primary (essential) hypertension. Amer. J. Med. **28**, 188 (1960).

EYLER, W. R., CLARK, M. D., GARMAN, J. E., RIAN, R. L., MEININGER, D. E.: Angiography of renal areas including comparative study of renal artery stenoses in patients with and without hypertension. Radiology **78**, 879 (1962).

FALLIS, N. E., PLAUCHE, W. C., MOSEY, L. M., LANGFORD, H. G.: Thiazide versus placebo in prophylaxis of toxemia of pregnancy in primigravid patients. Amer. J. Obstet. Gynec. **88**, 502 (1964).

FARMER, R. G., GIFFORD, R. W., JR., HINES, E., JR.: Effect of medical treatment of severe hypertension. A follow-up study of 161 patients with group 3 and group 4 hypertension. Arch. intern. Med. **112**, 118 (1963).

FAZEKAS, J. F., ALMAN, R. W.: The role of hypotension in transitory focal cerebral ischemia. Amer. J. med. Sci. **248**, 567 (1964).

FELTKAMP, T. E. W., ENGELFRIET, C. P., LOGHEM, J. J., VAN: Autoantikörper und Methyldopa. Lancet **1968 I**, 644.

FENTON, S. S. A., LYTTLE, J. A., PANTRIDGE, J. F.: Diagnosis and results of surgery in renovascular hypertension. Lancet **1966 II**, 117.

FERGUSON, M. J.: Saluretic drugs and diabetes mellitus. Amer. J. Cardiol. **7**, 568 (1961).

FINE, A., HUVOS, A., HOLLANDER, W.: The effects of diuretics on catecholamine metabolism in essential hypertension. Circulation **38**, Suppl. 6, 75 (1968).

FINKIELMAN, S., WORCEL, M., AGREST, A.: Hemodynamic patterns in essential hypertension. Circulation **31**, 356 (1965).

FINNERTY, F. A., JR.: The value of rauwolfia serpentina in the hypotensive patient. Amer. J. Med. **17**, 629 (1954).

— Diskussionsbemerkung. In: Hypertension. Ed.: J. H. MOYER. Philadelphia: W. B. Saunders 1959.

— Toxemia of pregnancy. Med. Clin. N. Amer. **45**, 487 (1961).

— Hypertensive emergencies. Amer. J. Cardiol. **17**, 652 (1966).

— BEBKO, F. J., JR.: Lowering the perinatal mortality and the prematury rate; the value of prophylactic thiazides in juveniles. J. Amer. med. Ass. **195**, 429 (1966).

FINNERTY, F. A., JR., BUCHHOLZ, J. H., TUCKMAN, J., HAJJAR, G. T., CARLO MASSARO, G., DE: Evaluation of chlorothiazide alone in the treatment of moderately severe and severe hypertension. Circulation 20, 1037 (1959).

— DAVIDOV, M., KAKAVIATOS, N.: The long-term effect of rapid repeated reduction of arterial blood pressure with diazoxide. Amer. J. Cardiol. 19, 377 (1967).

— — — Relation of sodium balance to arterial pressure during drug-induced saluresis. Circulation 37, 175 (1968).

— KAKAVIATOS, N., TUCKMAN, J., MAGILL, J.: Clinical evaluation of diazoxide; a new treatment for acute hypertension. Circulation 28, 203 (1963).

— — CHUPKOVICH, V., TUCKMAN, J., MARSHALL, J.: Value of diazoxide administered intravenously in acute hypertension. Circulation 28, 719 (1963).

— — — Value of chlorthalidone plus reserpine in moderately severe and severe hypertension. Circulation 32, 13 (1965).

— SITES, J. G.: The value of parenteral reserpine in acute hypertension. Amer. J. med. Sci. 229, 379 (1955).

— WITKIN, L., FAZEKAS, J. F.: Cerebral hemodynamics during cerebral ischemia induced by acute hypotension. J. clin. Invest. 33, 1227 (1954).

FISHBERG, A. M.: Hypertension and nephritis. London: Baillière, Tindall & Cox 1954, p. 345.

FISHMAN, L. M., KÜCHEL, O., LIDDLE, G. W., MICHELAKIS, A. M., GORDON, R., CHICK, W. T.: Incidence of primary aldosteronism in uncomplicated "essential" hypertension. J. Amer. med. Ass. 205, 497 (1968).

— LIDDLE, G. W., ISLAND, D. P., FLEISCHER, N., KÜCHEL, O.: Effects of aminoglutethimide and adrenal function in man. J. clin. Endocrin. 27, 481 (1967).

FITZGERALD, J. D., SCALES, B.: Effect of a new adrenergic beta-blocking agent ICI 50, 172 on hart rate in relation to its blood levels. Int. J. clin. Pharmacol. 1, 467 (1968).

FLETCHER, A. P.: Effect of weight reduction upon blood pressure of obese hypertensive women. Quart. J. Med. 23, 331 (1954).

FLOWERS, C. E., GRIZZLE, J. E., EASTERLING, W. E., BONNER, O. B.: Chlorothiazide as a prophylaxis against toxemia of pregnancy. A double-blind study. Amer. J. Obstet. Gynec. 84, 919 (1962).

FLOYER, M. A.: International Club on Arterial Hypertension. Paris 1965 (zit. n. WILSON, 1966).

FRANK, C. W., WEINBLATT, E., SHAPIRO, S., SAGER, R. V.: Prognosis of men with coronary heart disease as related to blood pressure. Circulation 38, 432 (1968).

FRANK, H., LOEWENICH-LAGOIS, K., VON: Therapeutische Prüfung und Untersuchungen zur Nierenfunktion mit einer neuen blutdrucksenkenden Substanz (ST 155). Dtsch. med. Wschr. 91, 1680 (1966).

FRANKEN, F. H., ZIMMERMANN, H.: Aldosteron, Cortisol und Cortison im Harn und in operativ entfernten Nebennieren bei Patienten mit Cushing-Syndrom. Acta endocr. 41, 531 (1962).

— — Aldosteron und Cortisol im Urin und in den Nebennieren beim Cushing-Syndrom. In: Aldosteron. Hrsg.: H. NOWAKOWSKI. Heidelberg: Springer 1963, S. 66.

FREEMAN, G., HARTLEY, G., JR.: Hypertension in a patient with a solitary ischemic kidney. J. Amer. med. Ass. 111, 1159 (1938).

FREIS, E. D.: The discrepancy between home and office recording of blood pressure in patients under treatment with pentapyrolidinium. Importance of home recordings in adjusting dosages. Med. Ann. D. C. 23, 363 (1954).

FREIS, E. D.: Mental depression in hypertensive patients treated for long periods with large doses of reserpine. New Engl. J. Med. **251**, 1006 (1954).
— Observations on cardiac output, peripheral blood flow and blood volume in hypertension before and during treatment. In: Hypertension. Ed.: J. H. MOYER. Philadelphia: W. B. Saunders 1959, p. 790.
— Special problems in the therapy of hypertension. In: Hypertension. Ed.: J. H. MOYER. Philadelphia: W. B. Saunders 1959.
— Mechanism of antihypertensive effects of diuretics; possible role of salt in hypertension. Clin. Pharmacol. Ther. **1**, 337 (1960).
— A double blind control study of antihypertensive agents. I. Comparative effectiveness of reserpine, reserpine and hydralazine, and three ganglionic blocking agents, chlorisondamine, mecamylamine, and pentolinium tartrate. Arch. intern. Med. **106**, 81 (1960).
— Double blind control study of antihypertensive agents. II. Further report on the comparative effectiveness of reserpine, reserpine and hydralazine, and three ganglionic blocking agents, chlorisondamine, mecamylamine, and pentolinium tartrate. Arch. intern. Med. **110**, 222 (1962).
— Current concepts in therapy. Antihypertensive agents. I. New Engl. J. Med. **266**, 507 (1962).
— Current concepts in therapy. Antihypertensive agents II. New Engl. J. Med. **266**, 607 (1962).
— Current concepts in therapy. Antihypertensive agents III. New Engl. J. Med **266**, 775 (1962).
— Benzothiadiazides and diabetes mellitus. J. Amer. med. Ass. **187**, 462 (1964).
— Guanethidine. Progr. cardiovasc. Dis. **8**, 183 (1965).
— Hypertension and atherosclerosis. Amer. J. Med. **46**, 735 (1969).
— ROSE, J. C., HIGGINS, T. F., FINNERTY, F. A., JR., KELLEY, R. T., PARTENOPE, E. A.: The hemodynamic effects of hypotensive drugs in man: IV. L-hydrazinophthalazine. Circulation **8**, 199 (1953).
— STANTON, J. R., FINNERTY, F. A., JR., SCHNAPER, H. W., JOHNSON, R. L., RATH, C. E., WILKINS, R. W.: The collaps produced by venous congestion of the extremities or by venesection following certain hypotensive agents. J. clin. Invest. **30**, 435 (1951).
— WILSON, J. M.: Potentiating effect of chlorothiazide (Diuril) in combination with antihypertensive agents: Preliminary report. Med. Ann. D. C. **26**, 468, 516 (1957).
FRICK, M. H., MANNILA, T. O.: Renal hypertension caused by retroperitoneal hematoma. Acta med. scand. **178**, 529 (1965).
FRIEDMAN, S. M., FRIEDMAN, C. W.: The ionic matrix of vasoconstriction. Circulat. Res. **21**, Suppl. 2, 147 (1967).
FRIIS, T., LINTRUP, J., NISSEN, N. I.: Comparative studies in spironolactone (Aldactone) and chlorthalidone (Hygroton) in the treatment of arterial hypertension. Acta med. scand. **179**, 371 (1966).
FRITSCH, H., BACHMANN, G. W., LENHARD, J.: Zur Hypertoniebehandlung mit 2-(2,6-Dichlorplenylamino)-2-imidazolinhydrochlorid (Catapresan). Med. Klin. **64**, 842 (1969).
FROHLICH, E. D., FREIS, E. D.: Clinical trial of guanethidine, a new type of antihypertensive agent. Med. Ann. D. C. **28**, 419 (1959).
— SCHNAPER, H. W., WILSON, J. W., FREIS, E. D.: Hemodynamic alterations in hypertensive patients due to chlorothiazide. New Engl. J. Med. **262**, 1261 (1960).

FROHLICH, E. D., TARACI, R. C., DUSTAN, H. P.: Hyperdynamic β-adrenergic circulatory state. Arch. intern. Med. **123**, 1 (1969).

— — — PAGE, I. H.: The paradox of beta-adrenergic blockade in hypertension. Circulation **37**, 417 (1968).

FURBERG, C., MICHAELSON, G.: Effect of Aptin, a β-adrenergic blocking agent, in arterial hypertension. Acta med. scand. **186**, 447 (1969).

GACS, J., GRABNER, G., HOFER, R.: Der Einfluß von Guanethidin auf die Leberdurchblutung. Wien. Z. inn. Med. **42**, 34 (1961).

GAFFNEY, T. E., BRAUNWALD, E.: Importance of the adrenergic nervous system in support of circulatory function in patients with congestive heart failure. Amer. J. Med. **34**, 320 (1963).

GARNIER, B., GERTSCH, R.: Antihypertensiva und Operation. Schweiz. med. Wschr. **93**, 644 (1963).

GENEST, J.: Studies on guanethidine administration in 28 patients with arterial hypertension. In: Symposion on Guanethidine. Univ. of Tenn., Coll. of Med., 1960, p. 47.

— TREMBLAY, G. Y., BOUCHER, R., CHAMPLAIN, J. DE, ROJO ORTEGA, J. M., LEFEBVRE, R., ROY, R., CARTIER, P.: Diagnostic significance of humoral factors in renovascular hypertension. In: Antihypertensive Therapy. Ed.: F. GROSS. Berlin-Heidelberg-New York: Springer 1966, p. 518.

GIFFORD, R. W., JR.: Use of diuretics in hypertension. J. Amer. med. Ass. **177**, 70 (1961).

— Bethanidine sulfate, a new antihypertensive agent. J. Amer. med. Ass. **193**, 901 (1965).

— Hypertensive cardiovascular disease. Effect of antipressor therapy on the course and prognosis. Amer. J. Cardiol. **17**, 656 (1966).

— KVALE, W. F., MAHER, E. T., ROTH, G. M., PRIESTLY, J. T.: Clinical features, diagnosis and treatment of pheochromocytoma. A review of 76 cases. Proc. Mayo Clin. **39**, 281 (1964).

— MATTOX, V. R., ORVIS, A. L., SONES, D. A., ROSEVEAR, J. W.: Effect of thiazide diuretics on plasma volume, body electrolyte and excretion of aldosterone in hypertension. Circulation **24**, 1197 (1961).

— McCORMACK, L. J., POUTASSE, E. F.: The atrophic kidney: Its role in hypertension. Proc. Mayo Clin. **40**, 834 (1965).

GILFRICH, H. J., RAHN, K. H., SCHMAHL, F. W.: A comparison of the antihypertensive action of Propanolol and the optical isomers of N-Isopropyl-p-Nitrophenylethanolamine (INPEA). Pharmacol. Clin. **2**, 30 (1969).

GILL, R. J., JR., BARTTER, F. C.: Importance of adrenergic nervous system for sodium conservation during sodium depletion in normal man. J. clin. Invest. **43**, 1272 (1964).

— MASON, D. T., BARTTER, F. C.: Adrenergic nervous system in sodium metabolism: Effects of guanethidine and sodium retaining steroids in normal man. J. clin. Invest. **43**, 177 (1964).

GILLESPIE, L., JR., OATES, J. A., CROUT, J. R., SJOERDSMA, A.: Clinical and chemical studies with alpha-methyldopa in patients with hypertension. Circulation **25**, 281 (1962).

GITLOW, S. E., MENDLOWITZ, M., KRUK, E., KHASSIS, S.: Diagnosis of pheochromocytoma by assay of catecholamine metabolites. Circulat. Res. **9**, 746 (1961).

GLONTZ, G. E., SASLAW, S.: Methyldopa fever. Arch. intern. Med. **122**, 445 (1968).

GOLDBLATT, H., LYNCH, J., HANZAL, R. F., SUMMEVILLE, W. W.: Studies on experimental hypertension: The production of persistent elevation of systolic blood pressure by means of renal ischemia. J. exp. Med. **59**, 347 (1934).

GOLDNER, M. G., ZAROWITZ, H., AKGUN, S.: Hyperglycemia and glycosuria due to thiazide derivatives administered in diabetes mellitus. New Engl. J. Med. 262, 403 (1960).

GOLDRING, W., CHASIS, H.: Hypertension and hypertensive disease. New York: Commonwealth Fund 1944.

GOLLWITZER-MEIER, K., KRAMER, K. K., KRÜGER, E.: Der Gaswechsel des suffizienten und insuffizienten Warmblüterherzens. Pflügers Arch. ges. Physiol. 237, 68 (1936).

— KRÜGER, E.: Zur Verschiedenheit der Herzenergetik bei Druck- und Volumleistung. Pflügers Arch. ges. Physiol. 238, 279 (1937).

GOODMAN, J. R., FLORSHEIM, W. H., TEMPEREAU, C. E.: Reserpine and thyroid function. Proc. Soc. exp. Biol. (N. Y.) 90, 196 (1955).

GORDON, T., WATERHOUSE, A. M.: Hypertension and hypertensive heart disease. J. chron. Dis. 19, 1089 (1966).

GRAUBNER, W., WOLF, M.: Kritische Betrachtungen zum Wirkungsmechanismus des 2-(2,6-Dichlorphenylamino)-2-imidazolinhydrochlorid. Arzneimittel-Forsch. 16, 1055 (1966).

GREEN, D. M., NELSON, J. N., DOODS, G. A., SMALLEY, R. E.: Bilateral adrenalectomy in malignant hypertension and diabetes. J. Amer. med. Ass. 144, 439 (1950).

GRENFELL, R. F., BRIGGS, A. H., HOLLAND, W. C.: A double-blind study on the treatment of hypertension. J. Amer. med. Ass. 176, 124 (1961).

— — — A new base line for the evaluation of antihypertensives. Angiology 13, 495 (1962).

— — — A double-blind evaluation of antihypertensive drugs. Angiology 15, 163 (1964).

— HILTON, J. G.: A double-blind study of essential hypertension. J. Miss. med. Ass. I, 235 (1960).

GRIEBLE, H. G., JOHNSTON, L. C.: Treatment of arterial hypertension disease with diuretics. I. Effects of blood pressure of bedroflumethiazide, potassium, and spironolactone. Arch. intern. Med. 110, 26 (1962).

GRIFFIN, R. W., STOVER, J. W., FORD, R. V.: Treatment of hypertensive emergencies. New Engl. J. Med. 254, 593 (1956).

GRODEN, B. M.: Parkinsonism occuring with methyldopa treatment. Brit. med. J. 1963 I, 1001.

GROSS, F., DRUEY, J., MEIER, R.: Eine neue Gruppe blutdrucksenkender Substanzen von besonderem Wirkungscharakter. Experientia (Basel) 6, 19 (1950).

GUBNER, R. S.: Life expectancy of the young hypertensive. In: Hypertension. Eds.: A. N. BREST and J. H. MOYER. Philadelphia: Lea and Febiger 1961, p. 18. (s. a.: Build and Blood Pressure Study. Chicago: Society of Actuaries 1959.)

GUNNELS, J. C., GRIM, C. E., BATH, N. M.: The clinical spectrum of primary aldosteronism. Clin. Res. 16, 61 (1968).

HAFKENSCHIEL, J. H., FRIEDLAND, C. K., YOOBAGY, J., BRANDT, H., MERRILL, J., LINCOLN, N. K.: The effects of 1-hydrazinophthalazine on cerebral blood flow, vascular resistance, oxygen uptake and iugular oxygen tension in hypertensive subjects. J. clin. Invest. 32, 655 (1953).

— LINDAUER, A.: 1-hydrazinophthalazine (Apresinol) in the treatment of hypertension: A two year study. Circulation 7, 52 (1953).

— SCHMITTHENNER, J. E., DAUGHERTY, E. A.: Primary hypertension. Survey of the survival of patients with established diastolic hypertension after ten years of medical and surgical treatment. Amer. J. Cardiol. 16, 61 (1965).

HALL, G. V., MITCHELL, G.: Clinical experience with Guanacline, a new antihypertensive agent. Med. J. Ass. **55**, 1047 (1968).

HALPERN, M. M., SANFORD, H. S., VIAMONTE, M., JR.: Renal-artery abnormalities in three hypertensive sisters. Probable familial fibromuscular hyperplasia. J. Amer. med. Ass. **194**, 512 (1965).

HAMBY, G. M., JANKOWSKI, G. J., POUGET, J. M., DUNEA, G., GANTT, C. L.: Intravenous use of diazoxide in the treatment of severe hypertension. Circulation **37**, 169 (1968).

HAMER, J., FLEMING, J., SHINEBOURNE, E.: Effect of walking on blood pressure in systemic hypertension. Lancet **1967 II**, 114.

HAMILTON, M.: Selection of patients for antihypertensive therapy. In: Antihypertensive Therapy. Ed.: F. GROSS. Berlin-Heidelberg-New York: Springer 1966.

— KOPELMAN, H.: Treatment of severe hypertension with methyldopa. Brit. med. J. **1963 I**, 151.

— THOMPSON, E. M., WISNIEWSKI, T. K. M.: The role of blood pressure control in preventing complications of hypertension. Lancet **1964 I**, 235.

HAMRIN, B.: Sustained hypotension and shock due to an adrenalin secreting pheochromocytoma. Lancet **1962 II**, 123.

HANSEN, J., HOLTEN, C., THORBORG, J. V.: Hypertension in two sisters caused by so-called fibromuscular hyperplasia of the renal arteries. Acta med. scand. **178**, 461 (1965).

HANY, A., SCHAUB, F., NAGER, F.: Die Prognose der behandelten malignen Hypertonie. Dtsch. med. Wschr. **90**, 18 (1965).

HARINGTON, M., KINCAID-SMITH, P., McMICHAEL, J.: Results of treatment of malignant hypertension. Brit med. J. **1959 II**, 969.

HARRIS, E., TURNER, R.: L-hydrazinophthalazine, Apresoline, in hypertension. Lancet **1954 I**, 429.

HARRIS, P., BISHOP, J. M., SEGEL, N.: The influence of guanethidine on hypoxic pulmonary hypertension in normal man. Clin. Sci. **21**, 295 (1961).

HARRISON, D. C., CHIDSEY, C. A., GOLDMAN, R., BRAUNWALD, E.: Relationship between the release and tissue depletion of norepinephrine from the heart by guanethidine and reserpine. Circulat. Res. **12**, 256 (1963).

HARRISON, E. G., JR., HUNT, J. C., BERNATZ, P. E.: Morphology of fibromuscular dysplasia of the renal artery in renovascular hypertension. Amer. J. Med. **43**, 97 (1967).

HARTMANN, F., HEIMSOTH, V.: Disturbances in carbohydrate and uric-acid metabolism during diuretic treatment. In: Antihypertensive Therapy. Ed.: F. GROSS. Berlin-Heidelberg-New York: Springer 1966, p. 436.

HARTWICH, A.: Der Blutdruck bei experimenteller Urämie und partieller Nierenausscheidung. Z. ges. exp. Med. **69**, 462 (1930).

HAUPT, E. J., ELSTER, K.: Klinische und histologische Untersuchungen der Leber während der Behandlung von Hypertoniekranken mit Alpha-methyldopa. Med. Welt (Stuttg.) **1968**, 1905.

HEATH, W. C., FREIS, E. D.: Triamterene with hydrochlorothiazide in the treatment of hypertension. J. Amer. med. Ass. **186**, 119 (1963).

HEBERER, G.: Therapie der renovaskulären Hypertonie. (W. KAUFMANN et al.: Klausurgespräch über renovaskuläre Hypertonie.) Arzneimittel-Forsch. **17**, 1065 (1967).

— ENGELKING, R., EIGLER, F. W.: Diagnostische und therapeutische Besonderheiten bei einigen Hochdruckkranken mit Nierenarterienstenosen. Dtsch. med. Wschr. **92**, 584 (1967).

HEIMSOTH, V., BOCK, K. D.: Ergebnisse der Notfall- und Langzeitbehandlung mit 2-(2,6-Dichlorphenylamino)-2-imidazolin. In: Hochdrucktherapie. Hrsg.: L. HEILMEYER, H. J. HOLTMEIER und E. F. PFEIFFER. Stuttgart: Thieme 1968, S. 137.

HEIMSOTH, V., BOLLINGER, R., HARTMANN, F.: Klinisch experimentelle Untersuchungen zur Kohlenhydrat-Stoffwechselstörung durch Saluretika. Med. Klin. **61**, 577 (1966).

— HARTMANN, F.: Klinische Bewertung der Kohlenhydratstoffwechselstörungen durch Saluretica. Dtsch. med. Wschr. **90**, 1467 (1965).

— — Untersuchungen zur Störung des Harnsäurestoffwechsels nach Saluretika-Verabreichung. Dtsch. med. Wschr. **90**, 1905 (1965).

HEITMANN, H. B., ZINDLER, M.: Hypertonie und Narkose. Med. Mschr. **21**, 545 (1967).

HENNEMANN, H. H.: Positiver Coombstest bei klinisch Gesunden. Dtsch. med. Wschr. **92**, 1179 (1967).

HENNING, M.: Effect of different dopa decarboxylase inhibitors on the hypotensive response to α-methyldopa in rats. Brit. J. Pharmacol. **34**, 233 (1968).

— ZWIETEN, P. A., VAN: Central hypotensive effect of alpha-methyldopa. J. Pharm. Pharmacol. **19**, 403 (1967).

HERTTING, G., AXELROD, J., PATRICK, R. W.: Actions of bretylium and guanethidine on the uptake and release of (^{3}H)-noradrenaline. Brit. J. Pharmacol. **18**, 161 (1962).

HESS, S.-M., CONNAMACHER, R. H., OZAKI, M., UDENFRIEND, S.: The effects of alpha-methyldopa and alpha-methyl-tyrosine on the metabolism of norepinephrine and serotonin in vivo. J. Pharmacol. exp. Ther. **134**, 129 (1961).

HICKS, S. P., WARREN, S.: Infarction of the brain without thrombosis. Arch. Path. **52**, 403 (1951).

HILDRETH, E. A., BIRO, C. E., McCREARY, T. A.: Persistance of the hydralazine syndrome: A follow-up study of eleven cases. J. Amer. med. Ass. **173**, 657 (1960).

HOCKEN, A. G.: Renovascular hypertension. An experience in diagnosis and treatment. Arch. intern. Med. **117**, 364 (1966).

HODGE, J. V., McQUEEN, E. G., SMIRK, F. H.: Results of hypotensive therapy in arterial hypertension. Brit. med. J. **1961 I**, 1.

HOEFKE, W., KOBINGER, W.: Pharmakologische Wirkung des 2-(2,6-Dichlorphenylamino)-2-imidazolinhydrochlorid, einer neuen antihypertensiven Substanz. Arzneimittel-Forsch. **16**, 1038 (1966).

HÖKFELT, B., DYMLING, J.-F., HEDELAND, H.: The effect of Catapresan on urinary catecholamines, plasma renin and urinary aldosterone in hypertensive patients. In: Hochdrucktherapie. Hrsg.: L. HEILMEYER, H.-J. HOLTMEIER und E. F. PFEIFFER. Stuttgart: Thieme 1968.

HOLLAND, W. W., HUMERFELT, S.: Measurement of blood pressure: Comparison of intraarterial and cuff values. Brit. med. J. **1964 II**, 1241.

HOLLANDER, W., CHOBANIAN, A. V., BURROWS, B. A.: Blood fluid and eletrolyte composition in arterial hypertension. In: Studies in essential, renal and malignant hypertension. J. clin. Invest. **40**, 408 (1961).

— — WILKINS, R. W.: Relationship between diuretic and antihypertensive effects of chlorothiazide and mercurial diuretics. Circulation **19**, 827 (1959).

— — — The antihypertensive actions of mercurial, thiazide and spironolactone diuretics. In: Diurese und Diuretica. Ein internationales Symposion. Hrsg.: E. BUCHBORN und K. D. BOCK. Berlin-Göttingen-Heidelberg: Springer 1959, p. 297.

Hollander, W., Chobanian, A. V., Burrows, B. A.: Role of diuretics in the management of hypertension. Ann. N. Y. Acad. Sci. 88, 975 (1960).
— Judson, W. E.: Electrolyte and water excretion in arterial hypertension. II. Studies in subjects with essential hypertension after hypertension drug treatment. Circulation 17, 576 (1958).
— Kramsch, D. M., Yagi, S., Madoff, I. M.: Metabolic and hemodynamic factors in the increased salt and water content of hypertensive arteries. In: L'hypertension artérielle. Première réunion du club international sur l'hypertension artérielle. Paris: L'expansion scientific française 1966, p. 305.
— Wilkins, R. W.: A new type of drug for treatment of arterial hypertension. Boston med. Quart. 8, 69 (1957).
— — The pharmacology and clinical use of rauwolfia, hydralazine, thiazides and aldosterone antagonists in arterial hypertension. Progr. cardiovasc. Dis. 8, 291 (1966).
Holley, K. E., Hunt, J. C., Brown, A. L., Jr., Kincaid, O. W., Sheps, S. G.: Renal artery stenosis. A clinical-pathologic study in normotensive and hypertensive patients. Amer. J. Med. 37, 14 (1964).
Hollis, W. C.: Aggravation of diabetes mellitus during treatment with chlorothiazide. J. Amer. med. Ass. 176, 947 (1961).
Holtmeier, H. J., Klein-Wisenberg, A. v., Marongiu, F.: Vergleichende Untersuchungen über die blutdrucksenkende Wirkung von α-Methyldopa und -Methyl-m-tyrosin. Dtsch. med. Wschr. 91, 198 (1966).
Holtz, P.: Pharmakologie und Biochemie des α-Methyldopa. In: Therapie des Bluthochdrucks. Hrsg.: L. Heilmeyer und H. J. Holtmeier. Freiburg: Verlag für Gesamtmedizin 1963.
— Über den Mechanismus der blutdrucksenkenden Wirkung von α-Methyldopa. In: Hochdruckforschung. Hrsg.: L. Heilmeyer und H. J. Holtmeier. Stuttgart: Thieme 1965, S. 3.
— Palm, D.: On the pharmacology of α-methylated catecholamines and the mechanism of the antihypertensive action of α-methyldopa. Life Sci. 6, 1847 (1967).
Holzbauer, M., Vogt, M.: Depression by reserpine of the noradrenaline concentration in the hypothalamus of the cat. J. Neurochem. 1, 8 (1956).
Hoobler, S. W., Conway, J.: Selection of patients and principles of treatment in essential hypertension. Med. Clin. N. Amer. 45, 349 (1961).
— Corley, R. W., Kabza, T. G., Loyke, H. F.: Treatment of hypertension with oral protoveratrine. Ann. intern. Med. 37, 465 (1952).
— Manning, J. T., Paine, W. G., McClellan, S. G., Helcher, P. O., Renfert, H., Jr., Peet, M. M., Kahn, E. A.: The effects of splanchniectomy on the blood pressure in hypertension. Circulation 4, 173 (1951).
Hood, B., Aurell, M., Falkheden, T., Björk, S.: Analysis of mortality and survival in actively treated hypertensive disease. In: Antihypertensive Therapy. Ed.: F. Gross. Berlin-Heidelberg-New York: Springer 1966, p. 370.
— Björk, S., Sannerstedt, R., Angervall, G.: Analysis of mortality and survival in actively treated hypertensive disease. Acta med. scand. 174, 393 (1963).
Horler, A. R., Wynne, N. A.: Hypertensive crisis due to pargyline and metaraminol. Brit. med. J. 1965 II, 460.
Horwitz, D., Pettinger, W. A., Orvis, H., Thomas, R. E., Sjoerdsma, A.: Effects of methyldopa in fifty hypertensive patients. Clin. Pharmacol. Ther. 8, 224 (1967).
Housel, E. L.: Clinical significance and consequences of labile hypertension. Amer. J. Cardiol. 17, 617 (1966).

Huber, P., Fuchs, W. A.: Gibt es eine fibromuskuläre Hyperplasie zerebraler Arterien? Fortschr. Röntgenstr. 107, 119 (1967).

Hughes, W. M., Moyer, J. H., Daeschner, W. C., Jr.: Parenteral reserpine in treatment of hypertensive emergencies. Arch. intern. Med. 95, 563 (1955).

Hukovic, S., Muscholl, E.: Die Noradrenalinfreisetzung aus dem isolierten Herzen durch sympathische Nervenreizung. Naunyn-Schmiedebergs Arch. exp. Path. Pharmak. 243, 348 (1962).

Hume, D. M.: Pheochromocytoma in the adult and in the child. Amer. J. Surg. 99, 458 (1960).

Hunt, J. C., Harrison, E. G., Jr., Kincaid, O. W., Bernatz, P. E., Davis, G. D.: Idiopathic fibrous and fibromuscular stenoses associated with hypertension. Proc. Mayo Clin. 37, 181 (1962).

— Strong, C. G., Sheps, S. G., Bernatz, P. E.: Diagnosis and management of renovascular hypertension. Amer. J. Cardiol. 23, 434 (1969).

Hutcheon, D. E., Barthalamus, K. S.: Antihypertensive action of diazoxide. A new benzothiazide with antidiuretic properties. Brit. med. J. 1962 II, 159.

Hutchison, J. C.: The hypotensive action of ethacrynic acid. Vascular Dis. 5, 104 (1968).

— Kinlaw, W. B., Kravitz, B.: Pargyline hydrochlorid and amine hypertension. Angiology 16, 187 (1965).

Huvos, A., Fine, A. H., Robertson, C. W., Hollander, W.: Adrenergic function in essential hypertension. Clin. Res. 16, 234 (1968).

— Hollander, W.: The effect of thiazide diuretics and the levels of blood glucose on arterial pressure in pheochromocytoma. Clin. Res. 14, 379 (1966).

Iisalo, E., Laurila, S.: A clinical trial with a new antihypertensive drug, ST 155 (Catapresan). Curr. ther. Res. 9, 358 (1967).

Imhof, P., Page, I. H., Dustan, H. P.: Die Gefäßerkrankung bei der Hypertonie. In: Essentielle Hypertonie. Ein internationales Symposion. Hrsg.: K. D. Bock und P. Cottier. Berlin-Göttingen-Heidelberg: Springer 1960.

— Lewis, R. C., Page, I. H., Dustan, H. P.: Effects of guanethidine on arterial pressure and vasomotor reflexes. Symposion on Guanethidine. Univ. of Tennessee, Coll. of Med. 1960.

Irvine, R. O. H., O'Brien, K. P., North, J. D. K.: Alpha-methyldopa in treatment of hypertension. Lancet 1962 I, 300.

Janney, J. C., Jr., Pierre, G. D., Thurman, M., Utley, J. H., Aykent, Y., Castro, J.: Clinical evaluation of mebutamate, a new antihypertensive agent. Clin. Pharmacol. Ther. 4, 729 (1963).

Jaquerod, R., Spühler, O.: Zur Behandlung schwerer Hypertonien mit Guanethidin. Schweiz. med. Wschr. 90, 113 (1960).

Jeffers, W. A., Zintel, L. A., Hafkenschiel, J. R., Hills, A. G., Sellers, A. M.: Evaluation of adrenal resection and sympathectomy in 99 persons with hypertension. J. Amer. med. Ass. 153, 1502 (1953).

Jerums, G., Ebringer, A., Doyler, A. E.: A comparison of Guanacline with Methyldopa in the treatment of hypertension. Med. J. Aust. 55, 466 (1968).

Johnson, O. D., Ruchelman, H., Ford, R. V.: Diuretics and hypertension. Effect of sodium balance. New Engl. J. Med. 267, 336 (1962).

Johnson, P., Kitchin, A. H., Lowther, C. P., Turner, R. W. D.: Treatment of hypertension with methyldopa. Brit. med. J. 1966 I, 133.

Johnson, R. H., Smith, A. C., Spalding, J. M. K., Wollner, L.: Effect of posture on blood pressure in elderly patients. Lancet 1965 I, 731.

JOHNSON, W. P., JONES, J. M.: Hemodynamic and oxygen transport responses to exercise in hypertensive and normotensive age peers: Effects of hypotensive drug treatment. Amer. J. med. Sci. **253**, 180 (1967).

JOHNSSON, G., GUZMAN, M. DE, BERGMAN, H., SANNERSTEDT, R.: The haemodynamic effects of Aprenolol and Propanolol at rest and during exercise in hypertensive patients. Pharmacol. Clin. **2**, 34 (1969).

JOHNSTON, A. W., PRICHARD, B. N. C., ROSENHEIM, M. L.: Adrenergic neurone blocking agent. Lancet **1962 II**, 996.

— — — The use of bethanidin in the treatment of hypertension. Lancet **1964 II**, 659.

JOHNSTON, D. H., CORNISH, A. L.: Acute pancreatitis in patients receiving chlorothiazide. J. Amer. med. Ass. **170**, 2054 (1959).

JOHNSTON, L. C., GRIEBLE, H. G.: Treatment of arterial hypertension disease with diuretica. V. Spironolactone, an aldosterone antagonist. Arch. intern. Med. **119**, 225 (1967).

JONES, N. F., WALKER, G., RÜTHVEN, C. R. J., SANDLER, M.: α-Methyl-p.-tyrosin in the management of phaeochromocytoma. Lancet **1968 II**, 1105.

JUDSON, W. E., HOLLANDER, W., WILKINS, R. W.: Observations on angina pectoris during drug treatment of hypertension. Circulation **13**, 553 (1956).

— — — The effects of intravenous apresoline (hydralazine) on cardiovascular and renal function in patients with and without congestive heart failure. Circulation **13**, 664 (1956).

JULIUS, S., HARBURG, E., McGINN, N. F., KEYES, J., HOOBLER, S. W.: Relation between casual blood pressure in youth and at age 40: a retrospective study. J. chron. Dis. **17**, 397 (1964).

— McGINN, N. F., HARBURG, E., HOOBLER, S. W.: Comparison of various clinical measurements of blood pressure with the self-determination technique in normotensive college males. J. chron. Dis. **17**, 391 (1964).

KAISER, K., MARTINI, P.: Über die Wirkung der Dihydroalkaloide des Mutterkorns bei der Hypertonie. Dtsch. med. Wschr. **75**, 1516 (1950).

KAKAVIATOS, N., DAVIDOV, M., GARVILOVIC, L., FINNERTY, F. A., JR.: Diazoxide and furosemide in hypertension. Lancet **1967 II**, 725.

KANEKO, Y., McCUBBIN, J. W., PAGE, I. H.: Central inhibition of vasomotor activity by guanethidine. J. Pharmacol. exp. Ther. **135**, 21 (1962).

KANNEL, W. B., DAWBER, T. R., McNAMARA, P. M.: Vascular disease of the brain — epidemiological aspects: The Framingham study. Amer. J. publ. Hlth. **55**, 1355 (1965).

— KAGAN, A., DAWBER, T. R., REVOTSKIE, N.: The epidemiology of coronary heart disease. Implications for the practicing physician. Geriatrics **17**, 675 (1962).

KAPLAN, N. M.: Hypokaliemia in the hypertensive patient. With observations on the incidence of primary aldosteronism. Ann. intern. Med. **66**, 1079 (1967).

KAPPERT, A.: Untersuchungen über die Wirkungen neuer hydrierter Mutterkornalkaloide bei peripheren Durchblutungsstörungen und Hypertonie. Helv. med. Acta **16**, Suppl. 12, 13 (1949).

KASS, I., BROWN, E. C.: Treatment of hypertensive patients with rauwolfia compounds and reserpine (depressive and psychotic changes). J. Amer. med. Ass. **159**, 1513 (1955).

KATZENSTEIN, M.: Experimenteller Beitrag zur Erkenntnis der bei Nephritis auftretenden Hypertrophie des linken Herzens. Virchows Arch. path. Anat. **182**, 327 (1905).

KAYSER, D.: Klinische Erfahrungen mit einem neuen oral wirksamen Diureticum (Etacrynsäure). Arzneimittel-Forsch. **14**, 949 (1964).

KAYSER, D.: Die Kurz- und Langzeitbehandlung kardialer Ödeme mit Etacryn-säure. Dtsch. med. Wschr. 92, 823 (1967).

KEITH, N. M., WAGENER, H. P., KERNOHAN, J. W.: The syndrome of malignant hypertension. Arch. intern. Med. 41, 141 (1928).

KELLEHER, J., WALTERS, G., ROBINSON, R., SMITH, P.: Chemical tests for pheochromocytoma. J. clin. Path. 17, 399 (1964).

KELLER, R.: Die Heparinbehandlung der Hypertonie. Das Verhalten der Nierenfunktion. Medizinische 2, 83 (1956).

KENDELL, R. E., MARSHALL, J.: Role of hypotension in the genesis of transient focal cerebral ischemic attacks. Brit. med. J. 1963 II, 344.

KERT, M. J., DASHE, A. M., MAILMAN, R. H., ROTH, S. J., ZAGER, A.: A long-term study of combined guanethidine and hydrochlorothiazide in the management of hypertension. Angiology 13, 511 (1962).

KINCAID-SMITH, P.: Vascular obstruction in chronic pyelonephritic kidneys. Lancet 1955 II, 1263.

–– BULLEN, M., MILLS, J.: Prolonged use of methyldopa in severe hypertension in pregnancy. Brit. med. J. 1966 I, 274.

— McMICHAEL, J., MURPHY, E. A.: The clinical course and pathology of hypertension with papilledema (malignant hypertension). Quart. J. Med. 27, 117 (1958).

KINSEY, D., WHITELAW, G. P., SMITHWICK, R. H.: Changes in six-year survival rates for hypertensive patients over a decade. Circulation 26, 744 (1962).

KIRKENDALL, W. M., FITZ, A. M., HECKE, D. C VAN, WILSON, W. R., ARMSTRONG, M. L.: Hemodynamic and clinical effects of guanethidine. J. Iowa St. med. Soc. 51, 69 (1961).

— LIECHTY, R. D., CULP, D. A.: Diagnosis and treatment of patients with pheochromocytoma: experiences at University hospitals from 1941—1964. Arch. intern. Med. 115, 529 (1965).

— PAGE, E. B.: Polyneuritis occuring during hydralazine therapy: Report of two cases and discussion of adverse reactions to hydralazine. J. Amer. med. Ass. 167, 427 (1958).

KITCHIN, A. H., TURNER, R. W. D.: Studies on Debrisoquine sulfat. Brit. med. J. 1966 II, 728.

KLAPPER, M. S. J., CHAZAN, A., RICHARD, L. S.: Methyldopa. Circulation 28, 751 (1963).

KOBINGER, W., WALLAND, A.: Untersuchungen über den Wirkungsmechanismus von 2-(2,6-Dichlorphenylamino)-2-imidazolinhydrochlorid (Catapresan, ST 155). Naunyn-Schmiedebergs Arch. exp. path. Pharmak. 257, 291 (1967).

KOCZOREK, K. H. R.: Die aldosteronantagonistischen Spironolaktone. Grundlagen ihrer Indikation und Anwendung. Internist 2, 640 (1961).

KOHN, R. R.: Human aging and disease. J. chron. Dis. 16, 5 (1963).

KÖNIGSTEIN, R. P.: Diabetes mellitus und Saluretika. Stuttgart: Thieme 1967.

KOOPERSTEIN, S. J., SCHIFRIN, A., LEAHY, T. J.: Levels of initial blood pressure and subsequent development of essential hypertension. A ten and fifteen year follow-up study. Amer. J. Cardiol. 10, 416 (1962).

KREHL, L. VON: Pathologische Physiologie. Berlin: F. C. W. Vogel 1932, S. 386.

KRIFCHER, E., MOUTSOS, S. E., SHAPIRO, A. P.: Comparative studies of methyldopa and placebo in hospitalized hypertensive patients. Amer. J. Cardiol. 16, 552 (1965).

KROGSGAARD, A. R.: The effect of intravenously injected reserpine on blood pressure, renal function and sodium excretion. Acta med. scand. 154, 41 (1956).

— Hypotensive effect of reserpine compared with phenobarbital and placebo. Acta med. scand. 157, 379 (1957).

KROGSGAARD, A. R.: On reserpine with particular reference to its use in hypertension. Kopenhagen: Munksgaard 1961.

KRONEBERG, G., KURBJUWEIT, H. G.: Die Beeinflussung von experimentellem Fieber durch Reserpin und Sympathikolytika am Kaninchen. Arzneimittel-Forsch. 9, 556 (1959).

— OBERDORF, A., HOFFMEISTER, F., WIRTH, W.: Zur Pharmakologie von 2-(2,6-Dimethylphenylamino)-4 H-5,6-dihydro-1,3-thiazin (Bayer 1470), eines Hemmstoffs adrenergischer und cholinergischer Neuronen. Naunyn-Schmiedebergs Arch. exp. Path. Pharmak. 256, 257 (1967).

— SCHLOSSMANN, K., STOEPEL, K.: Zur Pharmakologie von N-(2-Guanidino-aethyl)-4-methyl-1,2,3,6-tetrahydropyridin, einer neuen antihypertensiv wirkenden Verbindung. Arzneimittel-Forsch. 17, 199 (1967).

— SCHÜMANN, H. J.: Die Wirkung des Reserpins auf den Hormongehalt des Nebennierenmarks. Naunyn-Schmiedebergs Arch. exp. Path. Pharmak. 231, 349 (1957).

— — Untersuchungen zum Wirkungsmechanismus des Guanethidins. Naunyn-Schmiedebergs Arch. exp. Path. Pharmak. 243, 16 (1962).

— STOEPEL, K.: Über eine Wirkung von Guanethidin auf Skelettmuskulatur und Rückenmarksreflexe. Naunyn-Schmiedebergs Arch. exp. Path. Pharmak. 243, 36 (1962).

— — SCHLOSSMANN, K.: Zur Pharmakologie eines neuen Hochdruckmittels Bayer 1464 Cyclazenin. In: Hochdruckforschung. Hrsg., L. HEILMEYER und H. J. HOLTMEIER. Stuttgart: Thieme 1965, S. 48.

KRÜCK, F.: Diuretika. Fortschr. Med. 8, 354 (1968).

— HILD, R.: Untersuchungen über die Wirkung von 2,4,7-Triamino-6-phenyl-pteridin am Menschen. Klin. Wschr. 39, 1300 (1961).

KÜHNS, K., FRISIUS, H., OLOFFS, J.: Erste klinische Erfahrungen mit einer blutdrucksenkenden Imidazolinverbindung. Dtsch. med. Wschr. 91, 2205 (1966).

LAGERGREN, C., LJUNGQVIST, A.: The intrarenal arterial pattern in renal papillary necrosis. Amer. J. Path. 41, 633 (1962).

LARAGH, J. H.: The role of aldosterone in man. Evidence for regulation of electrolyte and arterial pressure by renal adrenal system which may be involved in malignant hypertension. J. Amer. med. Ass. 174, 296 (1960).

— Aldosterone and angiotensin in hypertensive vascular disease. In: Hormones and Hypertension. Ed.: W. M. MANGER. Springfield: C. C. Thomas 1966, p. 121.

— REILLY, E. B., BODLEY STITES, T., ANGERS, M.: Pteridine compound as an inhibitor of aldosterone action in man. Fed. Proc. 20, 410 (1961).

LAUWERS, P., CONWAY, J.: Effect of long-term treatment with chlorothiazide on body fluids, serum electrolytes and exchangeable sodium in hypertensive patients J. Lab. clin. Med. 56, 401 (1960).

LAVERTY, R., ROBERTSON, A.: Effects of alpha-methyl tyrosine in normotensive and hypertensive rats. Circulat. Res. 21, Suppl. 3, 127 (1967).

LEADBETTER, W. F., BURKLAND, C. E.: Hypertension in unilateral renal disease. J. Urol. (Baltimore) 39, 611 (1938).

LEATHER, H. M., HUMPHREYS, D. M., BAKER, P., CHADD, M. A.: A controlled trial of hypotensive agents in hypertension in pregnancy. Lancet 1968 II, 488.

LEDINGHAM, J. G. G., BULL, M. B., LARAGH, J. H.: The meaning of aldosteronism in hypertensive disease. Circulat. Res. 20, 21, Suppl. 2, 177 (1967).

LEDINGHAM, J. M.: The distribution of water, sodium, and potassium in heart and skeletal muscle in experimental renal hypertension in rats. Clin. Sci. 12, 337 (1953).

LEDINGHAM, J. M.: Circulatory changes in experimental renal hypertension. In: L'hypertension artérielle. Club international sur l'hypertension artérielle, première réunion 1965. Paris: L'expansion scientifique française 1966, p. 393.

LEDINGHAM, J. M., COHEN, R. D.: Changes in extracellular fluid volume and cardiac output during the development of experimental renal hypertension. Canad. med. Ass. J. 90, 292 (1964).

LEE, R. E., SELIGMANN, A. W., CLARK, M. A., ROUSSEAU, P. A.: Freedom from cerebral vascular accidents during drug-induced blood pressure reduction in "benign" hypertensive disease. Amer. J. Cardiol. 11, 738 (1963).

LEISHMAN, A. W. D.: Merits of reducing high blood pressure. Lancet 1963 I, 1284.

— MATTHEWS, H. L., SMITH, A. J.: Guanethidine; Hypotensive drug with prolonged action. Lancet 1959 II, 1044.

— SANDLER, G.: Hastening the control of blood-pressure by guanethidine. Lancet 1965 I, 668.

LEITER, L.: Unusual hypertensive renal disease. I. Occlusion of renal arteries (Goldblatt hypertension). 2. Anomalies of urinary tract. J. Amer. med. Ass. 111, 507 (1938).

LEMIEUX, G., DAVIGNON, A., GENEST, J.: Depressive states during rauwolfia therapy for arterial hypertension. Canad. med. Ass. J. 74, 522 (1956).

LEONARD, J. W., GIFFORD, R. W., JR., HUMPHREY, D. C.: Treatment of hypertension with methyldopa alone or combined with diuretics and/or guanethidine. A report of 63 cases. Amer. Heart J. 69, 610 (1965).

LEROY CRANDELL, D.: Anesthetic hazards of antihypertensive therapy. Amer. J. Cardiol. 13, 84 (1964) (s. a. J. Amer. med. Ass. 179, 495 (1962)).

LEVINE, R. J., STRAUCH, B. S.: Hypertensive responses to methyldopa. New Engl. J. Med. 275, 946 (1966).

LEVY, R. L., HILLMAN, C. C., STROUD, W. D., WHITE, P. D.: Transient hypertension. Its significance in terms of later development of sustained hypertension and cardiovascular-renal diseases. J. Amer. med. Ass. 126, 829 (1944).

— WHITE, P. D., STROUD, W. D., HILLMAN, C. C.: Overweight: Prognostic significance in relation to hypertension and cardiovascular-renal disease. J. Amer. med. Ass. 131, 951 (1946).

LEWIS, J. A., KAVELMAN, D. A.: Long-term follow-up of patients with hypertensive disease treated with guanethidine. Canad. med. Ass. J. 88, 1010 (1963).

— KIM, O. S., NICHOLLS, D. M.: Effects of treatment upon kidney function in hypertension. Amer. J. med. Sci. 250, 177 (1965).

LEWIS, J. J.: The rauwolfia alkaloids. J. Pharm. Pharmacol. 8, 465 (1956).

LICHTLEN, P., BÜHLMANN, A., SCHAUB, F.: Zum Mechanismus der blutdrucksenkenden Wirkung von intravenös verabreichtem Guanethidin. Cardiologia (Basel) 38, 197 (1961).

— SCHAUB, F.: Zur langfristigen Therapie und Prognose der malignen Hypertonie. Schweiz. med. Wschr. 90, 1059 (1960).

LIDDLE, G. W., BLEDSOE, T., COPPAGE, W. S., JR.: A familial disorder simulating primary aldosteronism but with negligible aldosterone secretion. Trans. Ass. Amer. Phycns. 76, 199 (1963).

LIEBEGOTT, G.: Die Gefäßveränderungen beim Hochdruck. In: Hochdruckforschung. Hrsg.: L. HEILMEYER und H. J. HOLTMEIER. Stuttgart: Thieme 1965.

LINDMAR, R., MUSCHOLL, E., RAHN, K. H.: Effects of rest and physical activity on the urinary excretion of noradrenaline and 1-methylnoradrenaline in human subjects treated with α-Methyldopa. Europ. J. Pharmacol. 2, 317 (1968).

LIVESAY, W. R., MOYER, J. H., MILLER, S. J.: Treatment of hypertension with rauwolfia serpentina alone and combined with other drugs. J. Amer. med. Ass. **155**, 1027 (1954).

LOBUGLIO, A., JANDL, J. H.: The nature of alpha-methyldopa red-cell antibody. New Engl. J. Med. **276**, 658 (1967).

LOCKWOOD, C. H., NICHOLLS, D. M., TROOP, V. L., LEWIS, J. A.: Diazoxide therapy in hypertension. Amer. J. med. Sci. **246**, 312 (1963).

LÖFFLER, W., ESSELIER, A. F., PRÖTT, F., WEGMANN, A.: Hochdruckbehandlung mit einem Rauwolfiaalkaloid (Serpasil). Schweiz. med. Wschr. **83**, 1012 (1953).

LOSSE, H., ZUMKLEY, H., WEHMEYER, H.: Untersuchungen über den Elektrolyt- und Wassergehalt von Erythrozyten bei arterieller Hypertonie. Z. Kreisl.-Forsch. **51**, 43 (1962).

LOTTENBACH, K., WEGMANN, A., ESSELIER, A. F.: Die Kreislaufwirkung von Serpasil bei einmaliger intravenöser Verabreichung beim Menschen. Schweiz. med. Wschr. **87**, 141 (1957).

LUDWIG, H.: Der Einfluß einer langfristigen Therapie mit Catapresan auf die renale Haemodynamik bei der arteriellen Hypertonie. Arzneimittel-Forsch **18**, 600 (1968).

LUETSCHER, J. A., JR.: Studies of aldosterone in relation to water and electrolyte balance in man. Recent Progr. Hormone Res. **12**, 175, 198 (1956).

LUKE, R. G., KENNEDY, A. C., BARR STIRLING, W., McDONALD, G. A.: Renal artery stenosis, hypertension, and polycythaemia. Brit. med. J. **1965 I**, 164.

MADER, I. J., ISERI, L. T.: The effect of oral 1-hydrazinophthalazine therapy on renal function in essential vascular hypertension. Amer. Heart J. **50**, 556 (1955).

MAGEE, J. H., UNGER, A. M., RICHARDSON, D. W.: Changes in renal function associated with drug or placebo therapy of human hypertension. Amer. J. Med. **36**, 795 (1964).

MAKABE, R.: Ophthalmologische Untersuchungen mit Dichlorphenylaminoimidazolin. Dtsch. med. Wschr. **91**, 1686 (1966).

MANGER, W. M., WAKIM, K. G.: The role of norepinephrine and epinephrine in the etiology of diastolic hypertension. In: Hormones and Hypertension. Ed.: W. M. MANGER. Springfield: C. C. Thomas 1966, p. 41.

MARONDE, R. F., BARBOUR, B., HAYWOOD, L. J., PENNEY, J.: Clinical evaluation of guanethidine. Symposion on Guanethidine. Univ. of Tennessee, Coll. of Med. 1960, p. 119.

— MILGROM, M., DICKEY, J. M.: Potassium loss with thiazide therapy. Amer. Heart J. **78**, 16 (1969).

MARSHALL, A. G.: Aberrant renal arteries and hypertension. Lancet **1951 II**, 701.

— Scars of the infant renal cortex. J. Path. Bact. **95**, 225 (1968).

MARSHALL, J.: A trial of long-term hypotensive therapy in cerebrovascular disease. Lancet **1964 I**, 10.

MARTIN, L.: Effect of weight reduction on normal and raised blood pressure in obesity. Lancet **1952 II**, 1051.

MARTINI, P.: Über die Behandlungsmöglichkeiten des genuinen Hochdrucks, insbesondere über salzfreie Ernährung. Münch. med. Wschr. **85**, 1409 (1938).

MASI, A. T., RUSSELL, R. P.: Adrenal cortical abnormalities III. A controlled clinical-pathological study revealing associations with hypertension. Circulation **38**, 168 (1968).

MASON, D. T., BRAUNWALD, E., KRUEGER, D. D., KING, C. V., KARSH, R. B.: Effects of guanethidine, reserpine and methyldopa on reflex venous and arterial constriction in man. J. clin. Invest. **43**, 1449 (1964).

MATHISEN, H. ST.: Clinical studies with methyldopa (Aldomet) in patients with hypertension during two years. Acta med. scand. 174, 183 (1963).

— JENSEN, D., LÖKEN, E., LÖKEN, H.: The prognosis in essential hypertension. Amer. Heart J. 57, 371 (1959).

— LÖKEN, H., BROX, D., STENBAEK, O.: The prognosis in long term treated and "untreated" essential hypertension. Acta med. scand. 185, 253 (1969).

MAXWELL, M. H.: L'hypertension artérielle. I. Sodium et hypertension artérielle. Presse Méd. 77, 745 (1969).

MAXWELL, R. A., MULL, R. P., PLUMMER, A. J.: [2-(Octahydro-1-azocinyl)-ethyl] guanidine sulfate (CIBA 5864-SU), a new synthetic antihypertensive agent. Experientia (Basel) 15, 267 (1959).

MAXWELL, R. W., PLUMMER, A. J., SCHNEIDER, F., POVALSKI, H., DANIEL, A. J.: Pharmacology of [2-(octahydro-1-azocinyl)-ethyl] guanidine sulfate (CIBA 5864-SU). J. Pharmacol. exp. Ther. 128, 22 (1960).

McCARTNEY, CH. P.: The acute hypertensive disorders of pregnancy, classified by renal histology. Gynaecologia 167, 214 (1969).

McCORMACK, L. J., BÉLAND, J. E., SCHNECKLOTH, R. E., CORCORAN, A. C.: Effects of antihypertensive treatment on the evolution of the renal lesions in malignant nephrosclerosis. Amer. J. Path. 34, 1011 (1958).

— NOTO, T. J., JR., MEANEY, T. F., POUTASSE, E. F., DUSTAN, H. P.: Subadventitial fibroplasia of the renal artery, a disease of young women. Amer. Heart J. 73, 602 (1967).

— — POUTASSE, E. F., DUSTAN, H. P.: A radiologic-pathologic correlation of occlusive renal arterial disease. Clin. Res. 12, 363 (1964).

McCUBBIN, J. W.: The clinical and experimental pharmacology of guanethidine. Med. Clin. N. Amer. 45, 409 (1961).

— GREEN, J. H., PAGE, I. H.: Baroreceptor function in chronic renal hypertension. Circulat. Res. 4, 205 (1956).

McGUIRE, L. B., FOX, L. M.: Recurrent pheochromocytoma with recognition of site of metastasis by means of venous catheterization. Ann. intern. Med. 60, 125 (1964).

McISAAC, W. M., KANDA, M.: The metabolism of 1-hydrazinophthalazine. J. Pharmacol. exp. Ther. 143, 7 (1964).

MacKINNON, J., HAMMOND, J. D. S.: Effect of prolonged treatment with hypotensive drugs on renal function in hypertension. Brit. med. J. 1960 II, 987.

McNICOL, M. W., HUTCHINSON, H. E.: Severe toxic reaction to hydralazine. Lancet 1956 II, 1288.

McNIDER, W. D. B.: The pharmacology of veratrum viride with certain therapeutic suggestions, Sth. Med. Surg. 87, 637 (1925) (zit. n. MEILMAN and KRAYER, 1950).

McQUEEN, E. G., DOYLE, A. E., SMIRK, F. H.: Mechanism of hypotensive action of reserpine, an alkaloid of rauwolfia serpentina. Nature (London), 174, 1015 (1954).

— — — The circulatory effects of reserpine. Circulation 11, 161 (1955).

MEESMANN, W.: Klinische Erfahrungen bei der Behandlung der arteriellen Hypertonie mit Guanethidin. Dtsch. med. Wschr. 85, 1243 (1960).

— STÖVEKEN, H.-J., BILLING, C.-P.: Eine neue, einfache Methode zur Bestimmung des Basisblutdrucks und deren Bedeutung für die Praxis. Lebensversicher.-Med. 20, 1 (1968). (s. a. Dtsch. med. Wschr. 95, 734 (1970).)

MEHNERT, H., STANDL, E., STOTTER, L., SPALCKHAVER, I., JAGOW, G. v., WIELAND, O.: Untersuchungen zur Beeinflussung des Kohlenhydratstoffwechsels durch Diuretika. In: Diureseforschung. Hrsg.: L. Heilmeyer, E. S. Mazzei, H. J. Holtmeier u. F. Marongiu. Stuttgart: Thieme 1967, S. 196.

Meilman, E., Krayer, O.: Clinical studies on veratrum alkaloids. I. The action of protoveratrine and veratrine in hypertension. Circulation 1, 204 (1950).

— — Clinical studies on veratrum alkaloids. II. The dose response relations of protoveratrine in hypertension. Circulation 6, 212 (1952).

Meltzer, L. E., Eichner, L. G., Ural, E., Kitchell, J. R.: A comparison of hydrochlorothiazide and chlorothiazide in the treatment of hypertension. Amer. J. Cardiol. 4, 741 (1959).

Mendlowitz, M., Naftchi, N. E., Gitlow, St. E., Wolf, R. L.: The effect of spironolactone on digital vascular reactivity in essential hypertension. Amer. Heart. J. 76, 795 (1968).

Meneely, G. R.: The experimental epidemiology of sodium chloride toxicity in the rat. In: The Epidemiology of Hypertension. Eds.: J. Stamler et al. New York: Grune & Stratton 1967, p. 240.

— Dahl, L. K.: Electrolytes in hypertension: The effects of sodium chloride. Med. Clin. N. Amer. 45, 271 (1961).

Merguet, P., Anlauf, M., Brandt, Th., Bock, K. D.: Klinische und klinisch experimentelle Untersuchungen an Hypertonikern mit Diazoxide. Verh. dtsch. Ges. inn. Med. 76 (1970) — im Druck.

— Brandt, Th., Murata, T., Bock, K. D.: Vergleich der akuten blutdrucksenkenden Wirkung von parenteral verabreichten Antihypertensiva bei Normotonikern und Hypertonikern. Verh. dtsch. Ges. inn. Med. 75, 166 (1969).

— Heimsoth, V., Murata, T., Bock, K. D.: Experimental study on the circulatory effects of 2-(2,6-dichlorphenylamino)-2-imidazoline-hydrochloride in man. Pharmacol. Clin. (Berl.) 1, 30 (1968).

Mertz, D. P., Schwoerer, P.: Natriurese bei arterieller Hypertonie unter der Wirkung von Saluretica. Eds.: K. Thuran u. H. Jahrmärker. Berlin-Heidelberg-New York: Springer 1969, S. 359.

Meyer, J. S., Waltz, A. G., Gotoh, F.: Pathogenesis of cerebral vasospasm in hypertensive encephalopathy. Neurology (Minneap.) 10, 859 (1960).

Miall, W. E.: Follow-up study of arterial pressure in the population of a welsh mining valley. Brit. med. J. 1959 II, 1204.

Miller, R. D., Way, W. L.: The effect of Alpha-Methyldopa on the alveolar concentration of halothane required for anaesthesia. Anaesthesiology 29, 204 (1968).

Millikan, C. H.: The pathogenesis of transient focal ischemia. Circulation 32, 438 (1965).

Mitchell, J. R. A., Schwartz, C. J., Zinger, A.: Relationship between aortic plaques and age, sex, and blood pressure. Brit. med. J. 1964 I, 205.

Moe, R. A., Bates, H. M., Palkoski, Z. M., Banziger, R.: Cardiovascular effects of 3,4-dihydro-2(1 H)-isoquinoline carboxamidine (Declinax — t.m.). Curr. ther. Res. 6, 299 (1964).

Mohammed, S., Hanenson, J. B., Magenheim, H. G., Gaffney, T. E.: The influence of chronic treatment with alpha-methyldopa on renal function in the supine and tilted positions in hypertensive patients. Clin. Res. 14, 448 (1966).

Mohammed, S., Hanenson, J. B., Magenheim, H. G., Gaffney, T. E.: The effects of alpha-methyldopa on renal function in hypertensive patients. Amer. Heart J. 76, 21 (1968).

Montegriffo, V. M.: Hyperpyrexia during treatment with methyldopa. Brit. med. J. 1963 II, 35.

Montuschi, E., Pickens, P. T.: A clinical trial of two related adrenergic neurone-blocking agents. BW 392 C 60 and BW 467 C 60. Lancet 1962 II, 897.

Moore, F. D., Edelman, I. S., Olney, H. M., James, A. H., Brooks, L., Wilson, G. M.: Body sodium and potassium. III. interrelated trends in alimentary, renal and cardiovascular disease; lack of correlation between body stores and plasma concentration. Metabol. 3, 334 (1954).

Moore-Jones, D., Perry, H. M.: Autoradiographic localization of hydralazine in blood vessels. Circulation 26, 763 (1962).

Morin, Y., Turmel, L., Fortier, J.: Methyldopa: Clinical studies in arterial hypertension. Amer. J. med. Sci. 248, 633 (1964).

Morris, G. C., Jr., Bakey, M. E. de, Cooley, D. A., Crawford, E. S.: Surgical treatment of renal hypertension. Ann. Surg. 151, 854 (1960).

— — Crawford, E. S., Cooley, D. A.: Surgical treatment of renovascular hypertension. Arch. Surg. 82, 105 (1961).

— — — — Zanger, L. C. C.: Late results of surgical treatment for renovascular hypertension. Surg. Gynec. Obstet. 122, 1255 (1966).

Morris, N. F.: Hypertension in pregnancy and its treatment. In: Antihypertensive therapy. Ed.: F. Gross. Berlin-Heidelberg-New York: Springer 1966, p. 355.

Moser, M.: Guanethidine and bethanidine in the management of hypertension. Amer. Heart J. 77, 423 (1969).

Moyer, J. H.: Hydralazine (Apresoline) hydrochloride, pharmacological observations and clinical results in the therapy of hypertension. Auch. intern. Med. 91, 419 (1953).

— Cardiovascular and renal hemodynamic response to reserpine and clinical results of using this agent for the treatment of hypertension. Ann. N. Y. Acad. Sci. 59, 82 (1954).

— Brest, A. N.: Long-term effects of antihypertensive therapy. In: Hypertension — Recent Advances. The Second Hahnemann Symposium on Hypertensive Disease. Eds.: A. N. Brest and J. H. Moyer. Philadelphia: Lea & Febiger 1961, p. 633.

— — The changing outlook for the patient with hypertension. Amer. J. Med. 17, 673 (1966).

— Caplovitz, C.: The clinical results of oral and parenteral administration of 2-(N′-p-tolyl-N′-m-hydroxyphenylaminomethyl) imidazoline hydrochloride (Regitine) in the treatment of hypertension and an evaluation of the cerebral hemodnamic effects. Amer. Heart J. 45, 602 (1953).

— Handley, C. A., Huggins, R. A.: Some pharmacodynamic effects of 1-hydrazinophthalazine with particular reference to renal function and cardiovascular response. J. Pharmacol. exp. Ther. 103, 368 (1951).

— Heider, Ch.: Some observations on morbidity and prognosis as affected by antihypertensive therapy in patients with essential hypertension. Amer. J. Cardiol. 9, 920 (1962).

— Hughes, W., Huggins, R.: The cardiovascular and renal hemodynamic responses to the administration of reserpine. Amer. J. med. Sci. 227, 640 (1954).

Moyer, J. H., Snyder, H., Miller, I., Smith, S. P.: Cerebral hemodynamic response to blood pressure reduction with phenoxybenzamine (Dibenzyline). Amer. J. med. Sci. **228**, 563 (1954).

Müller, J. M., Schlittler, E., Bein, H. J.: Reserpin, der sedative Wirkstoff aus Rauwolfia serpent. Benth., Experientia (Basel) **8**, 338 (1952).

Muir, A. L., Burton, J. L., Lawrie, D. M.: Circulatory effects at rest and exercise of clonidine, an imidazoline derivative with hypotensive properties. Lancet 1969 II, 181.

Muscholl, E.: Über den Wirkungsmechanismus von Reserpin. Klin. Wschr. **37**, 217 (1959).

— Maître, L.: Release by sympathetic stimulation of alpha-methylnoradrenaline stored in the heart after administration of alpha-methyldopa. Experientia (Basel) **19**, 658 (1963).

Muscholl, E., Rahn, K. H.: Nachweis von alpha-Methylnoradrenalin im Harn von Hypertonikern während einer Behandlung mit alpha-Methyldopa. Klin. Wschr. **44**, 1412 (1966).

— — Über den Nachweis und die Bedeutung von α-Methylnoradrenalin im Harn von Hypertonikern bei Verabreichung von α-Methyldopa. Pharmacol. Clin. **1**, 19 (1968).

— — Studies on the formation of α-methylnoradrenaline in hypertensive patients treated with α-Methyldopa. Arch. pharmacol. exp. Pathol. **259**, 215 (1968).

— Vogt, M.: The action of reserpine on the peripheral sympathetic system. J. Physiol. (Lond.) **141**, 132 (1958).

Nalbandian, R. M., Chason, J. L.: Intramural (intramedial) dissecting hematomas in normal or otherwise unremarkable coronary arteries. A "rare" cause of death. Amer. J. clin. Path. **43**, 348 (1965).

Nash, H. L., Fitz, A. E., Wilson, W. R., Kirkendall, W. M., Kioschos, J. M.: Cardiorenal hemodynamic effects of ethacrynic acid. Amer. Heart J. **71**, 153 (1966).

Nayler, W. G., Price, J. M., Swann, J. B., McInnes, I., Race, D., Lowe, T. E.: Effect of the hypotensive drug ST 155 (Catapres) on the heart and peripheral circulation. J. Pharmacol. exp. Ther. **164**, 45 (1968).

— — — — — — Mechanism of action of "Catapresan". J. Pharmacol. exp. Ther. **164**, 45 (1968).

— Rosenbaum, M., McInnes, I., Lowe, T. E.: Effect of a new hypotensive drug, ST 155, on the systemic circulation. Amer. Heart J. **72**, 764 (1966).

New, M. I., Peterson, R. E.: A new form of congenital adrenal hyperplasia. J. clin. Endocr. **27**, 300 (1967).

Ng, J., Phelan, E. L., McGregor, D. D., Laverty, R., Taylor, K. M., Smirk, Sir F. H.: Properties of Catapres, a new hypotensive drug. A preliminary report. N. Z. med. J. **66**, 864 (1967).

Novello, F. C., Sprague, J. M.: Benzothiadiazine dioxides as novel diuretics. J. Amer. chem. Soc. **79**, 2028 (1957).

Oates, J. A., Gillespie, L., Udenfriend, S., Sjoerdsma, A.: Decarboxylase inhibition and blood pressure reduction by alpha-methyl-3,4,dihydroxy-DL-phenylalanine. Science **131**, 1890 (1960).

Oberdorf, A., Kroneberg, G.: Weitere Untersuchungen zum Wirkungsmechanismus von 2-(2,6-Dimethylphenylamino)-4H-5,6-dihydro-1,3-thiazin (Bay 1470) am isolierten Meerschweinchenileum nach Paton. Naunyn-Schmiedebergs Arch. exp. Path. Pharmak. **260**, 183 (1968).

OKUN, R., RUSSELL, R. P., WILSON, W. R.: Use of diazoxide with trichlormethiazide for hypertension. Arch. intern. Med. 112, 882 (1963).

ONESTI, G.: Renal pharmacodynamics of antihypertensive drugs: Clinical applications. Amer. J. Cardiol. 17, 668 (1966).

— BREST, A. N., NOVACK, P., KASPARIAN, H., MOYER, J. H.: Pharmacodynamic effects of alpha-methyldopa in hypertensive subjects. Amer. Heart J. 67, 32 (1964).

— — — RAMIREZ-MUXO, O., MOYER, J. H.: Comparative hemodynamic effects of antihypertensives. Circulation 30, Suppl. III, 135 (1964).

— NOVACK, P., RAMIREZ-MUXO, O., BREST, A. N., MOYER, J. H.: Hemodynamic effects of pargyline in hypertensive patients. Circulation 30, 830 (1964).

— LA SCHIAZZA, D., BREST, A. N., MOYER, J. H.: Cardiac and renal hemodynamic effects of debrisoquin sulfate in hypertensive patients. Clin. Pharmacol. Ther. 7, 17 (1966).

ONESTI, G., SCHWARTZ, A. B., KIM, K. E., SWARTZ, CH., BREST, A. N.: Pharmacodynamic effects of a new antihypertensive drug: Catapres (ST-155). Circulation 39, 219 (1969).

OPPENHEIMER, B. S., FISHBERG, A. M.: Hypertensive encephalopathy. Arch. intern. Med. 41, 264 (1928).

ORVIS, H. H., EPSTEIN, J. H., KESSLER, S. v., THOMAS, R. E., TAMAGNA, J. G.: Antihypertensive therapy with oral diuretics. Angiology 15, 305 (1964).

PAGE, I. H.: Hypertension and its effects on the cerebral circulation. In: Cerebral vascular diseases. Eds.: J. S. WRIGHT and E. LUCKEY. New York: Grune & Stratton 1955, p. 59.

— DUSTAN, H. P.: A new potent antihypertensive agent. J. Amer. med. Ass. 85, 1265 (1959).

— — Current status of bretylium and guanethidine as antihypertensive drugs. Circulation 22, 181 (1960).

— — Persistence of normal blood pressure after discontinuing treatment in hypertensive patients. Circulation 25, 433 (1962).

— HURLEY, R. E., DUSTAN, H. P.: The prolonged treatment of hypertension with guanethidine. J. Amer. med. Ass. 175, 543 (1961).

PAL, J.: Über permanente Hypertonie. Med. Klin. 5, 1312, 1356 (1909).

PALMER, R. S.: The significance of essential hypertension in young male adults. J. Amer. med. Ass. 94, 694 (1930).

PAQUET, K. J., BLITTERSDORF, F.: Klinische Ergebnisse der Therapie mit Alphamethyl-Dopa, insbesondere seiner Wirkung auf den Serumkaliumgehalt und die Nierenfunktion. Med. Welt (Stuttg.) 1967 I, 794.

PATCHEFSKY, A. S., PAPLANUS, S. H.: Fibromuscular hyperplasia and dissecting aneurysm of the hepatic artery. Arch. Path. 83, 141 (1967).

PATERSON, J. W., DOLLERY, C. T.: Effect of propanolol in mild hypertension. Lancet 1966 II, 1148.

— — HASLAM, R. M.: Amiloride in hypertensive patients. Brit. med. J. 1968 I, 422.

PATON, W. D. M., ZAIMIS, E. J.: Clinical potentialities of certain bisquaternary salts causing neuromuscular and ganglionic block. Nature (Lond.) 162, 810 (1948).

PEART, W. S.: Diagnosis of renal hypertension. In: Antihypertensive Therapy. Ed.: F. GROSS. Berlin-Heidelberg-New York: Springer 1966, p. 468.

— MACMAHON, M. T.: Clinical trial of 2-guadinomethyl (1,4) benzidioxan sulfate. Brit. med. J. 1964 I, 398.

PERERA, G. A.: Diagnosis and natural history of hypertensive vascular disease. Amer. J. Med. 4, 416 (1948).
— Hypertensive vascular disease; description and natural history. J. chron. Dis. 1, 33 (1955).
— Antihypertensive drugs versus symptomatic treatment in primary hypertension. J. Amer. med. Ass. 173, 11 (1960).
— Effect of an antithyreoid drug on the clinical course of malignant hypertension. Ann. intern. Med. 55, 29 (1961).
— Methimazole in malignant hypertension: Report of a patient's progress after two years. Amer. J. med. Sci. 247, 175 (1964).
PERLOFF, D., SOKOLOW, M., WYLIE, E. J., SMITH, D. R., PALUBINSKAS, A. J.: Hypertension secondary to renal artery occlusive disease. Circulation 24, 1286 (1961).
PERRY, H. M., JR., SCHROEDER, H. A.: The effect of treatment on mortality rates in severe hypertension. Arch. intern. Med. 102, 418 (1958).
PERRY, M., SCHROEDER, H. A., CANTANZARO, F. J., MOORE-JONES, D., CAMEL, G. H.: Studies on the control of hypertension: VIII.: Mortality, morbidity, and remissions during twelve years of intensive therapy. Circulation 33, 958 (1966).
PETTINGER, W. A., HORWITZ, D., SJOERDSMA, A.: Lactation due to methyldopa. Brit. med. J. 1963 I, 1460.
PHILIPPU, A., SCHÜMANN, H. J.: Der Einfluß von Guanethidin und Bretylium auf die Freisetzung von Brenzkatechinaminen. Naunyn-Schmiedebergs Arch. exp. Path. Pharmak. 243, 16 (1962).
PICKERING, G. W.: Hypertension, management and results. Proc. roy. Soc. Med. 56, 399 (1963).
— Vascular disease and hypertension. In: Antihypertensive Therapy. Ed.: F. GROSS. Berlin-Heidelberg-New York: Springer 1966, p. 135.
— WRIGHT, A. D., HEPTINSTALL, R. H.: The reversibility of malignant hypertension. Lancet 1952 II, 952.
PIERACH, A.: Über Blutdruck- und Blutdruckschwankungen. Münch. med. Wschr. 105, 873 (1963).
PILLAY, V. G. K., SCHWARZ, F. D., AIMI, K., KARK, R. M.: Transient and permanent deafness following treatment with ethacrynic acid in renal failure. Lancet 1969 I, 77.
PLATT, R., SEARS, H. T. N.: Reserpine in severe hypertension. Lancet 1956 I, 401.
PLETCHER, A., SHORE, P. A., BRODIE, B. B.: Serotonin release as a possible mechanism of reserpine action. Science 122, 374 (1955).
PLOTZ, C. M., KNOWLTON, A. J., RAGAN, C.: The natural history of Cushing syndrome. Amer. J. Med. 13, 597 (1952).
PLUMMER, A. J., EARL, A., SCHNEIDER, J. A., TRAPOLD, J., BARRET, W.: Pharmacology of rauwolfia alkaloids, including reserpine. Ann. N. Y. Acad. Sci. 59, 8 (1954).
— YONKMAN, F. F.: The influence of antihypertensive and hypertensive substances on vascular reactivity to catecholamines. Amer. J. Cardiol. 5, 640 (1960).
POLAK, F.: Die hemmende Wirkung von Phenylbutazon auf die durch einige Antihypertonika hervorgerufene Blutdrucksenkung bei Hypertonikern. Z. ges. inn. Med. 22, 375 (1967).
PÖLDRE, A.: Two years result of hydergine therapy in hypertension and other circulatory disturbances. Acta med. scand. 155, 437 (1956).

POMERANTZ, H. Z.: Fourteen-year survival in a case of malignant hypertension under hypotensive drug therapy. Canad. med. Ass. J. **99**, 1043 (1968).

POUTASSE, E. F.: Results in patients with occlusive lesions of renal arteries. J. Urol. (Baltimore) **82**, 403 (1959).

— DUSTAN, H. P., PAGE, I. H.: Surgical treatment of hypertension due to renal vascular lesions. Med. Clin. N. Amer. **45**, 497 (1961).

— GIFFORD, R. W., JR.: Pheochromocytoma. Diagnosis and treatment. Progr. cardiovasc. Dis. **8**, 235 (1965).

— HUMPHRIES, A. W., McCORMACK, L. J., CORCORAN, A. C.: Bilateral stenosis of renal arteries and hypertension. J. Amer. med. Ass. **161**, 419 (1956).

PRESCOTT, L. F., BUHS, R. P., BEATTLE, J. O., SPETH, O. C., TRENNER, N. R., LASAGNA, L.: Combined clinical and metabolic study of the effects of alpha-methyldopa on hypertensive patients. Circulation **34**, 308 (1966).

PREZIOSI, P., BIANCHI, A., LOSCALZO, B., SCHAEPDRYVER, A. F.: On the pharmacology of chlorothiazide with special regard to its diuretic and antihypertensive effects. Arch. int. Pharmacodyn. **118**, 467 (1959).

PRICHARD, B. N. C., GILLAM, P. M. S.: Use of propanolol (Inderal) in treatment of hypertension. Brit. med. J. **1964 II**, 725.

— — Propanolol in mild hypertension. Lancet **1966 II**, 1317.

— — Propanolol in hypertension. Amer. J. Cardiol. **18**, 387 (1966).

— — Treatment of hypertension with propanolol. Brit. med. J. **1969 I**, 7.

— JOHNSTON, A. W., HILL, I. D., ROSENHEIM, M. L.: Bethanidine, guanethidine and methyldopa in treatment of hypertension. A within-patient comparison. Brit. med. J. **1968 I**, 135.

PRINEAS, J., MARSHALL, J.: Hypertension and cerebral infarction. Brit. med. J. **1966 I**, 13.

PYÖRÄLÄ, K., RANTANEN, J.: Effect of amiloride hydrochloride (MK-870) on blood pressure, serum electrolytes, and glucose tolerance in patients with mild hypertension. Ann. Med. intern. Fenn. **57**, 91 (1968).

RAFTERY, E. B., WARD, A. P.: Indirect method of recording blood pressure. Cardiovasc. Res. **2**, 210 (1968).

RAGAN, C., BORDLEY, J., JR.: Accuracity of clinical measurements of arterial blood pressure. Bull. Johns Hopk. Hosp. **69**, 504 (1941).

RAKER, J. W., COPE, O., ACKERMAN, J. P.: Surgical experience with the treatment of hypertension of Cushing's syndrome. Amer. J. Surg. **107**, 153 (1964).

RAUSCH-STROOMANN, J. G.: Treatment of Cushing's syndrome due to adrenal hyperplasia by "chemical" hypophysectomy. Acta endocr. (Kbh.) Suppl. **119**, 35 (1967).

— PETRY, R., TRENKNER, G.: Die Behandlung des Cushing-Syndroms aufgrund von Nebennierenrinden-Hyperplasie mit 6-Dehydro-16-methylenhydrocortison. Dtsch. med. Wschr. **93**, 2324 (1968).

REES, R. S. O.: Aortography in hypertension. Amer. Heart J. **71**, 420 (1966).

REMENCHIK, A. P., JOHNSTON, L. C.: Potassium depletion produced by administration of chlorthalidone to nonedematous patients with arterial hypertension. Amer. J. med. Sci. **252**, 171 (1966).

— MILLER, C., TALSO, P. J., WILLOUGHBY, E. O.: Depletion of body potassium by diuretics. Circulation **33**, 796 (1966).

REUBI, R.: Influence de quelques vasodilatateurs périphériques sur le flux sanguin rénal. Helv. med. Acta **16**, 297 (1949).

— Spätwirkungen der medikamentösen Hochdrucktherapie auf die Nierenfunktion bei Patienten mit essentieller Hypertension. In: Essentielle Hypertonie.

Ein internationales Symposion. Hrsg.: K. D. Bock u. P. Cottier. Berlin-Göttingen-Heidelberg: Springer 1960, S. 343.

Reubi, R.: Diskussionsbemerkung. In: Antihypertensive Therapy. Ed.: F. Gross, Berlin-Heidelberg-New York: Springer 1966, p. 283.

— Anwendung der Diuretika bei Erkrankungen der Niere. In: Renaler Transport und Diuretica. Hrsg.: K. Thuran u. H. Jahrmärker. Berlin-Heidelberg-New York: Springer 1969, S. 381.

— Müller, P., Stucki, P.: Effects circulatoires de la réserpine (Serpasil). Helv. med. Acta 21, 493 (1954).

Reuter, J. P.: Disponierende und auslösende Faktoren des Schlaganfalls. Dtsch. med. J. 15, 77 (1964).

Reutter, F., Schaub, F.: Harnsäurestoffwechsel und Salidiuretika. Dtsch. med. Wschr. 89, 1101 (1964).

Richardson, D. W., Freund, J., Gear, A. S., Mauck, H. P.: Effect of propanolol on elevated blood pressure. Circulation 37, 534 (1968).

— Wyso, E. M., Magee, J. H., Cavell, G. C.: Circulatory effects of guanethidine; clinical, renal and cardiac responses to treatment with a novel antihypertensive drug. Circulation 22, 184 (1960).

Robertson, Ph. W., Klidjian, A., Hüll, D. H., Hilton, D. D., Dyson, M. L.: The assassment and treatment of hypertension. New views on essential hypertension. Lancet 1962 II, 567.

Robinson, M.: Salt in pregnancy. Lancet 1958 I, 178.

Rose, G. A., Holland, W. W., Crowley, E. A.: Sphygmomanometer for epidemiologists. Lancet 1964 I, 296.

Rosendorff, C., Marsden, C. D., Cranston, W. I.: Clinical evaluation of Debrisoquin in the treatment of hypertension. Arch. intern. Med. 122, 487 (1968).

Ross, E. J.: Total exchangeable sodium in hypertensive patients. Clin. Sci. 15, 81 (1956).

Ross-Russell, R. W.: Observations on intracerebral aneurysms. Brain 86, 425 (1963).

Rothlin, E., Cerletti, A.: Pharmakologie des Hochdrucks. Verh. dtsch. Ges. Kreisl.-Forsch. 15, 158 (1949).

— — Pharmakologische Grundlagen der Therapie mit Veratrumalkaloiden. Schweiz. med. Wschr. 84, 137 (1954).

Rowe, G. G., Castillo, C. A., Afonso, S., Leicht, T. R., Kyle, J. C., Ludo, J. E., Crumpton, C. W.: The systemic and coronary hemodynamic effects of mebutamate. Amer. J. med. Sci. 243, 496 (1962).

— Huston, J. H., Maxwell, G. M., Weinstein, A. B., Tuckman, H., Crumpton, C. W.: The effects of 1-hydrazinophthalazine upon coronary hemodynamics and myocardial oxygen metabolism in essential hypertension. J. clin. Invest. 24, 696 (1955).

Rowntree, G. M., Adson, A. W.: Bilateral lumbar sympathetic neurectomy in the treatment of malignant hypertension. J. Amer. med. Ass. 85, 959 (1925).

Roy, S. R., Mathur, V. S., Bhatia, M. L.: Circulatory effects of guanethidine in hypertensive heart failure. Brit. med. J. 1961 I, 1315.

Rubin, A. A., Roth, F. E., Winbury, M. M.: A non-diuretic benzothiadiazine with antihypertensive properties. Nature (Lond.) 192, 176 (1961).

— — Taylor, R. M., Rosenkilde, H.: Pharmacology of diazoxide, an antihypertensive, non-diuretic benzothiadiazine. J. Pharmacol. exp. Ther. 136, 344 (1962).

RUBIN, A. A., ROTH, F. E., ZITOWITZ, L., HAUSLER, L.: Acute circulatory effects of diazoxide and sodium nitrite. J. Pharmacol. exp. Ther. 140, 46 (1963).

RUEDY, J., DAVIES, R. O.: A comparative clinical trial of guanoxan and guanethidine in essential hypertension. Clin. Pharmacol. Ther. 8, 38 (1967).

SALOMON, M. J., TSCHERTKOFF, V.: Hyperaldosteronism and hypertension. Lancet 1967 II, 1209.

SALTI, J. S., RUSE, J. L., STIEFEL, M., DELARUE, N. C., LAIDLAW, J. C.: Non tumourous "primary" aldosteronism: Type not relieved by glucocorticoid. Can. Med. Assoc. J. 101, 11 (1969).

SALTZ, M., SOMMERS, S. C., SMITHWICK, R. H.: Clinicopathologic correlations of renal biopsies from essential hypertensive patients. Circulation 16, 207 (1957).

SANDLER, G., LAISHMAN, A. W. D., HUMBERSTONE, P. M.: Guanethidine-resistant hypertension. Circulation 38, 542 (1968).

SANDØE, E., OLESEN, K.: Hypokaliaemia, hypochloraemia and baseosis in long-term treatment of oedematous heart failure with benzothiadiazine diuretica. Acta med. scand. 172, 691 (1962).

SANNERSTEDT, R.: Hemodynamic studies on the hypotensive effect of acetabuton. Acta med. scand. 179, 87 (1966).

SANNERSTEDT, R., BOJS, G., VARNAUSKAS, E., WERKÖ, L.: Alphamethyldopa in arterial hypertension. Clinical, renal and hemodynamic studies. Acta med. scand. 174, 53 (1963).

— SCHRÖDER, G., WERKÖ, L.: Hemodynamic analysis of some principles applied in the treatment of arterial hypertension. In: Antihypertensive Therapy. Ed.: F. GROSS. Berlin-Heidelberg-New York: Springer 1966, p. 268.

SARRE, H., DITTRICH, P. VON: Behandlung der benignen und malignen Hypertonie. Ergebn. inn. Med. Kinderheilk., N. F. 13, 352 (1960).

— OECHSLEN, D.: Therapie des renalen Hochdrucks mit alpha-Methyldopa (Presinol) und Cyclazenin (Leron). Med. Klin. 62, 561 (1967).

SARTORIUS, H., SARRE, H., KRACKE, R., WIELAND, C.: Über die Hypertoniebehandlung mit Heparin und die Änderung der Blutlipoidfraktion. Klin. Wschr. 32, 377 (1954).

SAVAGE, O., COPELMAN, W. C. S., CHAPMAN, L., WELLS, M. V., TREADWELL, B. L. J.: Pituitary and adrenal hormones in rheumatoid arthritis. Lancet 1962 I, 232.

SCHAUB, F., NAGER, F., SCHAER, H., ZIEGLER, W., LICHTLEN, P.: Alpha-Methyldopa. Therapeutische Erfahrungen bei Hypertonie und biochemische Untersuchungen zu seiner Wirkungsweise. Schweiz. med. Wschr. 92, 620 (1962).

SCHEINKER, J. M.: Diskussionsbemerkung. In: Cerebral vascular diseases. Eds.: J. S. WRIGHT and E. H. LUCKEY. New York: Grune & Stratton 1955, p. 68.

SCHIRGER, A., GIFFORD, R. W., JR.: Guanethidine, a new antihypertensive agent. Experience in the treatment of 36 patients with severe hypertension. Proc. Mayo Clin. 37, 100 (1962).

— SPITTEL, J. A., JR.: Pharmacology and clinical use of hydralazine in the treatment of diastolic hypertension. Amer. J. Cardiol. 9, 854 (1962).

SCHNEIDER, K. W., GATTENLÖHNER, W.: Hämodynamische Untersuchungen nach ST 155 (2-[2,6-Dichlor-phenylamino]-2-imidazolinhydrochlorid) beim Menschen. Dtsch. med. Wschr. 91, 1533 (1966).

SCHNEIDER, W.: Die Erforschung der Rauwolfia-Alkaloide von ihren Anfängen bis zur Gegenwart. Arzneimittel-Forsch. 5, 666 (1955).

SCHNELLE, N., FERRIS, D. O., SCHIRGER, A.: The use of blood volume determination in patients undergoing surgery for pheochromocytoma. Anaesthesia and Analgesia 43, 641 (1964).

SCHOENBECK, M., SIEGENTHALER, W., WEIDMANN, P., ENDRES, P., BAUMANN, K., GYSLING, E., WERNING, C.: Correlation of plasma renin activity and aldosterone secretion rate in hypertensive patients. Helv. Med. Acta **34**, 386 (1969).

SCHOLZ, D. A., SPRAGUE, R. G., KERNOHAN, J. W.: Cardiovascular and renal complications of Cushing's syndrome. New Engl. J. Med. **256**, 833 (1957).

SCHOTTERSTAEDT, M. F., SOKOLOW, M.: The natural history and course of hypertension with papilledema (Malignant hypertension). Amer. Heart J. **45**, 331 (1953).

SCHROEDER, H. A.: The effect of 1-hydrazinophthalazine in hypertension. Circulation **5**, 28 (1952).
— Management of arterial hypertension. Amer. J. Med. **17**, 540 (1954).
— Mechanism of hypertension with a consideration of atherosclerosis. Springfield (Ill.): CH. C. Thomas 1957, p. 83.
— PERRY, H. M., Jr.: Die Prognose der schweren, intensiv mit Hydralazin und Ganglienblockern behandelten Hypertonie. In: Essentielle Hypertonie. Ein internationales Symposion. Hrsg.: K. D. BOCK u. P. COTTIER. Berlin-Göttingen-Heidelberg: Springer 1960, S. 322.

SCHTEINGART, D. E., CASH, R., CONN, J. W.: Aminogluthethimine and metastatic adrenal cancer. J. Amer. med. Ass. **198**, 143 (1966).

SCHÜMANN, H. J., PHILIPPU, A.: Die Wirkung von Cyclazenin auf die Speicherung und Freisetzung sympathicomimetischer Amine im Herzen. Arzneimittel-Forsch. **18**, 1571 (1968).

SCHÜMANN, H. J.: Quantitative Bestimmungen und subzelluläre Verteilung von alpha-Methylnoradrenalin nach Verabfolgung von alpha-Methyldopa. In: Hochdruckforschung. Hrsg. L. HEILMEIER u. H. J. HOLTMEIER. Stuttgart: Thieme 1965.
— GROBECKER, H.: Nachweis und Lokalisation von alpha-Methylnoradrenalin in Meerschweinchenorganen nach Vorbehandlung mit alpha-Methyldopa. Naunyn-Schmiedebergs Arch. exp. Path. Pharmak. **241**, 273 (1961).

SCHWAB, M., IMMICH, H.: Ergebnisse einer klinisch-pharmakologischen Gemeinschaftsuntersuchung mit dem Salureticum Bayer 1500 (Mefrusid — Baycaron). In: Diureseforschung. Hrsg.: L. HEILMEYER, E. S. MAZZEI, H. J. HOLTMEIER u. F. MARONGIU. Stuttgart: Thieme 1967.

SCHWARTZ, C. J., WHITE, T. A.: Stenosis of renal artery; an unselected necropsy study. Brit. med. J. **1964** I, 1415.

SCHWARTZ, D. T., LATTIMER, J. K.: Incidence of arterial hypertension in 540 patients with renal tuberculosis. J. Urol. (Baltimore) **98**, 651 (1967).

SELIGMANN, A. W., FERGUSON, F. C., JR., GARB, S., GLUCK, J. L., HALPERN, S. L., GOODGOLD, M.: Evaluation of treatment in hypertension: Effects of cinchona alkaloids. Amer. J. med. Sci. **226**, 636 (1953).

SELLERS, A. M., ITSKOVITZ, H. D.: Acute hypotensive use of diazoxide. Circulation **28**, 801 (1963).

SHALDON, S., RYDER, J. A.: Use of peteridine diuretic (Triamteren) in treatment of hepatic ascites. Brit. med. J. **1962** II, 764.

SHAPIRO, A. P.: Consideration of multiple variables in evaluation of hypotensive drugs. J. Amer. med. Ass. **160**, 30 (1956).
— Pressor responses to noxius stimuli in hypertensive patients. Effects of reserpine and chlorothiazide. Circulation **26**, 242 (1962).
— BENEDEK, TH. G., SMALL, J. L.: Effect of thiazides on carbohydrate metabolism in patients with hypertension. New Engl. J. Med. **265**, 1028 (1961).

SHAPIRO, A. P., TENG, H. C., TRIMBLE, W. H.: Technic of controlled drug assay illustrated by a comparative study of rauwolfia serpentina, phenobarbital and placebo in the hypertensive patient. New Engl. J. Med. 256, 970 (1957).

SHEPPARD, H., ZIMMERMANN, J.: Effect of guanethidine on tissue catecholamines. Pharmacologist 1, 69 (1959).

SHEPS, S. G., KOTTKE, B. A., TYCE, G. M., FLOCK, E. V.: Methyldopa for pheochromocytoma. Amer. J. Cardiol. 14, 641 (1964).

— OSMUNDSON, P. J., HUNT, J. C., SCHIRGER, A., FAIRBAIRN, J. F.: Hypertension and renal artery stenosis: Serial observations on 54 patients treated medically. Clin. Pharmacol. Ther. 6, 700 (1965).

— TYCE, G. M., FLOCK, E. V., MAHER, F. T.: Current experience in the diagnosis of pheochromocytoma. Circulation 34, 473 (1966).

SHERMAN, G. P., GREGA, G. J., WOODS, R. J., BUCKLEY, J. P.: Evidence for a central hypotensive mechanism of 2-(2,6-dichlorphenylamino)-2-imidazoline (Catapresan, ST 155). Europ. J. Pharmacol. 2, 326 (1968).

SHERMAN, J. D., LOWE, D. E., HARRINGTON, J. F.: Anemia, positive lupus and rheumatoid factors with methyldopa. Arch. intern. Med. 120, 321 (1967).

SHORT, D.: Morphology of the intestinal arterioles in chronic human hypertension. Brit. Heart J. 28, 184 (1966).

SHORT, D.: The vascular fault in chronic hypertension. Lancet 1966 I, 1302.

SHORT, D. S., THOMSON, A. D.: The arteries of the small intestine in systemic hypertension. J. Path. Bact. 78, 321 (1959).

SIEGENTHALER, W., BAUMANN, K., KIEPENHEUER, K., SCHÖNBECK, M., RHOMBERG, F., WEIDMANN, P., WERNING, C.: Die Bedeutung des primären Aldosteronismus als Ursache der „essentiellen" Hypertonie. Schweiz. med. Wschr. 99, 826 (1969).

SIGLER, L. H.: The role of hypertension in the etiology and prognosis of coronary occlusion. Ann. intern. Med. 42, 369 (1955).

SIMPSON, F. O., SMIRK, F. H.: The treatment of malignant hypertension. Amer. J. Cardiol. 9, 868 (1962).

SJOERDSMA, A.: Catecholamines and the drug therapy of hypertension. Circulat. Res. 21, Suppl. 3, 119 (1967).

— ENGELMAN, K., SPECTOR, S., UDENFRIEND, S.: Inhibition of catecholamine synthesis in man with alpha-methyl-tyrosine, an inhibitor of tyrosine hydroxylase. Lancet 1965 II, 1092.

— VENDSALU, A., ENGELMAN, K.: Studies on the metabolism and mechanism of action of methyldopa. Circulation 28, 492 (1963).

SKINNER, C., COULL, D. C., JOHNSTON, A. W.: Antagonism of the hypotensive action of Bethanidine and Debrisoquine by tricyclic antidepressants. Lancet 1969 II, 564.

SMET, G., HOOBLER, S. W., SHAFEEK, S., STEVO, J.: Clinical observations on a new antihypertensive drug 2-(2,6-dichlorphenylamino)-2-imidazoline hydrochloride. Amer. Heart J. 77, 473 (1969).

SMIRK, Sir F. H.: High arterial pressure. Oxford: Blackwell Scientific Publication 1957.

— Hypotensive action of methyldopa. Brit. med. J. 1963 I, 146.

— The hypotensive action of B. W. 467 C 60. Lancet 1963 I, 743.

— Prognosis in retinal grade I and II patients. In: Antihypertensive Therapy. Ed.: F. GROSS. Berlin-Heidelberg-New York: Springer 1966, p. 355.

— HODGE, J. V.: Causes of death in treated hypertensive patients. Brit. med. J. 1963 II, 1221.

SMIRK, Sir F. H., McQUEEN, E. G., MORRISON, R. B. J.: Chlorothiazide and hydrochlorothiazide in management of hypertension. Brit. med. J. 1960 I, 515.

SMITH, A. J.: Clinical features of fluid retention complicating treatment with guanethidine. Circulation 31, 485 (1965).
— Fluid retention produced by guanethidine. Circulation 31, 490 (1965).

SMITH, D. E., ODEL, H. M., KERNOHAN, J. W.: Causes of death in hypertension. Amer. J. Med. 9, 516 (1950).

SMITH, H. W.: Unilateral nephrectomy in hypertensive disease. J. Urol. (Baltimore) 76, 685 (1956).

SMITH, W. M., BACHMAN, B., GALANTE, J. G., HANOWELL, E. G., JOHNSON, W. P., KOCH, C. E., JR., KORFMACHER, S. D., THURM, R. H., BROMER, L.: Cooperative clinical trial of alpha-methyldopa. III. Double blind control comparison of alpha-methyldopa and chlorothiazide, and chlorothiazide and rauwolfia. Ann. intern. Med. 65, 657 (1966).
— DAMATO, A. N., GALLUZZI, N. J., GARFIELD, C. F., HANOWELL, E. G., STIMSON, W. H., THURM, R. H., WALSH, J. J., BROMER, L.: The evaluation of antihypertensive therapy. I. Double-blind control comparison of chlorothiazide, rauwolfia serpentina, and hydralazine. Ann. intern. Med. 61, 829 (1964).
— — CARFIELD, C. F., HANOWELL, E. G., THURM, R. H., FURGERSON, W. B., JR., KOCH, C. E., JR., KORFMACHER, S. D., BROMER, L.: Evaluation of antihypertensive therapy. II. Double-blind controlled evaluation of mebutamate. J. Amer. med. Ass. 193, 727 (1965).

SMITHWICK, R. H., CASTLEMAN, B.: Some observations on renal vascular disease in hypertensive patients based on biopsy material obtained at operation. In: Hypertension. Ed.: E. T. BELL. Univ. of Minn. Press 1951, p. 199.
— NEWTON, R. C., CROCKER, D. H., HARRISON, J. H.: Surgical management of renal hypertension. Amer. J. Surg. 107, 104 (1964).

SMULYAN, H., MARKASON, C. R., KEIGHLEY, J. F., CUDDY, R. P., EICH, R. H., LYONS, R. H.: Effects of reserpine on the circulation and in the circulatory responses to tilting and norepinephrine. Amer. J. Cardiol. 11, 743 (1963).

SOFFER, L. J., IANNACCONE, A., GABRILOVE, J. L.: Cushing's syndrome. A study of fifty patients. Amer. J. Med. 30, 129 (1961).

SOKOLOW, M., PERLOFF, D.: Five year survival of consecutive patients with malignant hypertension treated with antihypertensive agents. Amer. J. Cardiol. 6, 858 (1960).
— — The prognosis of essential hypertension treated conservatively. Circulation 23, 697 (1961).

SOMMERS, S. C., McLAUGHLIN, R. J., McAULEY, R. L.: Pathology of diastolic hypertension as a generalized vascular disease. Amer. J. Cardiol. 9, 653 (1962).
— ROBBINS, G. B., BABIN, D. S., KNAACK, C. T.: Chronic pyelonephritis, renal tubular atrophy, and hypertension. Arch. intern. Med. 110, 505 (1962).

SOURKES, T. L.: Inhibition of dihydrooxyphenylalanine decarboxylase by derivatives of phenylalanine. Arch Biochem. 51, 444 (1954).

SPARK, R. F., MELBY, J. C.: Aldosteronism in hypertension: Spironolactone response test. Ann. intern. Med. 68, 1162 (1968).

SPIEKERMAN, R. E., ACHOR, R. W. P., BERGE, K. G., McGUCKIN, W. F.: Antihypertensive properties of polythiazide and chlorothiazide. A comparative double-blind study. J. Amer. med. Ass. 184, 191 (1963).
— BERGE, K. G., THURBER, D. L., GEDGE, S. W., McGUCKIN: Potassium sparing effects of triamterene in the treatment of hypertension. Circulation 34, 524 (1966).

SPIELMANN, W.: Ursachen und Bedeutung des positiven direkten Coombstestes unter besonderer Berücksichtigung von Alpha-Methyl-Dopa. Klin. Wschr. 47, 325 (1969).

SUCHAN, P., HUSMANN, F.: Orthostatische Dysregulation bei Hypertonikern. Münch. med. Wschr. 109, 176 (1967).

SUGAR, R.: Diabetic acidosis during chlorothiazide therapy. J. Amer. med. Ass. 175, 618 (1961).

SUGARMAN, S. R., MARGOLIUS, H. S., BARISO, C., GAFFNEY, T. E.: An explanation for transient impairment of sympathetic nerve function by alpha-methyldopa. Clin. Res. 13, 403 (1965).

SUTNICK, A. J., WEISS, L. B., SCHINDLER, P. D., SOLOFF, L. A.: Psychotic reactions during therapy with Pargyline (Eutonyl). J. Amer. med. Ass. 188, 610 (1964).

SUTTON, D., BRUNTON, F. J., STARER, F.: Renal artery stenosis. Clin. Radiol. 12, 80 (1961).

SWAYE, P., GIFFORD, R. W., JR.: Dietary sodium intake and its relationship to hypertension. Circulation 38, 193 (1968).

STAMEY, T. A.: Some observations on the filtration fraction, on the transport of sodium and water in ischemic kidney, and on the prognostic importance of R.P.F. to the contralateral kidney in renovascular hypertension. In: Antihypertensive Therapy. Ed.: F. GROSS. Berlin-Heidelberg-New York: Springer 1966, p. 555.

STAMLER, J.: On the natural history of hypertension and hypertensive disease. On the epidemiology of hypertensive disease. In: The pathogenesis of essential hypertension. Proc. of the Prague Symposium. Eds.: J. H. CORT, V. FENCL, Z. HEJL and J. JIRKA. Prague: State Medical Publication House 1960, p. 107.

STARZL, T. E.: Experience in renal transplantation. Philadelphia: W. B. Saunders & Co. 1964.

STEINBACH, M.: Verhalten von Psyche, Blutdruck und Pulsfrequenz nach Verabreichung des Antihypertensivums „Catapresan". Med. Welt (Stuttg.) 18, 456 (1967).

STERN, K.: The pathology of apoplexy; a critical review. J. Neurol. Psychiat. 1, 26 (1938).

STEWART, I. McD. G.: Headache and hypertension. Lancet 1953 I, 1261.

— Mechanism of simple fainting in uncomplicated hypertension. Lancet 1965 I, 882.

STOEPEL, K., KALLER, H., KRONEBERG, G.: Quantitative Bestimmung der Wirksamkeit von Hochdruckmittel-Kombinationen. Arch. Pharmakol. Exp. Pathol. 262, 189 (1969).

STONE, C. A.: Adrenergic transmission and antihypertensive drugs. Abstr. Papers Amer. Chem. Soc. No. 155 (1968), 42 N.

— PORTER, C. C.: Methyldopa and adrenergic nerve function. Pharmacol. Rev. 18, 569 (1966).

STRAUSS, H.: Weitere Beiträge zur Frage der NaCl-Entziehung bei Nephritikern. Ther. d. Gegenw. 6, 541 (1904).

STRICKLER, W. L.: Surgical cure of malignant hypertension with intrarenal arteriosclerosis. J. Amer. med. Ass. 194, 233 (1965).

STUNKARD, A. J., EURMAN, G. H., WACHSPRESS, M., WERTHEIM, A. R.: Treatment of hypertensive disease with hydralazine. Comparison of its action with that of low sodium diet in hospitalized patients. Amer. J. Med. 17, 712 (1954).

TABACHNICK, J. A., GULBENKIAN, A., SEIDMAN, F.: Further studies on the metabolic effects of diazoxide. J. Pharmacol. exp. Ther. 150, 455 (1965).

TALSO, P. J., CARBALLO, A. J.: Effects of benzothiadiazines on serum and total body electrolytes. Ann. N. Y. Acad. Sci. **88**, 822 (1960).

TATUM, H. J., WATERMAN, E. A.: The prophylactic use of the thiazides in pregnancy. Gen. Pract. **24**, 101 (1961).

TAYLOR, R. M.: Renal aspects of certain antihypertensive agents. Angiology **14**, 79 (1963).

TELLEM, M.: Progression of target organ damage from sustained diastolic hypertension. Amer. J. Cardiol. **17**, 604 (1966).

THOMSON, A. E., NICKERSON, M., GASKELL, P., GRAHAM, G. R.: Clinical observations on an antihypertensive chlorothiazide analogue devoid of diuretic activity. Canad. med. Ass. J. **87**, 1306 (1962).

THOMPSON, G. J.: Results of nephrectomy in hypertensive patients. J. Urol. (Balitmore) **77**, 358 (1957).

THORN, G. W., HARRISON, J. H., MERRILL, J. P., CRISCITIELLO, M. G., FRAWLEY, T. F., FINKENSTAEDT, J. T.: Clinical study on bilateral complete adrenalectomy in patients with severe hypertensive vascular disease. Ann. intern. Med. **37**, 972 (1952).

THURM, R. H., SMITH, W. M.: On resetting "barostats" in hypertensive patients. J. Amer. med. Ass. **201**, 301 (1967).

TIBBLIN, G., ABLAD, B.: Antihypertensive therapy with Aprenolol, a β-adrenergic receptor antagonist. Acta med. scand. **186**, 451 (1969).

TOBIAN, L., JR., BINION, J. T.: Tissue cations and water in arterial hypertension. Circulation **5**, 754 (1952).

— — Artery wall electrolytes in renal and DCA hypertension. J. clin. Invest. **33**, 1407 (1954).

— JANECEK, J., TOMBOULIAN, A., FERREIRA, D.: Sodium and potassium in the walls of arterioles in experimental renal hypertension. J. clin. Invest. **40**, 1922 (1961).

TRAUBE, L.: Über den Zusammenhang von Herz- und Nierenkrankheiten. Berlin: Hirschwald 1856.

TRUNIGER, B., SIEGENTHALER, W.: Aldosteron und Diuretica. Klin. Wschr. **38**, 385 (1960).

TSCHERDAKOFF, P., VAYSSE, J., LACOMBE, M., OUDEA, P., MOURAD, J., TARRETTE, F., MILLIEZ, P.: The present status of symptomatic surgical treatment for arterial hypertension. In: Antihypertensive Therapy. Ed.: F. GROSS. Berlin-Heidelberg-New York: Springer 1966, p. 394.

TUCKMAN, H., SLETTEN, I. W., CRUMPTON, C. W.: A clinical study on the effects of intravenous reserpine (Serpasil) in hypertensive patients. Amer. Heart J. **48**, 449 (1954).

TURGEON, C., SOMMERS, S. C.: Juxtaglomerular cell counts and human hypertension. Amer. J. Path. **38**, 227 (1961).

TYCE, G. M., SHEPS, S. G., FLOCK, E. V.: Determination of urinary metabolites of catecholamines after the administration of methyldopa. Proc. Mayo Clin. **38**, 570 (1963).

ULRYCH, M., FROHLICH, E. D., DUSTAN, H. P., PAGE, I. H.: Immediate hemodynamic effects of Beta-adrenergic blockade with Propanolol in normotensive and hypertensive man. Circulation **37**, 411 (1968).

VAKIL, R. J.: A clinical trial of rauwolfia serpentina in essential hypertension. Brit. Heart J. **11**, 350 (1949).

— Hypertension. M. Bull. Bombay **8**, 495 (1940).

VANCURA, A.: On transient hypertension in young subjects. Cardiologa (Basel) 16, 124 (1950).

VANDERKOLK, K., DONTAS, A. S., HOOBLER, S. W.: Renal and hypotensive effects of acute and chronic oral treatment with 1-hydrazinophthalazine (Apresoline) in hypertension. Amer. Heart J. 48, 95 (1954).

VARNAUSKAS, E., CRAMER, G., MALMCRONA, R., WERKÖ, L.: Effect of chlorothiazide on blood pressure and blood flow at rest and on exercise in patients with arterial hypertension. Clin. Sci. 20, 407 (1961).

VEJLSGAARD, V., CHRISTENSEN, M., CLAUSEN, F.: Double-blind trial of four hypotensive drugs (methyldopa and three sympathicolytic agents). Brit. med. J. 1967 II, 398.

VEYRAT, R., BRUNNER, H. R., GRANDCHAMP, A., SCHOLER, D., MÜLLER, A. F.: Physiopathologie des hypertensions artérielles d'origine endocrinienne. Helv. Med. Acta 34, Suppl. 48, 5 (1968).

VETERANS ADMINISTRATION COOPERATIVE STUDY GROUP ON ANTIHYPERTENSIVE AGENTS: Effects of treatment on morbidity in hypertension. Results in patients with diastolic blood pressures averaging 115 through 129 mm Hg. Journ. Amer. Med. Ass. 202, 1028 (1967).

VILLAMIL, M. F., RETTORI, V., BARAJAS, L., KLEEMAN, C. R.: Extracellular space and the ionic distribution in the isolated arterial wall. Amer. J. Physiol. 214, 1104 (1968).

— YEYATI, N., ENERO, M. A., RUBIANES, C., TAQUINI, A. C.: Effect of long-term treatment with wydrochlorothiazide on water and electrolyte of muscle in hypertensive subjects. Amer. Heart J. 65, 294 (1963).

VILLARREAL, H., EXAIRE, J. E., REVOLLO, A., SONI, J.: Effects of chlorothiazide on systemic hemodynamics in essential hypertension. Circulation 26, 405 (1962).

— REVOLLO, A., EXAIRE, J. E., LARRONDO, F.: Effects of chlorothiazide on renal hemodynamics. Comparative study of acute administration in normotensive and hypertensive subjects. Circulation 26, 409 (1962).

VINCENT, W. A., KASHEMSANT, U., CUDDY, R. P., SMULYAN, H., EICH, R. H.: The acute hemodynamic effects of L-alpha-methyldopa. Amer. J. med. Sci. 246, 559 (1963).

VINIJCHAIKUL, K.: Primary arteriitis of the aorta and its main branches (Takayasu's arteriopathy). A clinicopathologic autopsy study of eight cases. Amer. J. Med. 43, 15 (1967).

VOLHARD, F.: Die doppelseitigen haematogenen Nierenerkrankungen. In: Handbuch der inneren Medizin, Bd. VI, 2. Teil. Berlin: Springer 1931, S. 1754.

VOUDOUKIS, I. J.: The role of hydralazine in the prevention of significant bacteriuria and pyuria in the hypertensive man. Amer. Heart J. 73, 574 (1967).

— CALDWELL, J. R., ANDERSON, R. W., SINGH, S.: Survival rates in treated malignant hypertension. Clin. Res. 13, 404 (1965).

WAAL, H. J.: Hypotensive action of propanolol. Clin. Pharmacol. Ther. 7, 588 (1966).

WAGNER, H. N., JR.: The influence auf autonomic vasoregulatory reflexes on the rate of sodium and water excretion in man. J. clin. Invest. 36, 1319 (1957).

WALLACE, D. C.: Treatment of hypertension. Hypotensive drugs and mental changes. Lancet 1955 II, 116.

WATSON, A. J.: Dissecting aneurysm of arteries other than the aorta. J. Path. Bact. 72, 439 (1956).

WEINREICH, J., ROHR, J.: Autoimmunhämolytische Anämie als mögliche Komplikation einer Langzeittherapie mit alpha-Methyldopa. Dtsch. med. Wschr. 92, 161 (1967).

WEISS, S., PARKER, F. JR.: Pyelonephritis: Its relation to vascular lesions and to arterial hypertension. Medicine (Baltimore) 18, 221 (1939).

WELLER, J. M.: Potassium depletion and benzothiadiazine drugs. A source of overconcern. Amer. Heart J. 63, 842 (1962).

— HOOBLER, S. W.: Salt metabolism in hypertension. Ann. intern. Med. 50, 106 (1959).

WELLINGTON, J. S.: Fibromuscular hyperplasia of renal arteries in hypertension. Amer. J. Path. 43, 955 (1963).

WENGER, J., GROSS, P. R.: Acute pancreatitis related to hydrochlorothiazide therapy. Gastroenterology 46, 768 (1964).

WESLEY, A. C., DOUGLAS, G. W.: Continuous of chlorothiazide for prevention of toxemia of pregnancy. Obstet. and Gynec. 19, 355 (1962).

WIDAL, F., LAVAL, A.: La cure de déchloruration; son action sur l'oedème, sur l'albuminurie à certaines périodes de la néphrite épithéliale. Sem. Méd. 23, 219 (1903).

WILBRANDT, R.: Hydergin bei Hypertonie. Helv. med. Acta 18, 553 (1951).

— Treatment of hypertension with hydergin: A review of 200 cases. Angiology 4, 183 (1953).

WILKINS, R. W.: New drugs for the treatment of hypertension. Ann. intern. Med. 50, 1 (1959).

— JUDSON, W. E.: The use of rauwolfia serpentina in hypertensive patients. New Engl. J. Med. 248, 48 (1953).

WILKINSON, E. L., BACKMAN, H., HECHT, H. H.: Cardiovascular and renal adjustments to a hypotensive agent (1-hydrazinophthalazine: Ciba Ba 5968: Apresoline). J. clin. Invest. 31, 872 (1952).

WILKINSON, M.: Clonidine for migraine. Lancet 1969 II, 430.

WILKINSON, W. H.: Die klinische Erprobung von Diuretica. In: Renaler Transport und Diuretica. Hrsg.: K. THURAU u. H. JAHRMÄRKER. Berlin, Heidelberg, New York: Springer 1969, S. 255.

WILLIAMS, R. E., HUGHES, D.: The application of whole-body radioactivity counters to clinical studies. Brit. J. Surg. 53, 870 (1966).

WILSON, A. E., MEHRA, S. K., GOMERSALL, C. R., DAVIES, D. M.: Acute pancreatitis associated with frusemide therapy. Lancet 1967 I, 105.

WILSON, C.: Hypertension and nephritis. In: Antihypertensive Therapy. Ed.: F. GROSS. Berlin-Heidelberg-New York: Springer 1966.

WILSON, I. M., FREIS, E. D.: Relationship between plasma and extracellular fluid volume depletion and the antihypertensive effect of chlorothiazide. Circulation 20, 1028 (1959).

WILSON, L., DUSTAN, H. P., PAGE, I. H., POUTASSE, E. F.: Diagnosis of renal lesions. Arch. intern. Med. 112, 270 (1963).

WILSON, W. R., HECKE, D. C. VAN, KIRKENDALL, W. M.: Hemodynamic studies in man before and after three chemical agents which block sympathetic neural activity. J. Lab. clin. Med. 56, 959 (1960).

WINER, B. M.: Studies of the content and distribution of sodium, potassium and water in hypertension. In: Hypertension. Ed.: J. H. MOYER. Philadelphia: W. B. Saunders 1959, p. 268.

— The antihypertensive mechanism of salt depletion induced by hydrochlorothiazide. Circulation 24, 788 (1961).

WOLFF, F. W., LINDEMAN, R. D.: Effects of treatment in hypertension. J. chron. Dis. **19**, 227 (1966).

— PARMLEY, W. W., WHITE, K., OKUN, R.: Drug induced diabetes. Diabetogenic activity of long-term administration of bezothiadiazines. J. Amer. med. Ass. **185**, 568 (1963).

WOLFF, H. P., BARTH, CH., DISTLER, A., DÜSTERDIECK, G., KRÜCK, F., ROSCHER, S., VECSEI, P., WEINGES, K. F.: Hypokaliämischer und normokaliämischer primärer Aldosteronismus. Dtsch. med. Wschr. **94**, 760 (1969).

WOLLENWEBER, J., SHEPS, S. G., DAVIS, G. D.: Clinical course of atheroclerotic renovascular disease. Amer. J. Cardiol. **21**, 60 (1968).

WOLLHEIM, E., MOELLER, J.: Hypertonie. In: Handbuch der inneren Medizin. Bd. IX, 5. Teil, 4. Aufl. Berlin-Göttingen-Heidelberg: Springer 1960.

WOODS, J. W., BLYTHE, W. B.: Management of malignant hypertension complicated by renal insufficiency. New Engl. J. Med. **277**, 57 (1967).

— LIDDLE, G. W., MICHELAKIS, A. M., BRILL, A. B.: Effect of an adrenal inhibitor in hypertensive patients with suppressed renin. Arch. intern. Med. **123**, 366 (1969).

WOODSON, R. E., YOUNGKEN, H. W., SCHLITTLER, E., SCHNEIDER, J. A.: Rauwolfia, Botany, Pharmacognosy, Chemistry, Pharmacology. Boston-Toronto: Little, Brown Cp. 1957.

WORLLEDGE, S. M., CARSTAIRS, K. C., DACIE, J. V.: Autoimmune hemolytic anaemia associated with methyldopa therapy. Lancet **1966 II**, 135.

WYLIE, E. J., PERLOFF, D., WELLINGTON, J. S.: Fibromuscular hyperplasia of the renal arteries. Ann. Surg. **156**, 592 (1962).

YATES, P. O.: The changing pattern of cerebrovascular disease in the United Kingdom. In: Cerebrovascular Diseases. Trans. V. conference. Eds.: MILLIAKEN, SIEKERT and WHISNANT. New York-London: Grune & Stratton 1966, p. 67.

ZAIMIS, E.: On the mechanism of action of hypotensive drug. Proc. roy. Soc. Med. **58**, 1067 (1965).

— HANINGTON, E.: A possible pharmacological approach to migraine. Lancet **1969 II**, 298.

ZATUCHNI, J., KORDASZ, F.: The diabetogenic effect of thiazide diuretics. Amer. J. Cardiol. **7**, 568 (1961).

ZIEGLER, W. H., FRICK, P. G.: Hypovolaemia als Ursache des prae-, intra- und post-operativen Schocks beim Phäochromozytom. Helv. Med. Acta **34**, Suppl. **48**, 98 (1968).

ZIMMERMANN, A. M., HARRIS, L.-S.: Microcirculation: Effects of guanethidine and reserpine. J. Pharmacol. exp. Ther. **142**, 76 (1963).

ZIMMERMANN, H. M.: Diskussion zu ADAMS 1955.

ZITOWITZ, L., RUBIN, A. A.: Some acute cardiovascular actions of diazoxide, a non-diuretic antihypertensive benzothiadiazine. Fed. Proc. **21**, 114 (1962).

Sachverzeichnis

Experimentelle Medizin, Pathologie und Klinik

15. SCHWARZ: Pseudohypoparathyreoidismus und Pseudo-Pseudohypoparathyreoidismus. DM 32,—; US $ 8.80
16. KEUTH: Das Membransyndrom der Früh- und Neugeborenen. DM 36,—; US $ 9.90
17. BOLL: Granulocytopoese unter physiologischen und pathologischen Bedingungen. DM 48,—; US $ 13.20
18. SCHMID: Die chronische Hepatitis. DM 48,—; US $ 13.20
19. KÄHLER: Das Karzinoid. DM 78,—; US $ 21.50
20. HORSTER: Endokrine Ophthalmopathie. DM 39,—; US $ 10.80
21. KÖNIG: Die kongenitale Hypothyreose und der endemische Kretinismus. DM 58,—; US $ 16.00
22. AMMANN: Fortschritte in der Pankreasfunktionsdiagnostik. DM 58,—; US $ 16.00
23. LEDER: Der Blutmonocyt. DM 98,—; US $ 27.00
24. EICKHOFF und HERBERHOLD: Die Lymphbahnen der menschlichen Schilddrüse. DM 39,60; US $ 10.90
25. HESS: Experimental Thymectomy. DM 38,—; US $ 10.50
26. WILLERT und HENKEL: Klinik und Pathologie der Dysmelie. DM 38,—; US $ 10.50
27. THOENEN: Bildung und funktionelle Bedeutung adrenerger Ersatztransmitter. DM 28,—; US $ 7.70
28. DOHRMANN: β-Glucuronidase. DM 36,—; US $ 9.90
29. DITSCHERLEIN: Morphologische Folgen der Nierenpunktion. DM 48,—; US $ 13.20
30. ARNOLD: Therapie der arteriellen Hypertonie. DM 39,—; US $ 10.80
31. GANZONI: Kinetik und Regulation der Erythrocytenproduktion. DM 38,—; US $ 10.50
32. OTT: Fremdkörpersarkome. DM 38,—; US $ 10.50

Die früheren Bände erschienen unter dem Reihentitel:

Pathologie und Klinik in Einzeldarstellungen

8. SCHAUB: Klinik der subakuten bakteriellen Endocarditis. DM 49,60; US $ 13.70
9. SIEGENTHALER: Klinische Physiologie und Pathologie des Wasser- und Salzhaushaltes. DM 49,60; US $ 13.70
10. ILLIG: Die terminale Strombahn. DM 98,—; US $ 27.00
11. TÖNDURY: Embryopathien. DM 76,—; US $ 20.90
12. MÜLLER: Die Serologie der chronischen Polyarthritis. DM 76,—; US $ 20.90
13. MARTI: Normale und anomale menschliche Hämoglobine. DM 48,—; US $ 13.20
14. HARTUNG: Lungenemphysem. DM 59,—; US $ 16.30